"十二五"普通高等教育本科国家级规划教材

卫生部"十二五"规划教材
全国高等医药教材建设研究会规划教材
全 国 高 等 学 校 教 材
供口腔医学类专业用

𬌗 学

第 3 版

■主　编　易新竹

■编　者　（以姓氏笔画为序）
王美青（第四军医大学口腔医学院）
刘　静（暨南大学医学院）
李晓箐（四川大学华西口腔医学院）
陈永进（第四军医大学口腔医学院）
陈玉琴（上海交通大学口腔医学院）
易新竹（四川大学华西口腔医学院）
施　斌（武汉大学口腔医学院）
康　宏（兰州大学口腔医学院）
谢秋菲（北京大学口腔医学院）
谭理军（四川大学华西口腔医学院）

人民卫生出版社

图书在版编目(CIP)数据

殆学 / 易新竹主编. —3 版. —北京：人民卫生出版社，2012.6

ISBN 978-7-117-15906-7

Ⅰ. ①殆… Ⅱ. ①易… Ⅲ. ①口腔科学－医学院校－教材 Ⅳ. ①R78

中国版本图书馆 CIP 数据核字（2012）第 081076 号

殆 学

第 3 版

主　　编：易新竹
出版发行：人民卫生出版社（中继线 010-59780011）
地　　址：北京市朝阳区潘家园南里 19 号
邮　　编：100021
E - mail：pmph @ pmph.com
购书热线：010-67605754　010-65264830
010-59787586　010-59787592
印　　刷：中农印务有限公司
经　　销：新华书店
开　　本：787 × 1092　1/16　**印张：**15
字　　数：365 千字
版　　次：2003 年 12 月第 1 版　2019 年 12 月第 3 版第 17 次印刷
标准书号：ISBN 978-7-117-15906-7/R·15907
定　　价：42.00 元
打击盗版举报电话：010-59787491　E-mail：WQ @ pmph.com
（凡属印装质量问题请与本社销售中心联系退换）

全国高等学校第七轮口腔医学专业本科卫生部规划教材

出版说明

1977年，卫生部召开了教材建设工作会议，会议决定启动全国高等医学院校口腔医学专业本科卫生部规划教材编写工作。第1轮全国高等医学院校口腔医学专业本科卫生部规划教材共3种，即郑麟蕃主编《口腔内科学》、张锡泽主编《口腔颌面外科学》、陈安玉主编《口腔矫形学》。1987年，在卫生部教材办公室领导下，开展了第2轮全国高等医学院校口腔医学专业本科卫生部规划教材修订工作，出版了口腔医学本科教材共5种，增加了《口腔解剖生理学》、《口腔组织病理学》2种。三十五年来，在卫生部领导下，在全国高等学校口腔医学专业教材评审委员会的指导下，口腔医学本科教材经历了6轮修订，品种不断优化完善、内容不断丰富经典、形式不断创新精湛、质量不断精益求精，已打造成为我国唯一一套长期用于我国高等口腔医学院校教学的历史最悠久、内容最权威、结构最优化、形式最经典、质量最上乘的口腔医学专业本科精品教材。

2007年出版的第6轮教材全国高等学校口腔医学专业本科卫生部规划教材中，有14种被评为教育部普通高等教育"十一五"国家级规划教材，全套教材被评为卫生部"十一五"规划教材。

为了全方位启动国家"十二五"规划教材建设工作，经过一年多的调研，在卫生部领导下，全国高等学校口腔医学专业教材评审委员会和人民卫生出版社于2010年启动了本套教材第7轮修订工作，得到全国高等口腔医学本科院校的积极响应。经过近200位编委一年多的辛勤努力，全国高等学校第7轮口腔医学专业本科卫生部规划教材现成功付梓，本套教材有以下特色和创新：

1. 本套教材共15种，涵盖口腔医学基础与临床医学全部主干学科。读者对象为口腔医学5年制本科学生，也可作为7年制、8年制等长学制学生本科阶段参考使用，是口腔执业医师资格考试推荐参考教材。

2. 坚持"三基、五性、三特定"的原则，教材的内容丰富，理念先进，选材严格，论述严谨，深浅适宜，重点突出，充分考虑了本科生教学的需要，符合教学大纲要求。

3. 本着"老师好教，学生好学，临床好用"的原则，内容结构形式进一步完善，增加"提要"和"思考题"，对复杂疑难的临床或基础理论概念深入浅出，增加图、表或典型病例等形式，基础理论适当与临床实际结合，充分考虑学生的心理特点，更适合学生学习。

4. 教材内容较上版更新10%～30%，在提高教材精炼性的同时，介绍学科前沿的新知识、新理念，严格控制字数。

5. 注意全套教材的整体优化，各门教材的相关内容循序渐进，有机衔接，既防止脱节，又避免不必要的重复，同时注意学科间交叉与联系。

6. 为加强学生实践能力的同步培养，本轮教材将上版《口腔医学实验教程》及其附册内容作为教学重要内容分别放在每本教材中编写，使各学科理论与实践在一本教材中有机结合，方便开展实践教学工作，强化了实践教学的重要性。

7. 充分体现立体化教材的特色，13种教材配随书教学光盘，内容以教学幻灯，视频或动画，课外阅读资料为主，丰富了教材内容，辅助教师教学，提高学生学习效率。

8. 本轮编写了13种同步配套教材《学习指导和习题集》，帮助学生更好掌握知识点。其他配套教材有《石膏牙雕刻训练教程》、《口腔颌面外科临床手册》。

9. 全套教材双色印刷，其中6种教材全部彩图随文编排，铜版纸印刷。形式活泼，重点突出，印刷精美。

全套教材（含实验教程和配套教学光盘）于2012年秋季出版发行，配套教材《学习指导和习题集》与主教材同步出版。

为进一步提高教材质量，请各位读者将您对教材的宝贵意见和建议发至全国高等学校口腔医学专业本科卫生部规划教材专用邮箱 kouqiangjiaocai@126.com，以便我们及时勘误，同时为下一轮教材修订奠定基础。衷心感谢您对我国口腔医学本科教育工作的关心和支持。

全国高等医药教材建设研究会

人民卫生出版社

2012年7月

第七轮教材目录

教材名称	版次	主编	副主编
口腔解剖生理学(含实验教程附光盘)	第7版	王美青	何三纲
口腔组织病理学(含实验教程附光盘)	第7版	于世凤	
口腔颌面医学影像诊断学(含实习教程附光盘)	第6版	马绪臣	
口腔生物学(含实验教程附光盘)	第4版	边　专	王松灵
口腔临床药物学(附光盘)	第4版	史宗道	王晓娟
口腔材料学(含实验教程附光盘)	第5版	赵信义	孙　皎
口腔颌面外科学(含实习教程附光盘)	第7版	张志愿	俞光岩
口腔修复学(含实习教程附光盘)	第7版	赵铱民	陈吉华
牙体牙髓病学(含实习教程附光盘)	第4版	樊明文	周学东
牙周病学(含实习教程附光盘)	第4版	孟焕新	
口腔黏膜病学(附光盘)	第4版	陈谦明	
口腔正畸学(含实习教程)	第6版	傅民魁	
儿童口腔医学(含实习教程附光盘)	第4版	葛立宏	
口腔预防医学(含实习教程附光盘)	第6版	胡德渝	
𬌗学(含实习教程)	第3版	易新竹	

配套教材目录

口腔解剖生理学学习指导和习题集
石膏牙雕刻训练教程
口腔组织病理学学习指导和习题集
口腔颌面医学影像诊断学学习指导和习题集
口腔生物学学习指导和习题集
口腔临床药物学学习指导和习题集
口腔材料学学习指导和习题集
口腔颌面外科学学习指导和习题集
口腔颌面外科学临床手册
口腔修复学学习指导和习题集
牙体牙髓病学学习指导和习题集
牙周病学学习指导和习题集
口腔黏膜病学学习指导和习题集
儿童口腔医学学习指导和习题集
口腔预防医学学习指导和习题集

全国高等学校口腔医学专业

第四届教材评审委员会名单

前　　言

2003年《𬌗学》第1版问世以来，受到了全国各大口腔医学院校的广泛重视，已深入到口腔医学各分支学科中，真正成为口腔医学临床工作者必须学习和掌握的重要理论依据。

第3版《𬌗学》教材是根据卫生部教材办公室，2011年4月在成都市召开的全国高等学校口腔医学专业第四届教材评审委员会第七次会议暨口腔医学专业第七轮卫生部规划教材主编人员会议的精神，在第2版《𬌗学》教材的基础上，在卫生部教材办公室的大力协助下，广泛征求多所院校教和学的意见后修订而成，主要供高等医药院校口腔医学专业五年制学生使用，也可作为长学制、研究生及临床医师的参考。

《𬌗学》教材应体现“三基”（基础理论、基本知识、基本技能），“五性”（思想性、科学性、启发性、先进性、适用性）和“三特定”（特定要求、特定对象、特定限制）的原则和要求，加强基础理论，注重实用性。明确本教材的定位，编委们对各章节内容进行了认真的修订，力求突显教材特征，突出重点，尽量反映新知识、新技术、新进展。为方便教和学，对部分内容进行了删减和补充。在第一章加强了𬌗的功能解剖，增加对应的图解，新增颞下颌关节紊乱病和𬌗学实验两章，删去𬌗面形态的决定因素和颞下颌关节紊乱病的磁共振成像和诊断两节。

本书包括𬌗、颞下颌关节、咀嚼肌、下颌运动、𬌗异常、颞下颌关节紊乱病、磨牙症、咬合治疗、临床治疗中的𬌗学问题和𬌗学实验共十章。前四章属基础理论，较深的内容以小字排版。后五章侧重临床应用，更具可读性和临床指导意义。𬌗学实验一章各院校视其条件自行选择。为了教和学的方便，在每章前列出本章学习要点，其后提出思考题供学习和掌握。本版除原作者外，又充实了四位中青年编者，为本版教材注入了新鲜血液。他们对增加和充实教材编写内容具有重要的作用。值得一提的是，本书属教材，除更新内容和新知识外，仍要维持教材的延续性，将不可避免地存在继续性和重复性，希望得到原编者和读者的包容和谅解。

编写过程中，得到了卫生部教材办公室和全国口腔医学教材评审委员会的亲切关怀和悉心指导，也得到了北京大学口腔医学院、第四军医大学口腔医学院、武汉大学口腔医学院、上海交通大学口腔医学院、兰州大学口腔医学院、暨南大学医学院口腔系及四川大学口腔医学院的领导和同仁的大力支持和帮助，以及全体编委和工作人员的通力合作，特此一并表示感谢。教材的整理、校对和制图中得到了余丽霞医师、张伟华、刘迅而研究生的大力帮助及李中杰、张智轶医师协助校对，一并致以谢忱。

与前版一样，我们努力了，限于水平，在内容方面仍存在不完善和不合理的情况，也难免出现遗漏和差错的可能。我们重申：诚恳希望广大师生和口腔临床工作者对本书继续关照和爱护，提出您宝贵的批评和建议。

易新竹

2012 年 4 月

目　录

绪　论

殆学(occlusion)是关于咬合生理病理特性的科学，是以咬合的功能特点为中心，研究咬合的形态与功能及其相互关系、咬合与相关组织结构(例如颞下颌关节、咀嚼肌等)之间相互关系的科学，它既包括有关临床医学的内容，又包括有关基础医学的内容。

咬合是一个极其活跃的生物体结构，在人的一生中历经牙齿萌出、建殆、自然磨耗、天然牙脱落等生理过程以及病损、治疗等疾病和治疗过程。咬合不是孤立的，构成咬合的牙生长在牙槽骨中，上、下颌牙之间的咬合运动依赖于咀嚼肌的收缩以及颞下颌关节的功能活动，因而咬合与咀嚼肌、颞下颌关节具有非常密切的关系。咬合治疗应与颞下颌关节及咀嚼肌的功能相协调。当咬合与咀嚼肌、颞下颌关节之间的这种协调关系被破坏时，就可能出现相应的疾病，最常见的有：牙隐裂、折断、楔形缺损、重度磨损等牙体病，创伤性牙周病，以及颞下颌关节紊乱病、磨牙症、颈椎功能紊乱等功能异常性疾病。

临床上一定咬合功能的维持、治疗或恢复，常常是通过建立一定形态的咬合等措施来实现的，因此口腔科医生应当对咬合的生理、病理特点及其与咬合形态的关系有非常明确的认识，掌握殆学理论，从而正确地治疗咬合，预防咬合相关医源性疾病的发生。

一、殆学的诞生与发展

早在一百多年以前，人们就开始关注咬合的功能问题，这主要体现在口腔修复学理论中对于颌位关系的研究方面，因此早期的殆学与口腔修复学的关系最为密切，并形成了以颌位关系为主要研究内容的独立学科——颌学(gnathology)。在研究有关颌位关系的记录、转移和重建等过程中，逐渐形成了下颌运动特点、咬合接触特点、颞下颌关节功能活动、咬合承载关系以及有关的神经肌肉活动特点等研究方向，确立了现代殆学的学科体系。

1. 铰链轴理论及其意义　多数牙缺失修复时，首先需要确定下颌相对于上颌的位置关系，然后再建立正常的咬合接触关系，因此准确地将颌位关系记录并转移到架上，是保障义齿治疗效果的关键步骤，显然这是一个仿真课题。经过一系列探索之后，该领域的研究焦点逐渐集中在合理简化下颌运动、在殆架上模拟最简单的下颌运动——开闭口运动方面，于是出现了“是否存在并可以记录和再现开闭口运动轴”，即探索铰链轴(hinge-axis)的系列研究。

早期铰链轴研究可能源于解剖学家的思考，1866 年 Balkwill 指出：从侧面来看，下颌处于闭口咬合位时，髁突位于关节窝内偏后方的位置，张口时髁突作铰链运动。

对铰链轴理论贡献最大的应是 McCollum(1936)发明的、用以转移颌位关系的面弓(face-bow)以及 Stuart(1939)在此基础上发明的新型殆架，采用这两种装置，他们在体外成功地再现了下颌运动。有关内容的出版(1955)标志着颌学的诞生，这也是后来殆学的前身。

Bennett（1908、1924）、Needles（1923）、Wadsworth（1925）、Granger（1954）先后论述了关于颞下颌关节的运动可以分解为两种不同运动——铰链运动和滑动运动的学术观点；Granger（1952）还指出，实际上每侧关节均包括两个关节：盘 - 髁之间的杵臼关节和盘 - 窝之间的滑动关节。这一认识，进一步从生理学的角度论证了铰链轴理论的合理性。

2. 下颌边缘运动 下颌边缘运动的研究与铰链轴理论的研究密切相关，在探索铰链轴的研究中，20 世纪 60 年代，Posselt 通过在尸体上模拟铰链运动，绘制了下颌运动的矢状面图，该图被称作边缘运动轨迹（trace of mandibular border movement，or envelop）。他还指出：人类在保持双侧髁突最大限度后退状态下开口时，切牙处开口度可达 20mm 左右，并将这种开闭口运动称为铰链开闭口运动（terminal hinge opening and closure）。该运动与自然开闭口运动不同，相当恒定，虽然是被动运动，但可操作性和可重复性均很强。Posselt 认为修复学中对铰链运动的兴趣，不仅由于该运动存在于正常功能活动中，而且还由于该运动可以被准确地定位、记录，并可以再现于𬌗架上。

20 世纪 80 年代前后出现了一种电子仪器——下颌运动轨迹描记仪（mandibular kinesiograph，MKG），它可以清楚地显示边缘运动轨迹的形态，准确地描记出下颌运动的范围及其特征。至此有关颌位关系以及下颌运动的理论和记录技术已基本完善并广为传播，三个基本颌位也根据最新研究成果被重新命名，即：牙尖交错位代替了正中𬌗位，后退接触位代替了正中关系位，下颌姿势位代替了下颌休息位，体现了对有关理论认识的飞跃。

3. 生理与病理的研究 有关生理和病理的研究，不仅与修复学密切相关，而且与牙周病学以及磨牙症、颞下颌关节紊乱病等疾病的研究有非常紧密的联系。

首先在修复学研究中，不仅表现在对颌位问题的关注，而且还表现在对咬合接触问题即𬌗的问题的重视。𬌗与颌位是两个密切联系的概念：𬌗是建立在一定颌位关系之下的咬合接触，而具有咬合接触的颌位，是与一定的𬌗关系密切联系的，𬌗与颌位的研究常常互相渗透，难分彼此。受颌学研究的影响，早期的𬌗学也非常强调颌位关系，而对于咬合的关注却较少。但在对铰链轴理论的系列研究过程中，咬合接触问题逐渐被重视。例如：20 世纪 30 年代，Schuyler 等学者提倡在自然牙中应建立平衡关系，应将最广泛、最紧密的咬合接触关系（牙尖交错𬌗）建立在正中关系位（也就是后来所称的后退接触位）上。然而 1952 年 Posselt 通过记录下颌边缘运动轨迹证明，将正中关系位和正中𬌗位作为一个颌位看待的观点是错误的，并由此派生出长正中、正中自由域等概念，主张正中𬌗应建立在正中关系位的前方。虽然这些有关咬合接触关系的观点在后来的研究中并未得到肯定，但这些论点的出现表明，当时咬合接触问题已受到关注。

其次，在牙周病学研究方面，1950 年 Branstad 在关于牙周病咬合创伤的研究中用了异常咬合运动（malarticulation）一词，认为咬合时铰链运动异常将导致咬合接触异常，可出现咬合创伤，并阐述了作者对生理性咬合（physiological articulation）的最新认识。作者强调了𬌗架在诊断咬合方面的重要意义，并指出𬌗架对于口腔医学如同显微镜对于病理学及微生物学，其重要意义可见一斑。

第三，在功能紊乱性疾病的研究方面，1961 年 Ramfjord 报道了对磨牙症患者的肌电研究结果，并认为正中关系 - 正中𬌗间干扰（CR-CO 干扰）是磨牙症的重要病因，磨除这种咬合干扰，肌电使趋于正常，磨牙症症状可以缓解甚至消失。二十世纪六七十年代 Ramfjord 和 Ash 陆续报道了关于咬合接触关系对咀嚼功能（尤其是颞下颌关节的功能）影响的研究结果，并出版了第一部𬌗学专著。在以后的30年里该书不断再版，直至2005年已出版了5版，这标志着𬌗学理论体系的不断成熟与完善，并从过去以颌位为中心、依托于口腔修复理论的颌学中独立出来，成为一门内涵丰富，涉及与牙、𬌗关系相关的口腔医学几乎各个学科的独立而完整的科学体系。在这一体系中，逐渐出现了咬合接触部位、咬合干扰、早接触、生理𬌗、病理𬌗、口颌系统（stomatognathology system）等概念，阐述了神经肌肉反馈机制在口颌系统功能正常及功能紊乱方面具有重要意义的观点，并突出了咬合、口颌系统神经肌肉功能与颞下颌关节紊乱症、磨牙症、牙周病等疾病的密切联系，成为口腔医学中一门重要的集基础医学与临床医学于一体的应用学科。

二、𬌗学的基本观点与研究内容

从上述𬌗学研究的发展历程可以看出，𬌗学研究密切联系着口腔医学临床实践，同时采取了大量的基础医学研究手段，其内容包括了正常功能和疾病两个方面。体现在以下各个领域的研究中。

（一）基础研究

1. 𬌗与颌位研究 𬌗与颌位是𬌗学研究的主体内容。𬌗的研究包括𬌗的形态及功能特点，𬌗的生长、发育，𬌗的生理病理特征，以及构成的牙与牙列的生物力学特性及其解剖学基础；𬌗的检查与诊断方法，𬌗的评价标准等。颌位的研究包括颌位的形成机制及其特点、颌位再现方法、下颌运动规律、颌位的临床应用等。

2. 咀嚼肌 包括咀嚼肌的形态学特征、生理学特性、代谢规律，咀嚼肌与口颌系统其他组织结构之间的关系，咀嚼肌疼痛的特点、规律及其外周和中枢机制等。

3. 颞下颌关节 包括颞下颌关节的解剖学、影像学、生物力学，颞下颌关节的运动特点，颞下颌关节生长、发育和改建规律以及有关的病理学等内容。

4. 神经系统 包括口颌系统神经支配特点，涉及有关感觉信号（例如疼痛、牙周力感受器等）的传导通路和神经递质传递规律，以及有关的神经反射活动等。

（二）临床研究

1. 颞下颌关节紊乱病 关于颞下颌关节紊乱病的研究有许多，其中有关该病的病因研究与𬌗学研究关系非常密切，因此𬌗学与颞下颌关节紊乱病的研究中互相渗透。颞下颌关节紊乱病的𬌗学研究内容主要集中在咬合病因、病理机制、临床表现、分类与诊断、治疗方法等方面。

2. 磨牙症 是一种常见的颌面部功能紊乱疾病，也是𬌗学研究的重要内容之一，其内容包括磨牙症的病因、病理机制、诊断与治疗等。

3. 𬌗学与其他口腔临床学科之间的关系 𬌗学是口腔医学研究的中心内容之一，恢复和维持正常𬌗的功能是口腔医学重要的治疗目标，因此𬌗学与各口腔临床学科有着非常密切的关系。首先𬌗学的诞生和发展与口腔修复学关系十分密切；口腔正畸学是通过非手术性医疗手段建立正常牙列、咬合关系的科学，而正颌外科则是通过手术建立正常牙列与咬合关系的科学，这些涉及牙列、咬合的治疗，无不与𬌗学理论有着密切的联系；牙体充填术也需要遵循𬌗学有关牙面形态与牙功能关系的理论，牙周病的调𬌗治疗，更是与𬌗学的基本理论密不可分。因此𬌗学理论对于口腔临床学科具有非常重要的指导意义。另一方面口腔各学科的进展，也在不同程度上丰富着𬌗学研究的内容，例如种植体、烤瓷修复材料、固定矫治术等技术和方法，其有关的问题更加深入和广泛，为𬌗学研究提出了新的临床应用课题，进一步拓宽了其研究领域。

三、我国𬌗学的研究状况

早在20世纪50年代，我国的𬌗学研究就跟随国际研究趋势，开始对咬合形态、颞下颌关节形态、咀嚼肌功能特点等内容进行了广泛探讨。20世纪80年代初期，王惠芸首先综述了国外𬌗学研究状况，之后北京医科大学（现北京大学）王毓英（1985）、第四军医大学王惠芸（1990）和华西医科大学（现四川大学）徐樱华（1990）先后出版了𬌗学方面的专著，全面、系统地阐述𬌗学的基本理论和技术方法，标志着我国𬌗学研究的全面展开。纵观20余年来我国𬌗学研究的进展，主要有以下几方面突出的成就。

1. 口颌系统生理病理学研究 关于咬合与颞下颌关节、咀嚼肌以及中枢神经系统关系的研究，包括解剖学、组织学、胚胎学、生理学、影像学等许多领域的研究成果。其中颞下颌关节的影像特征、翼外肌解剖与功能关系等方面的研究，几乎与国外的研究同步。这些研究在促进现代𬌗学理论的建立和完善方面发挥了巨大作用。

2. 颞下颌关节病以及磨牙症的咬合病因、诊断与治疗研究 颞下颌关节病和磨牙症的病因是什么？至今没有明确的答案。这两种疾病都是口颌系统的功能紊乱性疾病，前者是正常生理功能障碍，后者是出现了异常运动。虽然咬合紊乱对这两种疾病的意义尚存在很大的争议，但咬合与这两种疾病之间的关系，一直是𬌗学研究的主要内容之一，并已取得丰硕的成果。我国有关研究内容包括疾病的病理学特点、临床表现、影像诊断、治疗方法（包括咬合治疗）与疗效评价等，其研究体现了多学科之间的交叉和渗透。动物实验研究也非常丰富，包括颌位变化、人工𬌗干扰、渐进性咬合紊乱等动物模型的建立等，研究内容包括咀嚼肌、颞下颌关节乃至中枢神经系统的相应改变等。其中有关病理学研究内容，已进入分子水平。

3. 口颌系统生物力学研究 由于口颌系统是一个特殊的运动系统，咬合又具有特殊的生物力学特点和规律，因此生物力学研究方法在𬌗学研究领域具有特殊的地位。从我国的有关研究内容来看，在牙、牙周组织、颞下颌关节及其软骨组织生物力学参数及性能的测定、建模、运算等方面，以及修复义齿等的应力分析等方面都有重要的研究报道。对于认识牙磨耗、楔形缺损等牙体病，创伤性牙周炎，颞下颌关节病等疾病的生物力学机制，丰富义齿设计与制作理论，都具有十分重要的参考价值。

2002年中华口腔医学会颞下颌关节病学及𬌗学专业委员会的正式成立，标志着我国的𬌗学研究进入了新的历史时期。

四、研究及学习𬌗学的基本方法

𬌗学是一门实践性很强的综合性应用基础学科，一方面在临床实践中发现有关咬合的规律性和普遍性问题，另一方面寻求解释有关现象以及解决有关问题的理论和方法。由𬌗学的这一学科特点所决定，其研究和学习方法融汇了几乎所有医学学科的有关研究方法，不仅包括解剖学、组织学、生理学、病理学、生物化学、分子生物学、生物力学等一系列医学基础学科的理论和技术，而且还包括口腔临床医学各个学科的有关咀嚼器官和咀嚼功能的检查、诊断和治疗方法。特别应重视的是与相关学科的交叉渗透问题，例如生物信息的采集、识别以及生物传感技术等。因此学习这门综合性非常强的发展中学科时，既要理解和掌握其理论知识，融会贯通各相关学科的内容，又要积极实践，在实践中发现问题、解决问题；既要探索有关组织结构的正常生理功能规律，又要分析有关疾病的病因、病理、诊断，探索有关治疗方法，在实践中体会，在应用中总结、提高。

（王美青）

第一章

殆

学习要点

1. 掌握殆的功能解剖特点。
2. 了解咬合承载特点以及咬合面形态对咬合力承载特征的影响。
3. 了解殆的分类。
4. 掌握牙尖交错位、后退接触位和姿势位的定义和特点。
5. 掌握下颌三个基本颌位的相互关系。
6. 了解殆、颞下颌关节及咀嚼肌之间的关系。
7. 熟悉殆的检查方法。

殆(occlusion),也称咬合(articulation),是在神经肌肉控制下,上下颌牙发生接触的现象,包括静止和运动状态。殆是口颌系统的重要组成部分之一,它与颞下颌关节和神经肌肉共同构成口颌系统功能整体和核心。在功能运动中,咬合是由下颌运动来实现的,下颌运动是以神经为主导,肌为动力,颞下颌关节的配合来完成的。因此,对个体殆的检查应用动态的观点替代静止的观点,从机械的观念转向生物学观点去看待殆的功能和功能异常。

随着下颌位置的改变,上下牙的排列和接触的变换,殆的类型诸多。在临床上如何判断正常殆和异常殆呢?必须了解生理殆(physiologic occlusion)它是指心理健康和生理舒适未经治疗的殆。咬合功能正常与否是在于它是否对口颌系统造成组织损伤,而不是它的咬合形态。所以形态正常殆不能代表功能也正常;反之形态异常殆可能有功能异常,也可能功能是正常的。从咬合接触上提倡功能殆,即需满足牙尖交错位时双侧后牙同时广泛接触;后退接触位可重复,后退接触位与牙尖交错位一致或协调;肌接触位与牙尖交错位协调,即轻咬与重咬颌位无改变;咬合力沿牙体长轴传递;侧方运动时工作侧多点接触,非工作侧无接触或轻接触;前伸运动时,前牙对刃,后牙无接触或是轻接触;快速闭合时无滑走音;下颌各种功能运动中关节无杂音及下颌运动异常,咀嚼肌功能异常。

本章将对殆解剖生理特点、殆接触方式、殆的生物力学、殆与口颌系统的关系、殆的分类及检查作系统介绍。

第一节 殆的功能解剖

牙冠的殆面是由尖窝沟嵴所组成的，当咬合稳定时，上下颌牙以牙尖对殆面窝或边缘嵴、切嵴对舌面窝等形式接触。以上颌第一磨牙示意图为例，来了解殆面的形态，在理解殆面接触的时候尤为重要。牙尖一般是由四嵴四斜面组成的（图 1-1），后牙牙尖的四斜面分别是近、远中颊斜面，近、远中舌斜面；后牙牙尖的四嵴由牙尖的两个斜面组成，分别是近、远中牙尖嵴，颊或舌轴嵴和三角嵴；后牙牙尖的斜面也可以根据内外分为外斜面和内斜面（图 1-2）。

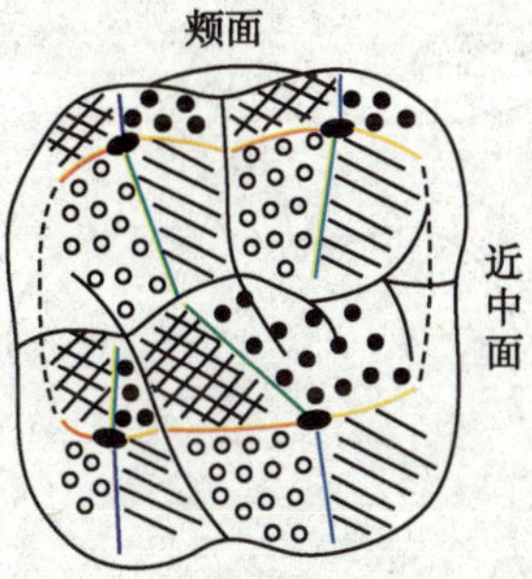

图 1-1 上颌第一磨牙牙尖的四嵴四斜面

牙尖近中颊斜面　牙尖近中舌斜面　牙尖远中颊斜面　牙尖远中舌斜面
牙尖远中牙尖嵴　牙尖颊或舌轴嵴　牙尖三角嵴　牙尖近中牙尖嵴
牙尖顶

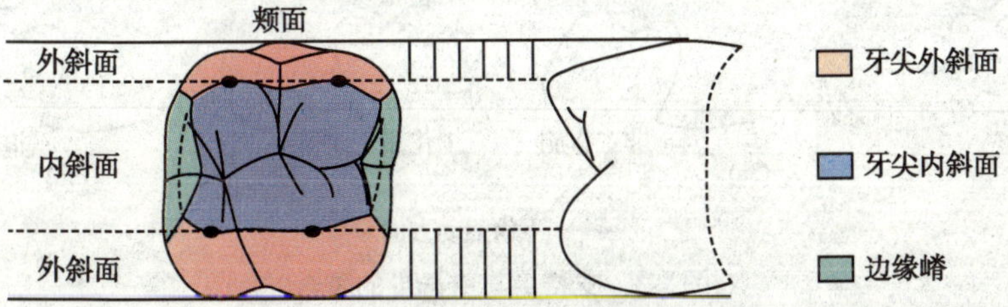

图 1-2 上颌第一磨牙牙尖的内外斜面

一、牙尖交错殆的接触特点

牙尖交错殆是指牙尖窝交错最大面积接触，是上下牙咬合接触最密切和最广泛的殆。正常的牙尖交错殆有以下的接触特点：

1. 上下颌牙列中线齐 下颌尖牙牙尖位于上颌侧切牙及尖牙的舌侧外展隙，上颌第一磨牙近中颊尖与下颌第一磨牙颊沟相对。上下牙呈尖窝交错接触关系，除下颌中切牙与上颌第三磨牙外，每个牙都与相对两牙发生接触关系。

从冠状面观察，上颌后牙的舌尖和下颌后牙的颊尖，与对颌的殆面窝接触，有支持颌间距离的作用，并具有捣碎食物的作用，故称为支持尖（supporting cusp），又名捣碎尖（stamp cusp）。（图 1-3）

当下颌侧向运动或咀嚼运动时，上颌后牙颊尖和下颌后牙舌尖，有引导支持尖离开和返回牙尖交错殆的作用，整个过程有剪割食物的作用，故称为引导尖（guiding cusp），又名剪割尖（shearing cusp）。（图 1-3）

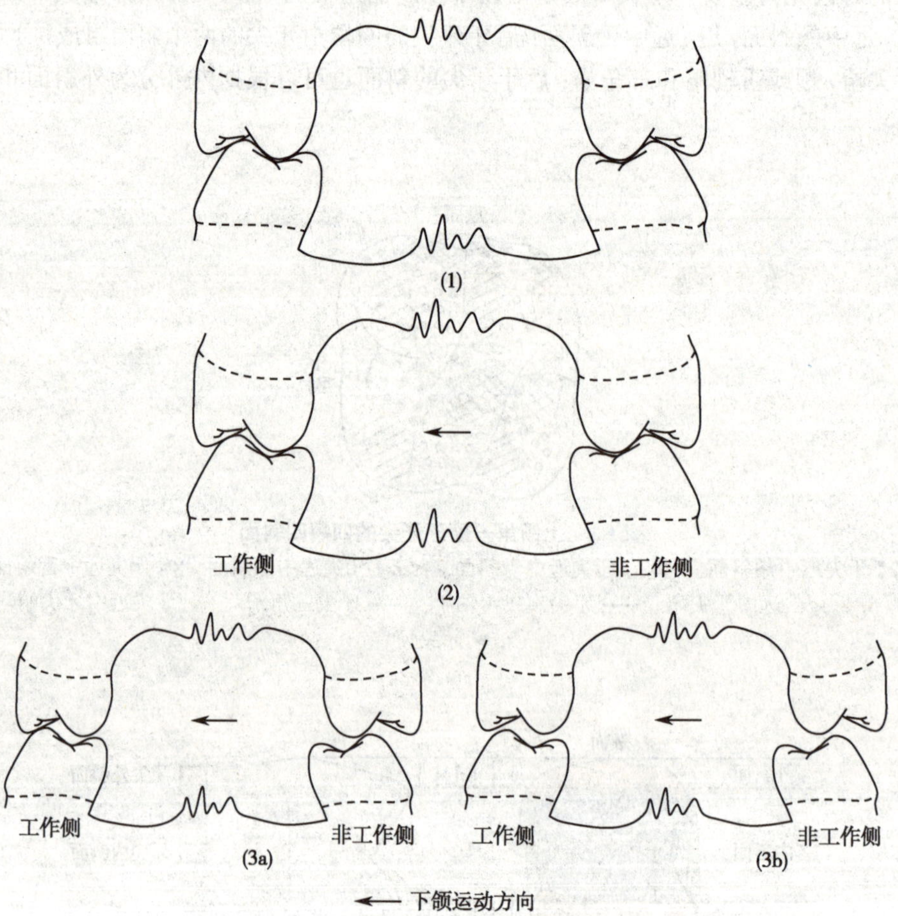

图 1-3 支持尖与引导尖的咬合

（1）牙尖交错殆时支持尖与引导尖的咬合。（2）侧方运动范围较小时，工作侧上下颌后牙支持尖的外斜面与对颌引导尖的内斜面接触。（3a）继续向侧方运动时，若工作侧多个后牙接触，即形成组牙功能殆，工作侧上颌后牙引导尖的内斜面与下颌后牙支持尖的外斜面接触。（3b）继续向侧方运动时，若工作侧由尖牙引导，即形成尖牙保护殆，工作侧上、下颌后牙不接触

支持尖与引导尖的解剖特点如下（图 1-4）：

（1）从牙冠的颊舌向测量，支持尖较大，约占颊舌径的 55%～60%，有利于咬合力通过牙体长轴。

（2）支持尖的外斜面大于引导尖的外斜面，其尖较引导尖圆而短。引导尖的外斜面不与对颌接触，其尖常较支持尖高且锐。

在临床应用的时候，由于咬合的特殊需要（后牙反殆），也有可能将上颌后牙颊尖和下颌

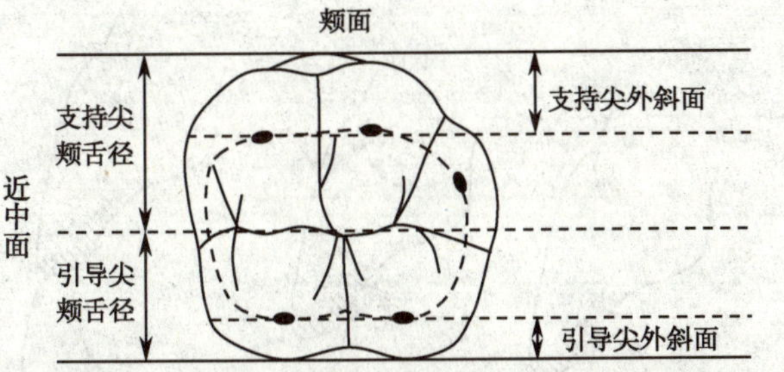

图 1-4 下颌第一磨牙支持尖与引导尖的解剖特点

后牙舌尖改变作为支持尖，而将上颌后牙的舌尖和下颌后牙的颊尖改变作为引导尖，这时应注意支持尖和引导尖的解剖特点。

2. 上下牙列间存在着覆殆、覆盖 在牙尖交错殆时，上颌牙盖下颌牙唇(颊)面在垂直向和水平向都有一定的距离。支持尖的外斜面在牙尖交错殆时仅有一小部分与对殆牙(对颌牙)接触，在下颌侧方运动或咀嚼运动时，有一小部分在牙尖交错殆时不接触的外斜面(约 1mm)会与相对牙引导尖的内斜面接触，这一部分称之为功能性的外斜面(functional outer aspect，FOA)，(图 1-5)。这种接触特征有保护颊舌软组织的作用，是咬合接触的储备区。

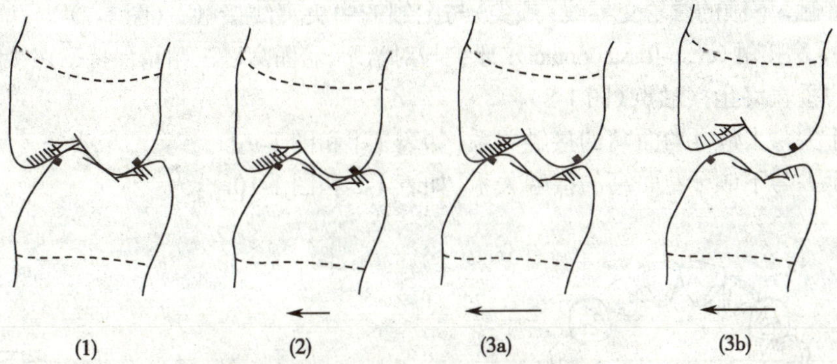

图 1-5 支持尖的功能性外斜面

(1)牙尖交错殆时支持尖的功能性外斜面不与对颌牙接触。(2)侧方运动范围较小时，工作侧上下颌后牙支持尖的功能性外斜面才与对颌牙引导尖的内斜面接触。(3a)继续向侧方运动时，若工作侧多个后牙接触，即形成组牙功能殆，工作侧下颌后牙支持尖的外斜面与对颌牙引导尖的内斜面接触。(3b)继续向侧方运动时，若工作侧由尖牙引导，即形成尖牙保护殆，工作侧上、下颌后牙不接触

下颌前牙与上颌前牙舌面前伸时的接触部分称之为功能性的外斜面。在牙尖交错位时，下颌前牙(唇切缘)的这部分不与上前牙发生接触，它可看作是一条宽 1 毫米以下的连续带。上颌切牙和尖牙舌面称之为引导斜面(the guiding inclines)。(图 1-6)

3. 前牙的接触特征 下颌切牙切缘及唇侧与上颌切牙的舌面和切嵴轻接触。

4. 后牙的接触特征 下颌后牙颊殆交界线和上颌后牙舌殆交界线是一条连续的假想线；上下后牙的中央窝相连，则连成一条连续的中央窝线。上颌的舌殆交界线(舌尖)与下颌的

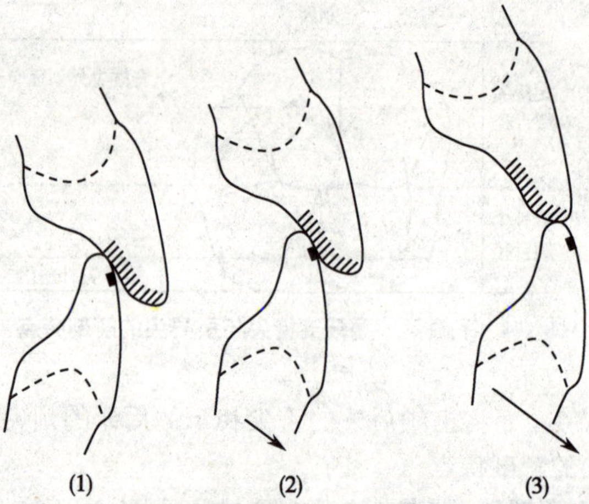

图 1-6 前牙的功能性外斜面与引导斜面

（1）牙尖交错𬌗时前牙的功能性外斜面不与对颌牙接触。
（2）前伸运动时前牙的功能性外斜面与对颌牙的引导斜面接触。
（3）前伸运动到前牙切对切的咬合接触

中央窝线接触，下颌的颊𬌗交界线（颊尖）与上颌的中央窝线接触。（图 1-7）

（1）尖 - 窝接触（cusp-fossa contact）：牙尖与对𬌗牙、𬌗面窝以三角嵴保持三点接触（tripod），形成稳定的垂直终止接触点（图 1-8）。

下颌牙尖与上颌牙𬌗面窝的接触关系，如表 1-1 和图 1-9。

上颌牙尖与下颌牙𬌗面窝的接触关系，如表 1-2 和图 1-10。

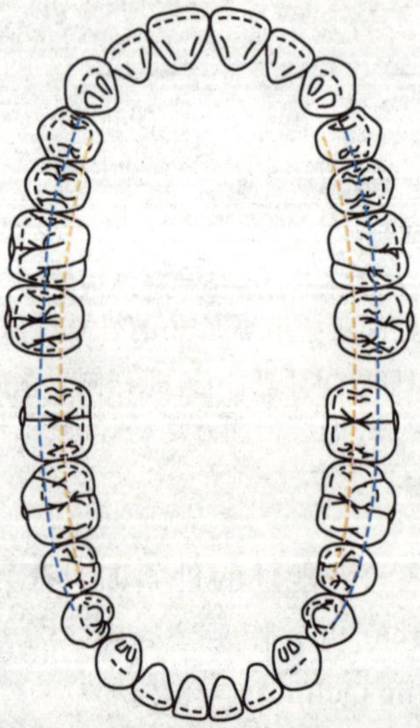

图 1-7 牙尖交错𬌗后牙的接触特征

---- 示上颌的舌𬌗交界线（舌尖）与下颌的中央窝线接触
---- 示下颌的颊𬌗交界线（颊尖）与上颌的中央窝线接触

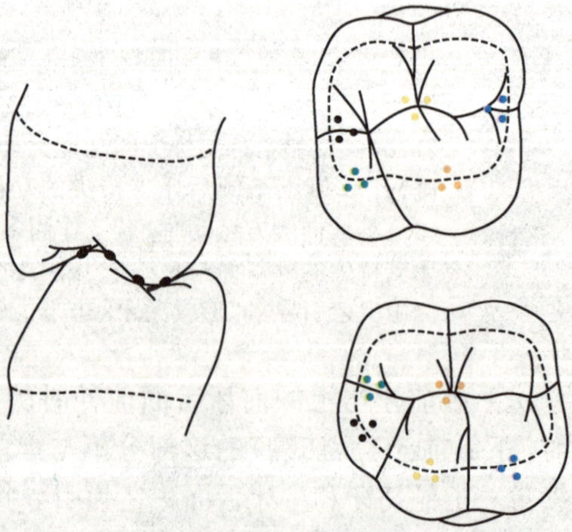

图 1-8 牙尖与𬌗面窝以三角嵴保持三点接触

表 1-1 下颌牙尖与上颌牙殆面窝的接触关系

下颌牙颊尖	上颌牙殆面窝
第一前磨牙颊尖	第一前磨牙近中窝
第二前磨牙颊尖	第二前磨牙近中窝
第一磨牙近中颊尖	第一磨牙近中窝
第一磨牙远中颊尖	第一磨牙中央窝
第一磨牙远中尖	第一磨牙远中窝
第二磨牙近中颊尖	第二磨牙近中窝
第二磨牙远中颊尖	第二磨牙中央窝

表 1-2 上颌牙尖与下颌牙殆面窝的接触关系

上颌牙舌尖	下颌牙殆面窝
第一前磨牙舌尖	第一前磨牙远中窝
第二前磨牙舌尖	第二前磨牙远中窝
第一磨牙近中舌尖	第一磨牙中央窝
第一磨牙远中舌尖	第一磨牙远中窝
第二磨牙近中颊尖	第二磨牙中央窝
第二磨牙远中颊尖	第二磨牙远中窝

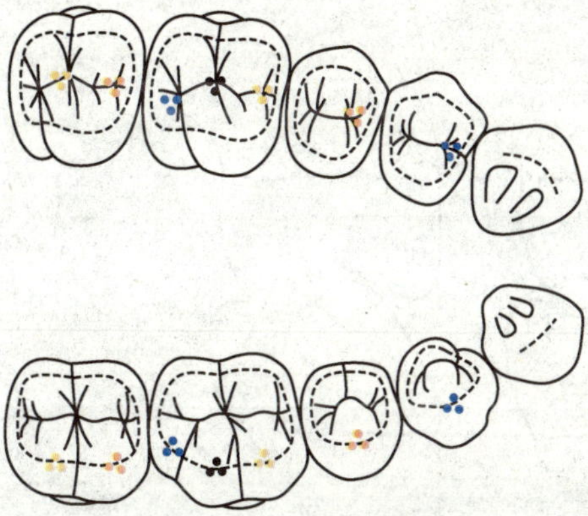

图 1-9 下颌牙尖与上颌牙殆面窝的接触关系

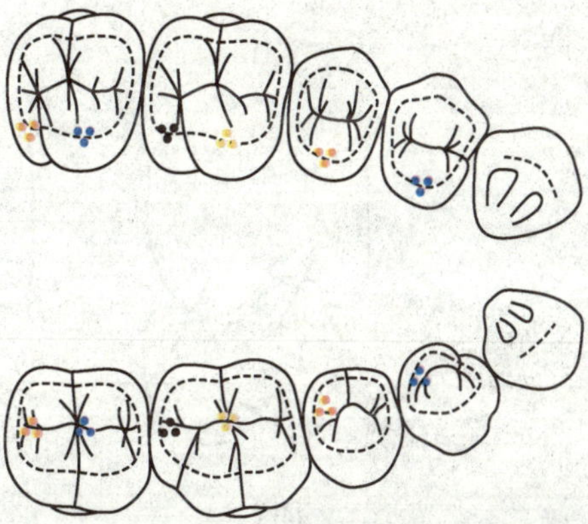

图 1-10 上颌牙尖与下颌牙殆面窝的接触关系

尖 - 窝接触形式是最稳定的接触形式，它具备了以下的稳定接触点：

1）颊舌向殆接触的稳定点（A、B、C 接触点）：从冠状面观察（图 1-11），牙尖交错殆时，上颌颊尖舌斜面与下颌颊尖颊斜面的接触点，命名为 A 点；上颌舌尖颊斜面与下颌颊尖舌斜面的接触点，命名为 B 点；上颌舌尖舌斜面与下颌舌尖颊斜面的接触点，命名为 C 点。如果咬合时有 A、B 两点接触而无 C；或 B、C 两点接触而无 A，仍然可得到稳定的咬合，因为接触点在支持尖的不同方向的斜面上，殆力在牙尖的锥形以内，且沿牙长轴的方向；如有 A、C 两点接触而无 B，则接触点在方向相同的引导斜面上，平行的力将使殆接触沿下颌舌尖或上颌颊尖内斜面移动，形成不稳定性殆，故 B 点接触非常重要，ABC 接触点为颊舌向的稳定点（图 1-12）。

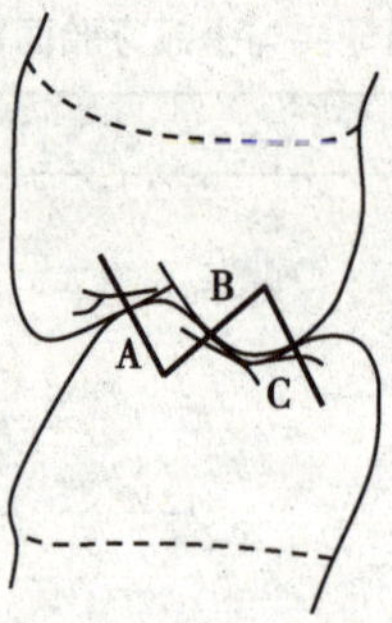

图 1-11 颊舌向殆接触的稳定点（A、B、C 接触点）

A 点：上颌颊尖舌斜面与下颌颊尖颊斜面的接触点。

B 点：上颌舌尖颊斜面与下颌颊尖舌斜面的接触点。

C 点：上颌舌尖舌斜面与下颌舌尖颊斜面的接触点

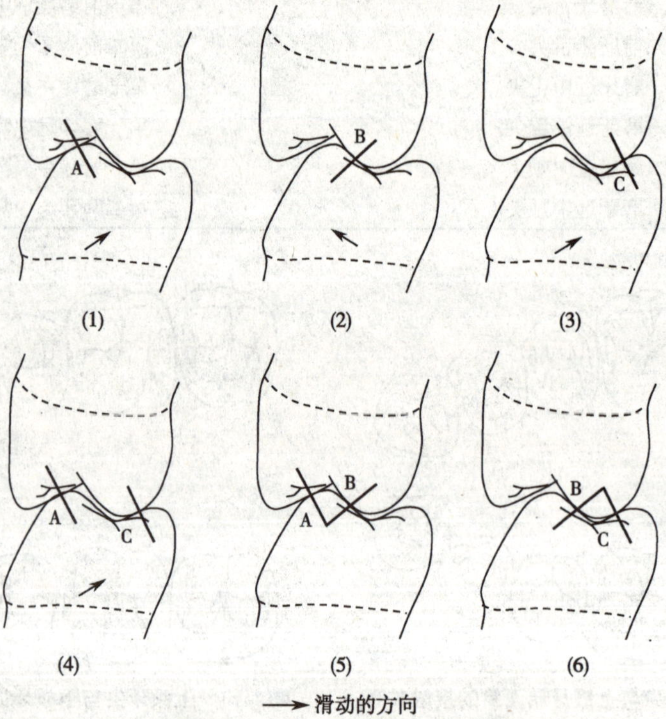

图 1-12 颊舌向不稳定与稳定殆接触的各种形式

（1）A 点接触，殆不稳定。（2）B 点接触，殆不稳定。

（3）C 点接触，殆不稳定。（4）A、C 点接触，殆不稳定。

（5）A、B 点接触，殆稳定。（6）B、C 点接触，殆稳定

2）近远中向殆接触的稳定点（终止点和平衡点）：近远中向殆接触的稳定点又称为闭合的终止点和平衡点。上颌牙的远中斜面与下颌牙的近中斜面，在近远中向的接触点叫闭合终止点（closure stopper）；上颌牙的近中斜面与下颌牙的远中斜面，在近远中向的接触点叫平衡点（equalizer）。如果在闭合时，平衡点与闭合终止点同时接触，则闭合的力相等而方向相反，达到稳定；若平衡点先于终止点接触，平衡点则成为闭合的偏移点。（图 1-13）

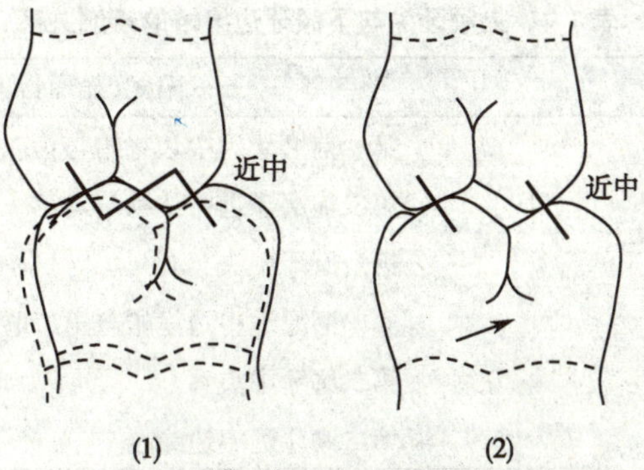

图 1-13 近远中向稳定和不稳定𬌗接触的形式

(1)平衡点与闭合终止点同时接触,𬌗稳定。

(2)平衡点先于终止点接触,𬌗不稳定

(2)尖 - 边缘嵴接触(cusp-marginal ridge contact)(图 1-14):下颌牙尖与上颌牙边缘嵴的接触关系,如表 1-3 和图 1-15。

表 1-3 下颌牙尖与上颌牙边缘嵴的接触关系

下颌牙颊尖	上颌牙𬌗面接触处
第一前磨牙颊尖	第一前磨牙近中边缘嵴
第二前磨牙颊尖	第一前磨牙远中边缘嵴与第二前磨牙近中边缘嵴
第一磨牙近中颊尖	第二前磨牙远中边缘嵴与第一磨牙近中边缘嵴
第一磨牙远中颊尖	第一磨牙中央窝
第一磨牙远中尖	第一磨牙远中窝
第二磨牙近中颊尖	第一磨牙远中边缘嵴与第二磨牙近中边缘嵴
第二磨牙远中颊尖	第二磨牙中央窝

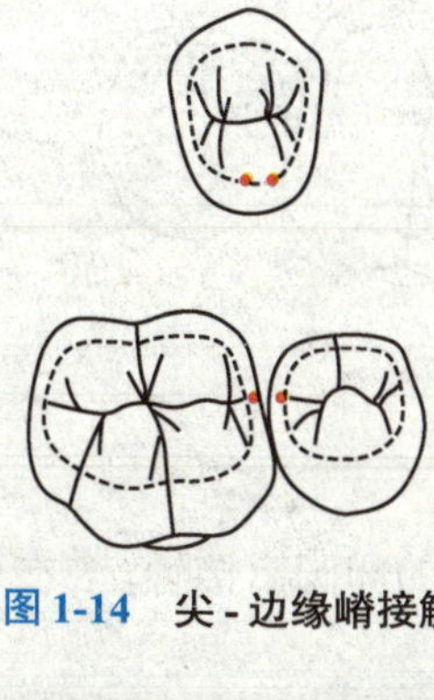

图 1-14 尖 - 边缘嵴接触

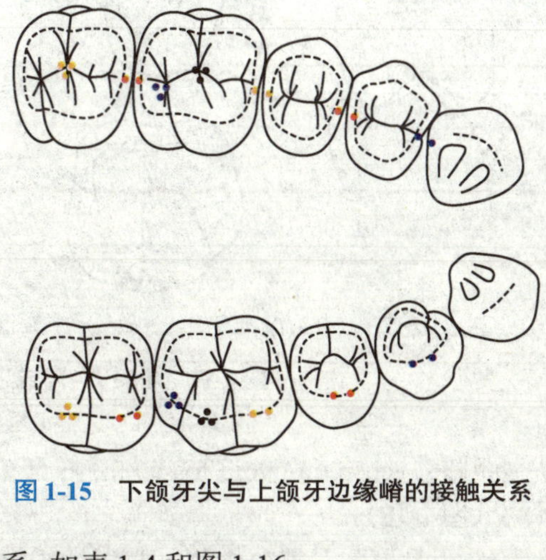

图 1-15 下颌牙尖与上颌牙边缘嵴的接触关系

上颌牙尖与下颌牙边缘嵴的接触关系,如表 1-4 和图 1-16。

(3)牙尖顶 - 窝或边缘嵴接触(cusp tip-fossa or marginal ridge contact):牙尖顶与对颌较平的𬌗面窝或边缘嵴接触(图 1-17)。

表 1-4　上颌牙尖与下颌牙边缘嵴的接触关系

上颌牙舌尖	下颌牙𬌗面接触处
第一前磨牙舌尖	第一前磨牙远中边缘嵴与第二前磨牙近中边缘嵴
第二前磨牙舌尖	第二前磨牙远中边缘嵴与第一磨牙近中边缘嵴
第一磨牙近中舌尖	第一磨牙中央窝
第一磨牙远中舌尖	第一磨牙远中边缘嵴与第二磨牙近中边缘嵴
第二磨牙近中舌尖	第二磨牙中央窝
第二磨牙远中舌尖	第二磨牙远中边缘嵴

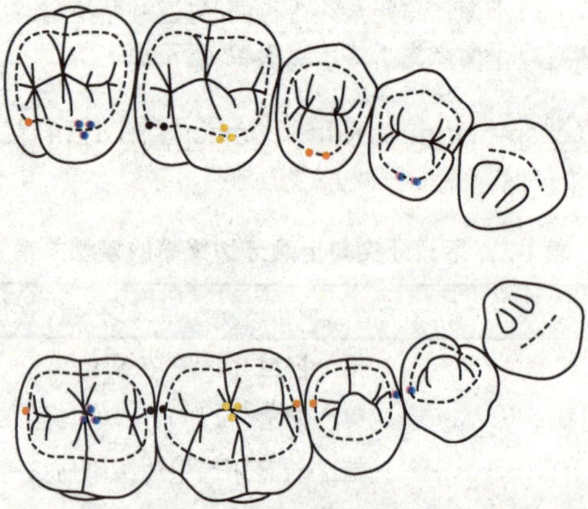

图 1-16　上颌牙尖与下颌牙边缘嵴的接触关系

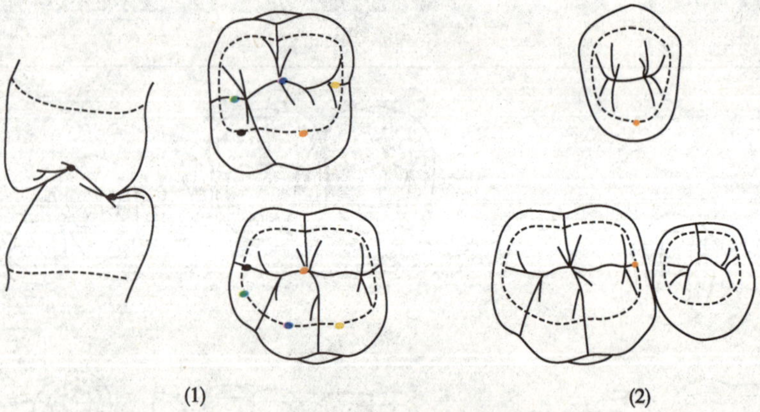

(1)　(2)

图 1-17　牙尖顶 - 窝或边缘嵴接触

（4）尖 - 卵圆窝（cusp tip-ovoid fossa）接触：牙尖与较光滑的卵圆窝接触，多在牙体充填物或修复体上（图 1-18）。

𬌗接触的作用是撕裂和捣碎食物，且能达到稳定性的颌位。天然牙的垂直终止接触点往往是牙尖与牙窝相对，牙尖与边缘嵴相对两种类型的混合型。未磨耗的天然牙列，呈现多点接触，点的直径多小于 1mm，分布在上下牙弓上。

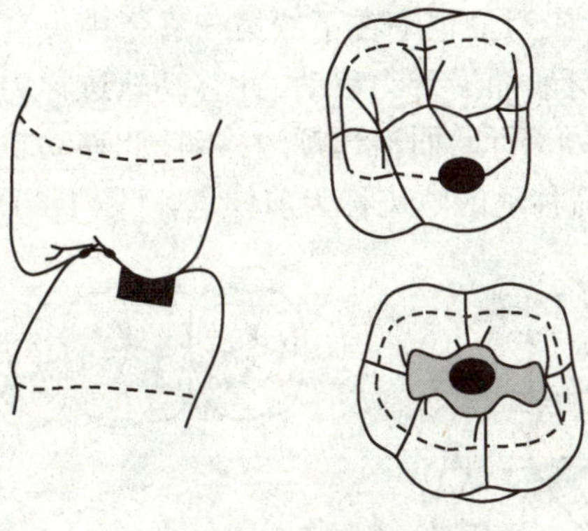

图 1-18　尖 - 卵圆窝接触

卵圆窝接触　牙体充填物

一般来说尖窝接触比尖嵴接触好，因为尖窝关系是下颌闭合的最上位，也是最稳定位；尖与窝的三角嵴接触，牙尖顶和沟的磨耗机会少；尖窝接触殆力沿牙长轴通过牙体中心传递。而尖嵴接触可迫使食物纤维嵌入邻牙间隙，损伤龈乳头，易造成牙移位。已知殆面的三点接触是最稳定的，但当牙体预备时将原来的三角嵴破坏了，最好作成牙尖 - 卵圆窝接触，这种垂直终止接触关系接近于三点接触的稳定性。

二、下颌运动中的殆接触关系

当牙正常排列时，如果下颌运动有引导斜面，下颌的各向运动是平滑无阻力，后牙的牙尖在相对牙的殆面沟内运动。但是如果牙排列异常，它的殆面沟就不能提供给对殆牙（对颌牙）尖这样的运动空间，甚至它的斜面和嵴可能直接干扰了牙尖的运动。在临床应用时，天然牙的排列和义齿的沟嵴形态都要考虑到下颌运动的轨迹方向。

以下颌第一磨牙远中颊尖为描记笔在上颌第一磨牙中央窝描记轨迹，当该侧髁突为工作侧向外侧转动时，该牙尖在相对的上颌磨牙殆面沿颊沟移动，此移动轨迹称为工作道（working path）；当该侧髁突为非工作侧向内、下前侧滑动时，该牙尖的嵴在相对的上颌磨牙殆面沿近中舌沟移动，此移动轨迹称为滑行道（orbiting path）；当前伸运动时，该牙尖在上颌牙殆面向前移动的轨迹称为前伸道（protrusion path）。（图 1-19）

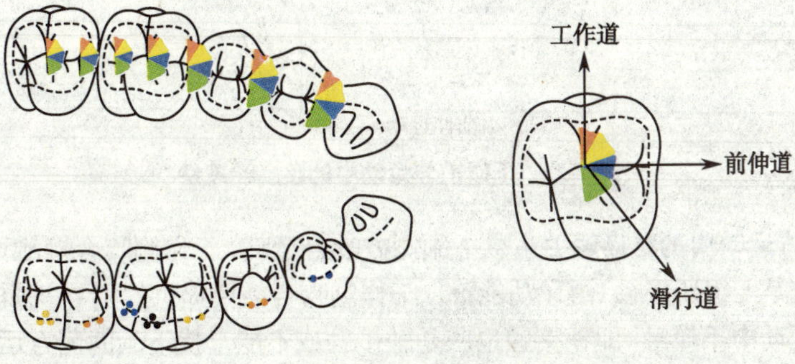

图 1-19　下颌牙尖在上颌殆面的运动轨迹

工作道范围　前伸道范围　滑行道范围　侧前方运动范围

以上颌第一磨牙近中舌尖为描记笔在下颌第一磨牙中央窝描记轨迹，当其作为工作侧时，该牙尖在相对的下颌磨牙𬌗面沿舌沟移动，此移动轨迹称为工作道；当其作为非工作侧时，该牙尖的嵴在相对的下颌磨牙𬌗面沿远颊沟移动，此移动轨迹称为滑行道；当前伸运动时，该牙尖在上颌牙𬌗面向后移动的轨迹称为前伸道。（图 1-20）

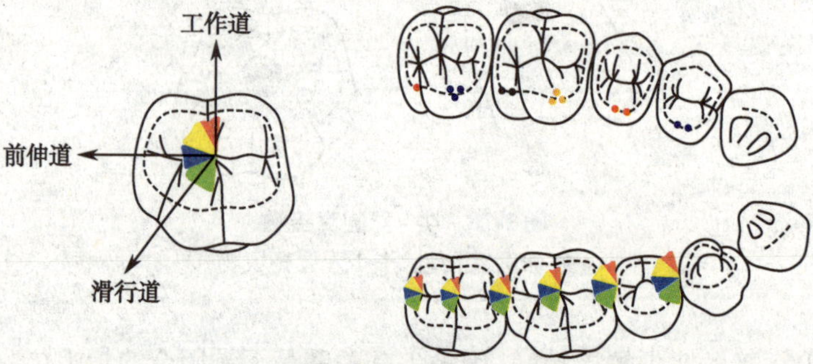

图 1-20 上颌牙尖在下颌𬌗面的运动轨迹

工作道范围 前伸道范围 滑行道范围 侧前方运动范围

1. 下颌前伸运动中的𬌗接触关系（图 1-21） 下颌前伸咬合运动，上颌前牙需要提供引导斜面，使后牙在下颌前伸运动中不接触，即使接触也应是轻接触或不能干扰下颌的前伸运动。

前牙前伸咬合的接触是上颌前牙的舌窝和切嵴与下颌前牙切缘的唇侧和切嵴之间接触。

如果前伸时后牙接触，是在上颌后牙的远中斜面与下颌后牙近中斜面之间接触。

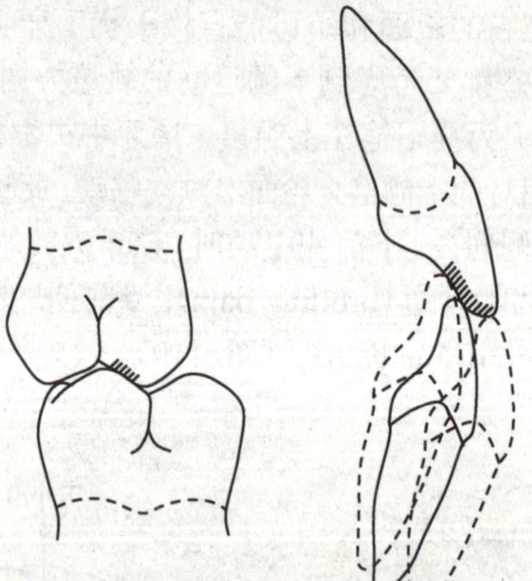

图 1-21 下颌前伸运动中的𬌗接触关系

2. 下颌侧方运动中的𬌗接触关系 下颌侧方咬合运动，工作侧咬合接触可能是尖牙接触（尖牙保护𬌗）或是一组牙接触（组牙功能𬌗），工作侧咬合需要提供的引导斜面，使非工作侧的牙在下颌侧方运动中不接触，即使接触也应是轻接触或不能干扰下颌的侧方运动。（图 1-3）

工作侧接触，尖牙保护𬌗是上颌尖牙的舌窝及切嵴与下颌尖牙的唇面和切嵴接触。组牙功能𬌗是上颌后牙颊尖的内斜面与下颌后牙颊尖的外斜面之间，及上颌后牙舌尖的外斜面与下颌后牙舌尖的内斜面之间接触。

非工作侧（向内侧运动）如果接触，是在上颌牙舌尖的内斜面与下颌牙颊尖的内斜面之间接触（图1-3）。

3. 下颌后退运动中的殆接触关系（图1-22） 下颌后退咬合接触，是下颌从牙尖交错位后退到后退接触位，正常情况下运动的轨迹是直线、平滑，距离不超过1mm，是在上颌后牙的近中斜面与下颌后牙的远中斜面之间接触。

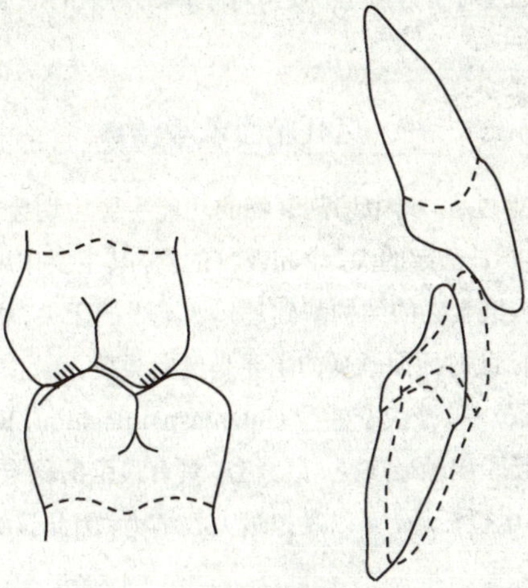

图1-22 下颌后退运动中的殆接触关系

正常的咬合接触点保证了下颌的各向运动轨迹是平滑、无障碍的，了解咬合接触的具体斜面，在分析咬合力的轴向传导，判断咬合干扰点的位置是很重要的，不能见咬合纸的印迹就调殆。

例如下颌前伸咬合，前牙由于后牙的干扰不能接触，在判断咬合干扰点的时候，要着重分析干扰牙位中上颌牙的远中斜面与下颌牙的近中斜面之间的接触部位；下颌侧方咬合，工作侧的后牙由于非工作侧的干扰不能接触，在判断咬合干扰点的时候，要着重分析干扰牙位中上颌牙舌尖的内斜面与下颌牙颊尖的内斜面之间的接触部位；下颌后退咬合，如果运动轨迹不是直线，在判断咬合干扰点的时候，要着重分析干扰牙位中上颌牙近中斜面与下颌牙的远中斜面之间的接触部位。

例如种植牙的上部修复体需要更精确的咬合接触，以使咬合力的传导能趋向于牙体长轴向传导，在修复体设计和调殆的时候，要注意静止和运动的殆力方向，静止时的咬合接触要能沿轴向传导（如卵圆窝接触），运动时不能成为干扰点。

（易新竹 李晓箐）

第二节 殆的生物力学

人类由异形牙构成的牙列、咬合具有鲜明的个体特征。前、后牙的形态区别突出表现为后牙具有承载食物的殆面，这是咀嚼活动的主要功能部位。咀嚼肌收缩产生的咬合力，不仅嚼碎后牙殆面上的食物，而且还通过所承载的食物对牙列面施加咬合负荷。加载到牙上的咬合负荷，在牙面形态的制导下，经牙体、牙周膜传导至牙槽骨、颌骨乃至颞下颌关节等部位。

单个后牙牙面由牙尖(cusp)、嵴(ridge)、牙窝(fossa)、发育沟(groove)等不同的凸凹结构构成。凸起的牙面结构与对颌凹陷性牙面结构构成的密切嵌合的接触关系，是嚼细食物的重要形态学基础，另外殆面凸凹不平的形态结构，也加大了殆面的表面积。牙排列成牙弓，边缘嵴及殆侧外展隙又组成了新的凸凹接触结构，使得牙列的殆面接触面积远远大于单个牙殆面面积之和。单个牙表面的凸凹结构与殆面外展隙等排成牙列后组成的新的凸凹结构，构成了起伏有序的牙列殆面，与对殆牙(对颌牙)列殆面凸凹交错、密切吻合，不仅有利于提高咀嚼效率，而且对于分散力，减小对牙体、牙周组织、颌骨及颞下颌关节等结构的创伤具有重要作用。

一、后牙殆面承载特点

咀嚼包括切割、捣碎和碾磨等过程，其中切割食物的功能主要由切牙完成，后牙的功能则是捣碎和碾磨食物。捣碎食物的结构基础主要是凸起的尖、嵴和载物的窝，其主要作用是粉碎较大、较坚硬的食块，此时牙面承受的主要是垂直载荷；碾磨食物的结构基础是起伏不平的牙尖、嵴、沟和窝，通过反复磨动将食物碾碎、磨细，形成可以吞咽的食团，此时牙面承受的主要是侧向载荷。

1. 垂直载荷特点　在众多颌位中，牙尖交错位(intercuspal position，ICP)是最适宜承载最大垂直咬合力的颌位。牙尖交错位时上、下颌牙接触最广泛、最紧密，具有最强的稳定性。在此颌位上紧咬时(通常称作正中咬合)，咀嚼肌具有最高的电位活动，可以发挥最大收缩力，因此该颌位也应具有最大承载垂直向咬合负荷的能力。

由于排列在牙列中的牙，具有不同的倾斜度，因此当对牙列施以垂直载荷时，加载到各牙上的力，实际上与牙长轴并不平行(图 1-23，24)。实验表明，垂直加载后正常后牙根尖可见环形应力分布，说明后牙面凸凹不平的形态结构，有效地分散了垂直载荷。由于下颌后牙根尖的远中、舌侧应力最大，因此可以推断，下颌后牙牙尖的远中斜面及颊尖的舌斜面以及与之相对应的上颌后牙牙尖的近中斜面和上颌后牙舌尖颊斜面，承受了最大的咬合负荷(图 1-25，26)。同理，下颌后牙边缘嵴的远中面和上颌后牙边缘嵴的近中面，也承载了较大的咬合负荷。

牙面承受垂直载荷的特点是持续承载，承载可终止于食物被压碎的瞬间，此时升颌肌可出现瞬间电静息(silent period，SP)。因此当垂直载荷加载于尖窝不平的咬合面上时，一方面牙面特殊的形态结构将之分散而使之减弱，有效地避免根尖应力集中；另一方面通过神经 - 肌肉的反馈调节作用，减弱肌收缩力，避免了牙体、牙周组织受到咬合力的创伤性冲击作用，这是机体重要的自身保护表现。

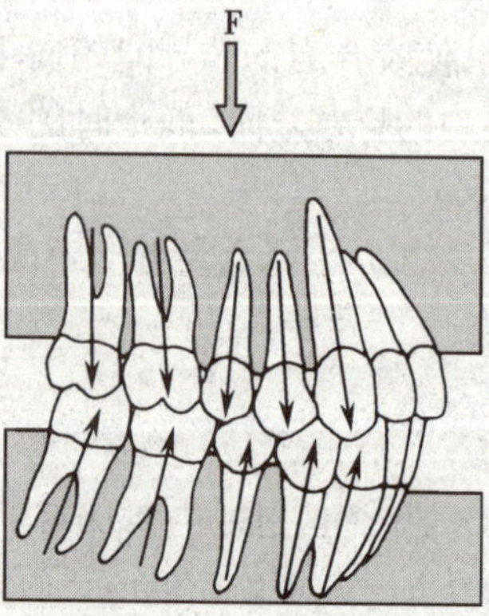

图 1-23　垂直加载与牙长轴方向(近远中向)

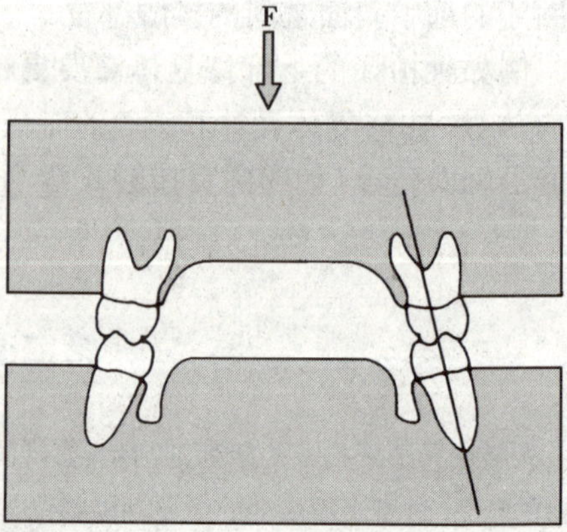

图 1-24　垂直加载与牙长轴方向(颊舌向)

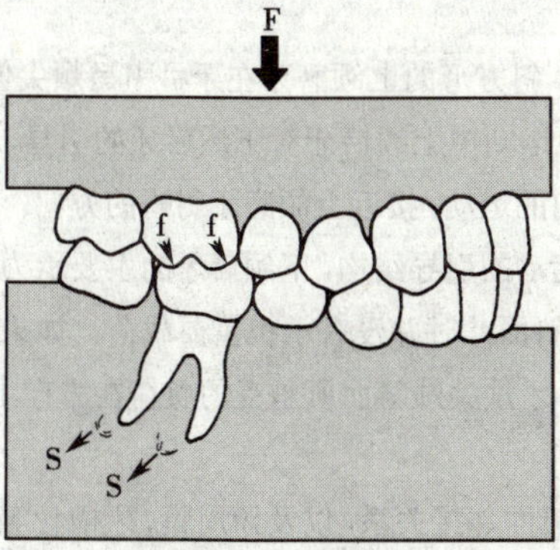

图 1-25 垂直加载方向与牙根尖主应力方向的关系（近远中向）

F：垂直加载方向 S：根尖主应力方向

f：主要牙尖斜面受力方向

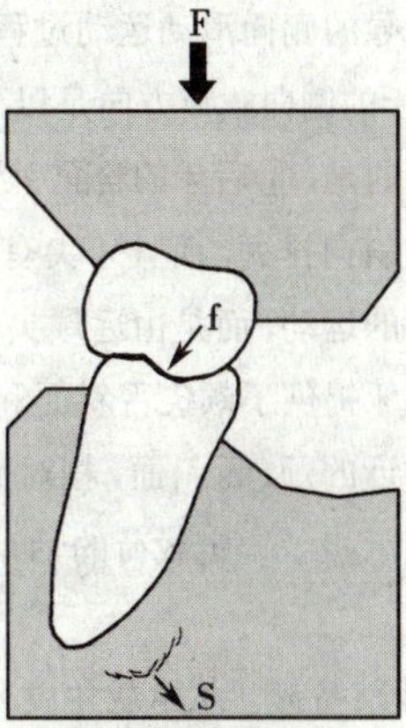

图 1-26 垂直加载方向与牙根尖主应力方向的关系（颊舌向）

F：垂直加载方向 S：根尖主应力方向

f：主要牙尖斜面受力方向

2. 侧向载荷特点 侧向咬合是碾磨运动的主要运动形式，在此运动过程中，下颌后牙承载着食物，高大的舌尖限制着食物向舌侧溢出，通过侧向运动时的相互挤压和摩擦作用将食物碾细，此时上、下颌牙牙面上的凸凹结构也承受着动态碾磨力。

与正中咬合时相比，侧向咬合时下颌相对于上颌的位置关系并不稳定，其中存在一个以侧向移动为主的滑动过程，在此过程中不仅咬合力的大小和方向具有动态变化，而且咬合接触部位也存在明显的动态变化。如图 1-27 所示，咀嚼运动咬合期开始时，下颌后牙颊尖顶的颊侧斜面咬合于上颌后牙颊尖舌斜面的牙尖顶舌侧，此时上颌后牙根尖主应力为舌侧方向。随着咬合接触点逐渐向舌侧转移，至咬合期快结束时，上颌后牙舌尖颊斜面成为主要承力部位，上颌后牙的根尖主应力改为颊侧方向；同样下颌后牙的主要承力部位由颊尖顶颊侧逐渐变为颊尖顶舌侧，根尖主应力方向也相应地由颊侧逐渐变为舌侧。因此在由上颌后

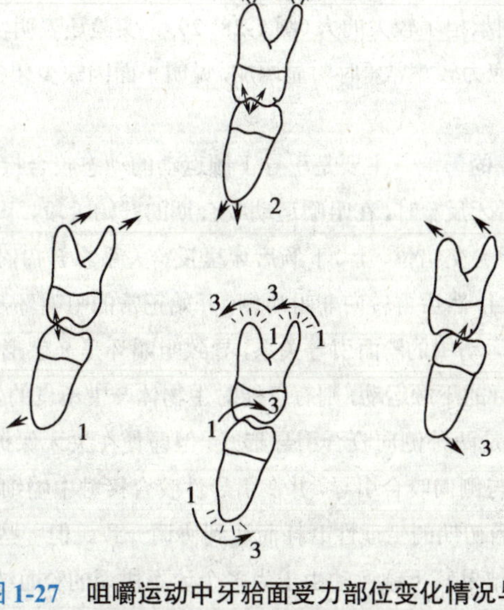

图 1-27 咀嚼运动中牙𬌗面受力部位变化情况与牙根尖主应力方向变化情况

牙牙尖斜面引导的侧向滑动运动过程中，牙的承载部位和方向不断变化，根尖主应力方向也不断变化。但是总体上，后牙的侧向载荷方向是以牙长轴方向为轴心的。

值得注意的是：①后牙的𬌗面引导，不是简单的内外走行，斜方形的上颌磨牙在牙弓中呈颊尖偏近中、舌尖偏远中的斜向排列，而且牙尖有一定的高度，因此在侧向运动中上颌后牙对下颌后牙的引导，不是简单的由外向内的运动，而是由远颊尖向近舌尖斜行的三维方向的运动，接近上颌磨牙斜嵴的方向。②上颌后牙为下颌后牙提供了颊尖舌斜面和舌尖颊斜面，作为滑动运动的引导结构，下颌后牙的主要承力部位是颊尖顶及其附近的颊、舌斜面，相对而言，下颌后牙舌尖的颊斜面此时并没有承担重要载荷。如果下颌后牙舌尖颊斜面承担了一定载荷的话，从理论上讲，应与下颌后牙颊尖颊斜面所承受的负荷在方向上、时间上协调一致。

3. 承载辅助结构 从承载角度来看，牙弓内各牙之间的弧面邻接关系，以及牙周膜、牙槽骨等局部组织结构，对于承担和缓解咬合负荷也具有重要的意义。牙面形态正常，牙列及咬合关系正常，牙周组织结构正常，是承受来自于咀嚼肌收缩力的咬合负荷的重要结构基础，也是口颌系统功能正常的保障。

二、𬌗面形态改变对承载特点的影响

牙𬌗面形态对于引导咀嚼运动、传递咀嚼压力具有极其重要的意义。当牙𬌗面形态改变后这些功能将受到怎样的影响呢？

牙𬌗面承载的首要条件是上、下颌牙（可通过食物）发生咬合接触，因此牙𬌗面形态变化对承载咀嚼压力的影响，首先要看咬合接触关系。

1. 后牙静态接触形式的影响 主要是牙尖斜面对牙尖交错位垂直载荷的分散作用的影响，当牙尖斜面不存在时——如重度磨耗情况下，这种分散垂直载荷的能力会丧失。过去多强调牙长轴对咬合力的传导作用，而对牙尖斜面的这种分解作用关注不够，实际上正常后牙所承受的咬合力可以被凸凹不平的牙尖斜面有效地分解（图 1-25，26，27）。另外，正常情况下近远中向和颊舌向都有一定程度倾斜排列的牙，以下颌后牙为例，在承受垂直向咬合负荷时，其相当一部分载荷为牙颈部颊侧、近中以及根尖部舌侧和远中的牙周韧带、牙槽骨等牙周组织所承担，真正沿长轴方向传导的载荷很小。但是实验表明，当牙𬌗面为平面时，根尖主应力由正常的远中、舌侧方向变成近中、颊侧方向，说明牙面尖窝嵌合的咬合接触关系被代之以平面接触后，后牙面的远中、舌侧承担了较大的力（图 1-28，29）。实验还表明，由于失去了牙尖斜面对垂直载荷的分解作用，平面后牙根尖应力较正常𬌗时明显增加，说明平面因缺少牙尖斜面对垂直载荷的分解作用，其牙根尖将承受较大的负荷。

2. 后牙动态接触形式改变的影响 主要是引导下颌运动的动态咬合接触部位改变对侧向载荷方向的影响，如图 1-30，31 所示，当后牙反𬌗时，在咀嚼运动咬合期的开始阶段，下颌后牙颊尖的舌斜面受上颌后牙颊尖的颊斜面引导闭口于牙尖交错位，上、下颌后牙呈反𬌗关系。开口时下颌首先向咀嚼侧运动，避开上、下颌后牙反𬌗的颊尖的阻挡，然后再转向非咀嚼侧，开始正常的咀嚼环开口相和闭口相运动。很显然，异常的咬合关系，改变了咀嚼运动中的𬌗面引导关系，导致咀嚼环呈 8 字形。嚼细一定的食物是咀嚼功能之需要，而为满足这一功能进行的下颌运动，则有可能对生物体产生不良的生物力作用。

尖牙保护𬌗和组牙功能𬌗是两种侧向咬合引导形式，但即使在尖牙保护𬌗的侧向咬合运动后期，即接近牙尖交错位时，后牙也将参与侧向咬合引导，并在引导性咬合接触中嚼细食物。正常情况下引导下颌运动的各牙咬合面形态，通过建𬌗初期的生理性磨耗而达到协调一致。但一些错𬌗并不能通过磨耗实现这一功能需求，例如反𬌗、锁𬌗等，结果其下颌运动由于为多个牙不协调的𬌗面结构所引导而“无所适从”，导致咀嚼运动不规则。

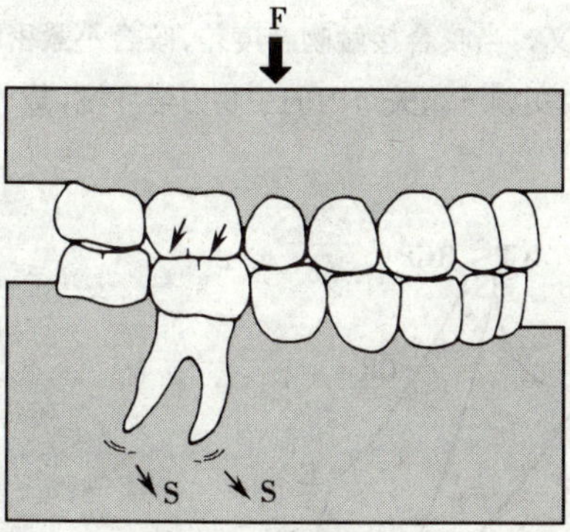

图 1-28 平面垂直加载方向与牙根尖主应力方向的关系（近远中向）

F：垂直加载方向 S：根尖主应力方向

f：𬌗面所承受的主要的咬合力

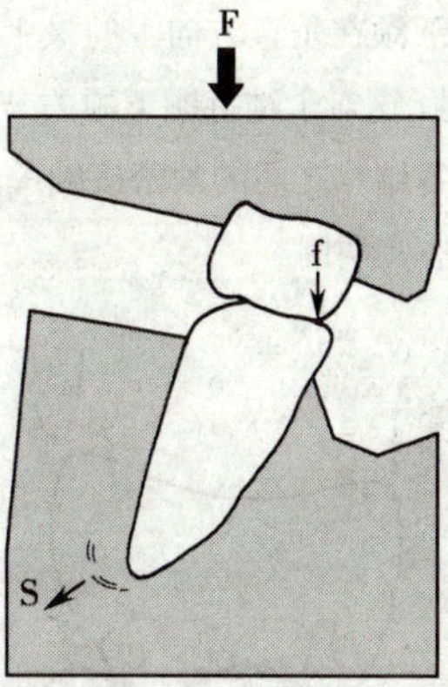

图 1-29 平面垂直加载方向与牙根尖主应力方向的关系（颊舌向）

F：垂直加载方向 S：根尖主应力方向

f：𬌗面所承受的主要的咬合力

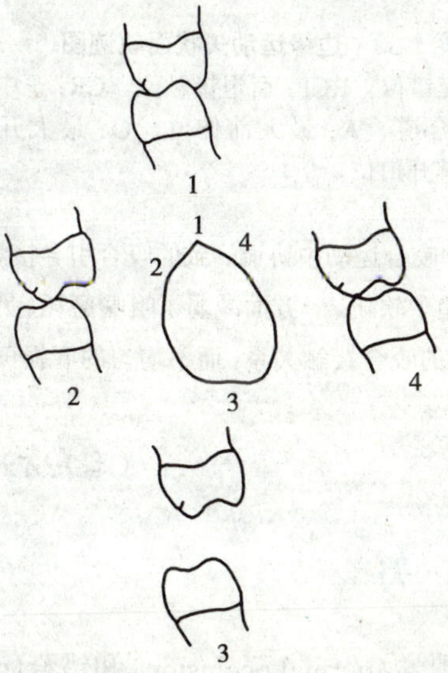

图 1-30 后牙正常覆𬌗覆盖关系时冠状面咀嚼运动轨迹及其与后牙𬌗面形态的关系

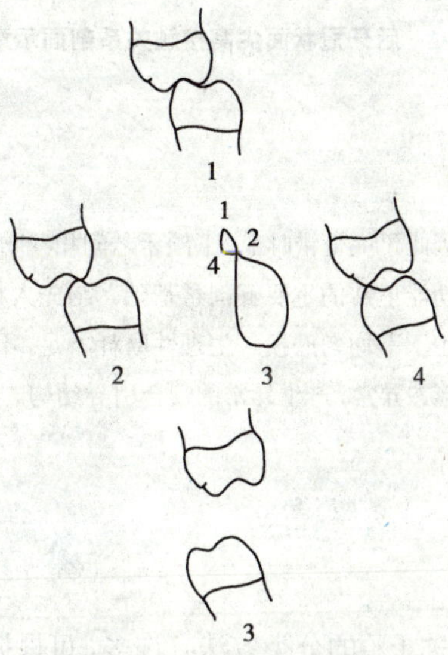

图 1-31 后牙反𬌗对冠状面咀嚼运动轨迹的影响

3. 𬌗面接触吻合程度的影响 以典型的凸凹对应结构——牙尖与牙窝的接触关系为例，无论是垂直载荷还是横向载荷，牙尖斜面或牙窝壁都是其主要的承力结构。而如图 1-32 所示，牙尖并不是尖锐的尖，而是圆钝的弧面结构，与之对应的牙窝也呈弧形。垂直承载时弧形牙尖与弧形牙窝接触，可以有效地分散咬合力。当因错𬌗等原因导致牙尖与牙窝的接触不密合时，咬合力便不能由牙尖各斜面或牙窝各个壁来分散承载，而是由其中个别的牙尖斜面或牙窝壁承载，结果导致牙根部应力集中。

咬合接触吻合程度较差时，不仅对承载垂直载荷的能力有重要影响，而且也影响其承载侧向载荷的能力。如图 1-30，31 所示，侧向运动中上、下颌牙相应接触部位之间的形态应相互吻合，如果不吻合，例如：𬌗面存在釉质结节、不均匀磨耗小面等结构时，由其引导的侧向咬合运动会出现微小的颠簸，造成局部受力不均匀，引起牙纵折、断裂等牙体疾病，或导致牙周组织不正常的受力，引起牙周疾病。不仅如此，由下颌边缘运动轨迹矢状面图（图 1-33）可见，在所有由咬合制导的下颌运动中（边缘运动轨迹的上缘轨迹），牙尖交错位是下颌在垂直方向上的最上位，此时颞下颌关节的髁突、关节盘及关节结节后斜面（关节窝的前壁）紧密接触，这对于维持颞下颌关节功能正常具有重要的意义。当咬合接触吻合度差、咬合不紧密时，颞下颌关节内各结构之间的紧密接触关系也会受到影响，从而改变颞下颌关节内的生物力学环境，成为诱发相应疾病的潜在病因。

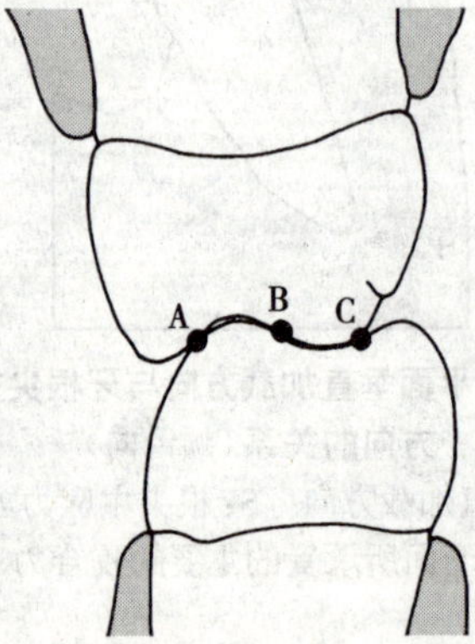

图 1-32　后牙冠状面尖窝接触关系剖面示意图

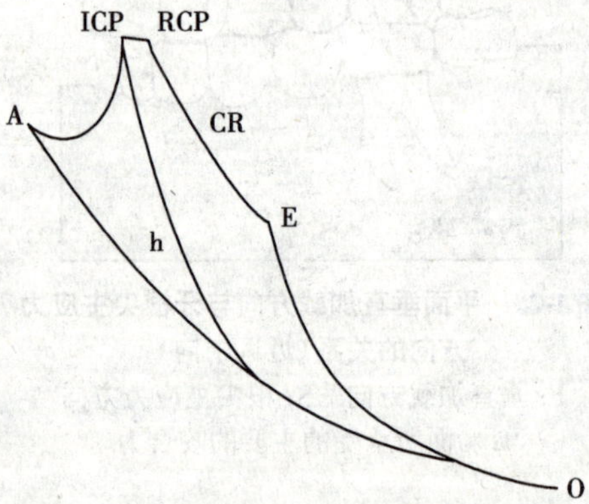

图 1-33　边缘运动矢状面轨迹图

ICP：牙尖交错位　RCP：后退接触位　CR：正中关系　h：自然闭合道　A：最大前伸位　O：最大开口位　E：最大铰链开口位

因此牙尖交错时上、下颌牙之间相互吻合、稳定的接触，各种咬合运动中协调一致的咬合引导接触，是咬合功能正常的重要解剖学基础。与先人相比，现代人的饮食趋于软化，一方面减弱了咀嚼磨耗，另一方面产生了不均匀磨损。生理性磨耗不足，不利于建立吻合、密切的咬合接触关系；而不均匀的磨损可导致牙面形态异常，产生异常的咬合引导结构。

（王美青）

第三节　𬌗的分类

关于𬌗的分类方法有许多，可根据形态特征分为正常𬌗（normal occlusion）和错𬌗（malocclusion），也可按照功能特点，分为生理𬌗（physiologic occlusion）和病理𬌗（pathological occlusion），或按照是否有临床症状，分为适应𬌗（adapted occlusion）和不适应𬌗（non-adapted occlusion）。

一、形态学分类

这种分类是根据牙尖交错𬌗的形态特征所进行的分类，其正常𬌗是相对于错𬌗而言的。狭义的错𬌗概念包括个别牙错位、牙列异常、咬合关系异常等，广义的错𬌗畸形概念还包括了颅面关系不调引起的各种畸形，与之相对应的正常𬌗则是指没有相应错𬌗表现的咬合关系。

由于形态的正常𬌗与异常𬌗存在一定的主观性，例如下前牙拥挤属于错𬌗，但是轻度拥挤则常被认为是"个别正常𬌗"，属于对某一个群体来说相对正常的一种咬合；又如下颌或上颌前突，在一些地区属于主流相貌特征，不被应归为异常，而在另一些地区则被归为异常。因此错𬌗不仅是解剖学的概念，还具有鲜明的文化特征和地区特征，所谓正常𬌗也只是相对而言，一般是指在一个区域内比较普遍存在的一类咬合。

形态正常殆常常与解剖学所阐述的理想殆混用，其特点是中线对正，一牙对二牙，尖牙关系和第一磨牙关系正常，覆殆覆盖关系正常等（见《口腔解剖生理学》第 7 版）。而实际上这种理想的咬合关系在人群中非常少见。

二、功 能 分 类

形态正常的咬合功能不一定正常，而错殆的功能并不一定都异常，因此需要从功能角度对咬合进行分类。然而与形态学分类相类似，殆的功能分类也是首先定义病理殆，然后以排除法定义生理殆，因此其关键是对于病理殆的认识问题。目前关于病理殆的定义仍局限于理论水平，是指那些拥有病理性殆因素的咬合。这种关于病理殆的定义虽然从理论上讲具有重要意义，但是在实际工作中却很难以此为依据明确认定具体一种咬合是否属于生理殆，因为目前关于病理性殆因素的认识尚不全面，而且也没有公认的评价咬合功能的方法，没有排除所有病理性殆因素之前就做出是否是生理殆的判断，与上述生理殆的定义相悖。所以至今为止关于生理殆的概念仅局限于理论方面，实际应用很少。

目前临床上通常采用的关于病理殆的概念主要包括前伸殆干扰、侧向殆干扰以及正中殆-正中关系殆干扰，其主要内涵见本章“殆紊乱”。

三、临 床 分 类

这是针对的功能特征而进行的另一种咬合分类。因为临床上常常发现许多具有病理性殆因素的个体并没有出现口颌系统功能紊乱性疾病，因此有必要根据临床特点对咬合作另一种分类。

1. 适应殆　指功能正常的咬合，这类咬合可以有病理性殆因素的存在，但是并没有表现出任何临床症状和体征，或者说机体对于所存在的病理性殆因素具有较好的适应或代偿能力，不表现出任何临床症状。

2. 不适应殆　这种咬合包含着病理性殆因素，而且机体不能适应之，临床上表现出明显的功能紊乱症状或体征。而去除相应的病理性殆因素，症状和体征可以得到明显缓解。一般将由咬合异常所引起的疾病统称为咬合病，可包括有关的牙体病、牙周病、颞下颌关节紊乱病、磨牙症、颈椎功能紊乱病等。

虽然目前对于病理性殆因素的认识还不够全面，影响了临床上对不适应殆的诊断和治疗，具有一定的局限性，但是这种分类方法不仅可以解释临床上有些患者具有病理性殆因素而不表现出临床症状的现象，而且对于颞下颌关节紊乱病以及磨牙症等功能紊乱性疾病的咬合诊断与治疗也具有重要的指导意义，因此在临床上较多被采用。而且据此，多数学者不主张广泛采取预防性调殆的措施消除病理性殆因素。

（王美青）

第四节　颌　　位

颌位（mandibular position）是指下颌骨相对于上颌骨或者颅骨的位置关系。由于下颌骨是一个游离骨体，仅借颞下颌关节与颅骨相连。下颌位置的维系受颞下颌关节、咬合接触、颌骨肌以及中枢神经系统等多个因素的调节和制约，其相对于上颌的位置可以有很多个，但一般认为最基本、具有可重复性、稳定性较好，对临床有重要参考意义的下颌位置有三个，即：牙尖交错位、后退接触位和下颌姿势位。

一、牙尖交错位

牙尖交错位（intercuspal position，ICP）是指上下颌牙牙尖交错，达到最广泛、最紧密接触时下颌所处的位置，即牙尖交错𬌗时下颌骨相对于上颌骨或者颅骨的位置关系。该位置因牙尖交错𬌗而存在，又称为牙位（tooth position）或者最大牙尖交错位（maximal intercuspal position，MIP）。

1. 牙尖交错位的特点

（1）上下颌牙处于牙尖交错、最广泛、最紧密的接触关系。

（2）大部分人的髁突基本处于下颌窝中央的位置，此时髁突前斜面、关节盘中间带、关节结节后斜面三者之间保持密切接触。

（3）双侧口颌肌群收缩对称、有力，作用协调。

（4）牙尖交错位由上下颌牙的𬌗面尖窝解剖关系所决定，是可重复的下颌位置。

（5）牙尖交错位在人的一生中相对稳定，但也是逐渐变化的。乳牙萌出前没有牙尖交错位，乳牙初萌，下颌开始探索其生理位置直至乳牙𬌗建𬌗完成时才形成比较稳定的牙尖交错位。替牙𬌗期牙列的特征又发生改变，恒牙𬌗期经过生理性磨耗，牙尖交错位逐渐形成。之后随着年龄的增加以及牙病的发生，牙磨耗、缺失、临床治疗等咬合变化，都可能会对牙尖交错位产生影响。总体上，牙尖交错位可随着牙尖交错𬌗的存在而存在，随着牙尖交错𬌗的变化而变化，随着牙尖交错𬌗的消失而消失。

（6）牙尖交错位是下颌肌力闭合道的终点。下颌在双侧升颌肌作用下，自然闭口到上下颌牙接触时，通过牙周膜本体感受器的反馈调节，下颌牙沿着上颌牙牙尖斜面的引导自然、稳定地进入牙尖交错位，该位置也就是咀嚼肌肌力闭合道的终点。

由于无牙颌患者的牙尖交错位随牙的缺失而丧失，修复时可借助于下颌肌力闭合道的终点来寻找患者原来的牙尖交错位位置以便在此位置上修复缺牙。但是由于肌力闭合道终点受多种因素影响，精确的定位比较困难，需要结合采用髁位（正中关系位）和咀嚼肌的收缩判断无牙颌时的下颌位置。有学者研究认为无牙颌患者的肌力闭合道的终点常变化于前后向约 1.36±0.58mm，左右向约 1.56±0.62mm 的范围内，临床上可通过改变人工牙的𬌗面宽度（即扩大人工牙窝的直径使牙尖能够在窝内自由滑动）来弥补这一精度的差距。

2. 牙尖交错位与正中𬌗位　鉴于牙尖交错位时下颌骨的位置居于正中，文献中曾称之为正中𬌗位（centric occlusion position，COP），意思是当上下牙达到此咬合关系时，下颌的位置相对于颅骨而言位于正中。

但事实上并不是所有的人在牙尖交错位时其下颌的位置都处于正中，例如：单侧后牙反𬌗者，下颌在其最广泛、最紧密接触的咬合状态时，其下颌在牙尖交错位时并非位于“正中”，采用牙尖交错位比正中𬌗位更能准确地反映该颌位的特征。

牙尖交错𬌗时牙尖交错位可能不在“正中”，但是其咀嚼肌以及颞下颌关节的功能可能因为代偿而没有受到影响；反过来，下颌位置居于正中，并不能保证咀嚼肌和颞下颌关节的功能一定正常，这取决于口颌系统各组成部分之间的功能是否协调。因此下颌居于“正中”

不能作为口颌系统功能是否正常的唯一判定标准。

3. 牙尖交错位的形成机制及其影响因素　牙尖交错位的存在是以牙尖交错殆为前提的，无论牙尖交错殆为何种形态，其所确定的颌位就是牙尖交错位。影响牙尖交错位的因素可分为以下几点：

（1）牙尖交错殆异常：如多数牙缺失、殆面重度磨损、某些错殆等，均可能使牙尖交错位发生改变。

（2）肌功能异常：如一侧咬肌痉挛，可使下颌在牙尖交错位时出现偏斜，上下牙不能达到最广泛、最紧密的接触。

（3）颞下颌关节异常：如髁突发育异常、髁突重度骨质吸收、下颌骨骨折移位等，都会造成咬合接触的异常，上下颌牙不能达到最广泛、最紧密的接触。

4. 牙尖交错位正常的意义　牙尖交错位是下颌的主要功能位，咀嚼、吞咽、言语等口腔功能活动均与牙尖交错位有着密切关系。由于牙尖交错位在一定程度上决定着下颌的运动型（记忆型），决定了下颌的闭口轨迹的终点，殆面的解剖嵌合关系决定其具有很好的可重复性，临床上常作为检查、诊断和治疗的基准位。牙尖交错位正常时，双侧咀嚼肌收缩协调、有力，施于牙体牙周组织的殆力分布广泛而均匀，双侧颞下颌关节的受力适度，运动协调，有利于各种下颌功能运动的协调与稳定。

二、后退接触位

从牙尖交错位开始，下颌可再向后下移动少许（约1mm左右），后牙牙尖斜面保持部分接触而前牙不接触，同时髁突受颞下颌韧带深层水平纤维的限制不能再往后退，位于其在关节窝中的生理性后退边缘，在保持髁突前斜面 - 关节盘中间带（盘 - 髁复合体）紧贴关节结节后斜面的同时，下颌从该位置可以作单纯的铰链开口运动，具有可重复性。此时下颌的位置称之为后退接触位（retruded contact position，RCP），殆型即为后退接触殆。

1. 后退接触位的形成机制　下颌能从牙尖交错位后退至后退接触位，是由于：

（1）髁突后方下颌窝内为软组织结构，具有一定的可让性和缓冲空间，髁突可以后移。

（2）颞下颌韧带深层水平纤维束对髁突过度后移具有一定的限制作用。

（3）颞肌后束、二腹肌前腹、下颌舌骨肌、颏舌骨肌等后退下颌的肌收缩，是后退接触位的动力来源。

（4）颞下颌韧带的限制和盘 - 髁复合体与关节结节后斜面紧密相贴保证了后退接触位具有可重复性，韧带松弛或者盘 - 髁关系紊乱将影响后退接触位的可重复性。

2. 与后退接触位密切相关的几个重要概念　正确理解后退接触位的特征对临床记录和转移颌位关系，诊断口颌系统疾病有重要意义。但是，由于各作者研究的侧重点不同，与后退接触位相关或者相近的名词概念很多。

（1）正中关系和正中关系位：髁突在关节窝内的运动包括转动运动（铰链运动）和滑动运动两种形式。下颌髁突从闭口位开始作单纯转动运动，在上下中切牙切缘之间可产生18～25mm的距离，该范围称之为铰链开口度（图1-34）。

在铰链开口度的范围内下颌对上颌的位置关系称之为正中关系（centric relation，CR），髁突经关节盘与关节结节后斜面保持紧密接触。在一定垂直距离下，髁突处于关节窝中的最上最前位，由关节盘中间带与关节结节后斜面紧密接触所决定的下颌位置称之为正中关系位（centric relation position，CRP），该位置与牙齿的接触情况无关。正中关系不是一个具体的颌位，而是在铰链开口度范围内下颌对上颌位置关系的集合。在自然牙列，后退接触位是正中关系的最上位，具有唯一性。

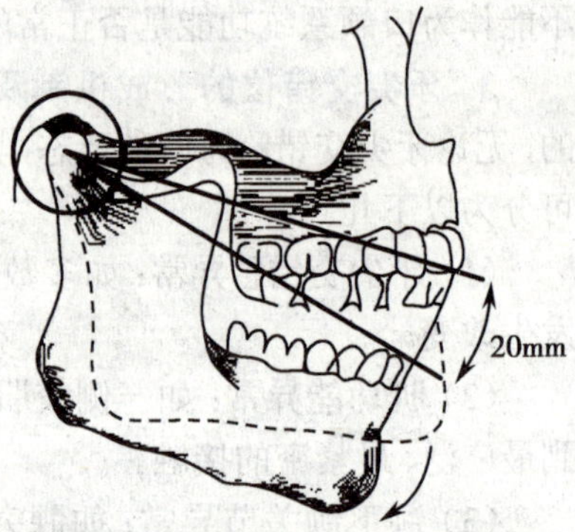

图 1-34　铰链开口度和铰链运动

正中关系和正中关系位的概念来自全口义齿修复学的理论，作为全口义齿修复和进行𬌗重建时的参考记录位。在旧的教科书中曾将正中关系定义为：下颌适居正中，髁突处于关节凹的后位，在适当的垂直距离时，下颌骨对于上颌骨的位置关系。20 世纪 80 年代后期开始，正中关系位的定义出现重要的演变。从 1987 年第五版《口腔修复学词汇》开始，正中关系被定义为：正中关系是一种上下颌骨之间的关系，在此关系中，髁突与关节盘最薄且无血管处相联系，盘 - 髁复合体处于关节结节后斜面上的最上最前位，该位置与牙齿的接触情况无关。这一概念在修复学上得到广泛应用。

在全口牙丧失后，随着牙尖交错位的消失，临床只能通过盘 - 髁复合体与关节结节后斜面紧密接触这一关节的解剖位置关系来确定患者后退接触位的位置，并在所确定的位置上恢复牙尖交错关系，但是需要明确的是由关节位置所确定的颌位的可重复性和稳定性均不及牙尖交错位。后退接触位和正中关系位的名称虽然不同，前者多用于自然牙列，后者可用于自然牙列和全口义齿修复，但就髁位而言，其实质是一回事。

（2）韧带位（ligamentous position）：由于髁突从牙尖交错位后退的程度受到颞下颌韧带深层水平纤维的限制，韧带被拉紧的位置即为后退接触位。

（3）后退边缘位（retruded marginal position）：由于后退接触位时髁突受颞下颌韧带水平纤维的限制，已处于下颌窝内的生理性边缘位置，不能再向后移动，若强行再向后退，则会产生关节区域组织的不适感。此位是下颌后退运动的边缘位。

（4）一位与二位：在正常人群中，大约有 10% 的人下颌不能从牙尖交错位后退，或者说牙尖交错位与后退接触位为同一个位置，此现象称之为一位，而将具有牙尖交错位与后退接触位两个颌位的现象称为二位。儿童中一位的比率较高，随着年龄增长，一位的比率逐渐减少，二位的比率明显增加，成人时基本为 90% 左右。

3. 后退接触位正常的标志

（1）下颌从牙尖交错位直向后下移动约 1mm，无阻碍。

（2）后退下颌的肌群包括颞肌后束、二腹肌前腹、下颌舌骨肌、颏舌骨肌等收缩，紧张但无不适，下颌无偏斜或左右偏摆。

（3）双侧部分后牙牙尖保持接触而前牙不接触。

（4）髁突前斜面 - 关节盘中间带（盘 - 髁复合体）与关节结节后斜面保持紧密接触。

4. 后退接触位的意义

（1）生理意义：大多数成人存在牙尖交错位和后退接触位两个位置（二位），后退接触位为下颌在牙尖交错位时承受的咬合力提供缓冲余地。

（2）全口义齿修复重建时寻找颌位关系的参考位或者作为建𬌗的参考依据。

当全口牙或半口牙丧失后，以牙尖交错𬌗为前提的牙尖交错位也就失去了明确的依据，但此时正中关系依然存在。利用正中关系位的可重复性，获得患者正中关系位的记录，在正中关系位建殆或者在其前方重建牙尖交错殆(即利用长正中建殆)。

(3) 是口颌系统功能紊乱的诊断项目之一：曾有学者强调牙尖交错位 - 后退接触位咬合干扰对于颞下颌关节紊乱病和磨牙症具有重要病因学意义，因此在口颌系统功能检查中，后退接触位及其咬合接触特征是一项重要的检查内容。

三、下颌姿势位

当人直立或端坐，两眼平视前方，不咀嚼、不吞咽、不说话时，提颌肌群轻微收缩以对抗下颌骨所承受的重力，上下颌牙之间有一前大后小的楔形间隙，大约 2～4mm，称为息止殆间隙(freeway space)，此时下颌所处的位置称为下颌姿势位(mandibular postural position, MPP)。过去认为该位时口颌肌完全处于松弛状态，故称之为休息位或息止颌位(rest position)。但肌电图研究显示升颌肌群在牙尖交错位下方约 8mm、前约 3mm 时肌电活动水平最低，姿势位时咀嚼肌并非处于静息状态。

1. 下颌姿势位的特点

(1) 在牙尖交错位下后方约 2～4mm 处，无咬合接触。

(2) 受体位的影响，头前倾或后仰影响息止殆间隙的大小。

(3) 在人一生中可随咬合等因素的变化而发生相应变化，但在一段时间内，该位相对稳定，具有一定的可重复性。

2. 下颌姿势位正常的标志

(1) 上下颌牙无接触，存在由后向前的楔形间隙，上下切牙端距离大致为 2～4mm。

(2) 双侧升颌肌呈自然放松状态。

(3) 从该位向牙尖交错位闭口运动过程中，下颌向前上运动无偏斜。

3. 垂直距离与息止殆间隙 垂直距离(vertical dimension)也称为下颌姿势位时的面下三分之一高度，临床上用鼻底到软组织颏下点之间的距离表示。

确定正常的垂直距离，对于正确恢复咬合非常重要。例如常以牙尖交错位时面下 1/3 的高度进行有关分析，此参数也常被称为咬合时的垂直距离(vertical dimension of occlusion, VDO)。姿势位时的垂直距离与牙尖交错位时的垂直距离之差即为息止殆间隙值，借此大致确定无牙殆患者的垂直位置关系。垂直距离正常时颌面部诸肌的张力适度，有助于发挥最大的咀嚼效能。

4. 下颌姿势位的生理机制 下颌姿势位与肌功能以及中枢神经的调节有关，牵张反射是下颌姿势位的生理基础。下颌骨因其本身的重量而下垂，使升颌肌的肌纤维被拉长，刺激升颌肌中的肌牵张感受器(肌梭)，通过神经反馈，使升颌肌轻度收缩，以对抗下颌骨的重力作用。此外，牙周、颞下颌关节的本体感受器的反馈调节以及软组织的黏弹性对下颌姿势位的形成和保持也有一定的作用。

5. 下颌姿势位的意义 下颌姿势位时上下颌牙不接触，不产生非咀嚼性磨损，牙周与颞下颌关节组织不受力，口颌肌比较放松，这是维持口颌系统健康所必需的。正常人在 24 小时内上下颌牙接触的时间仅十几分钟，大部分时间上下颌牙都是处于分开状态。有紧咬牙习惯或磨牙症的患者，在非咀嚼情况下(如夜间睡眠状态)也保持上、下颌牙的密切接触或产生接触运动，不仅造成牙的严重磨损，而且异常肌活动加重了对牙体、牙周组织和颞下颌关节的负荷，久之会造成一定的损伤和功能障碍。因此，保持下颌姿势位的相对稳定或正常的殆间隙是十分重要的。

下颌姿势位靠肌张力和下颌骨重力的平衡来维持，其稳定性可受到许多因素的影响。体位、下颌骨重量（缺牙及牙槽骨吸收、广泛金属修复体等）、肌紧张程度以及异常的咬合关系如覆殆覆盖比例过大、反殆等会影响姿势位的稳定性。但是，在相当长的一段时间内，下颌姿势位又是相对稳定的。在全口牙缺失作总义齿修复确定颌位时，下颌姿势位具有重要参考价值。

四、三个基本颌位的位置关系

1. 牙尖交错位与后退接触位　牙尖交错位和后退接触位之间主要表现为前后方向的关系。从牙尖交错位向后下退约 1mm 左右即可到达后退接触位。从后退接触位向牙尖交错位的移动范围内，双侧后牙均匀对称接触，无偏斜，称为长正中（long centric）。长正中使下颌在进入牙尖交错位时的冲击力得到一定的缓冲，有利于口颌系统组织结构的健康。如在这一运动过程中仅单侧后牙接触，则称为后退接触位 - 牙尖交错位殆干扰。

2. 下颌姿势位与牙尖交错位　下颌姿势位与牙尖交错位之间主要表现为垂直方向的关系。从下颌姿势位开始，下颌向上运动 1～3mm，并略向前移动，即达到牙尖交错位。当开口后再闭口时，下颌随升颌肌作用的方向而运动，其运动轨迹被称为肌力闭合道，肌力闭合道的终点为肌接触位（muscular contact position，MCP）。正常情况下，肌力闭合道的终点与牙尖交错位一致，称之为肌接触位和牙位一致，表明牙尖交错位与升颌肌功能相协调。在从下颌姿势位向牙尖交错位的移动过程中，如果向上的距离小于 1mm，或有向后、向前以及出现左右方向的移动，则表明存在某些异常因素，以咬合异常和肌功能异常最为多见。

三个基本颌位的相互关系及其与肌力闭合道的关系可以简单表述为图 1-35。

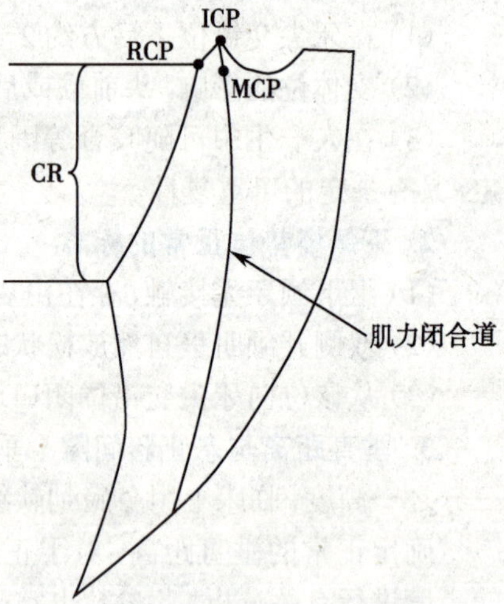

图 1-35　三个基本颌位的相互关系及其与肌力闭合道的关系

ICP：牙尖交错位；RCP：后退接触位；CR：正中关系；MCP：下颌姿势位

五、前伸殆颌位与侧殆颌位

下颌除了上述三个基本颌位以外，与咬合有关的可重复的颌位还有前伸殆颌位与侧殆颌位。

1. 前伸殆颌位　前伸殆颌位指下颌相对于上颌位于牙尖交错位前方的下颌位置。比较稳定的前伸殆颌位包括对刃颌位（或切殆颌位）及最大前伸颌位。

对刃颌位指下颌向前运动到上、下颌前牙切缘相对时下颌的位置，它是前牙咬切食物时下颌的一个功能性位置。对于自然牙列，正常情况下，应当是前牙接触，后牙不接触或轻接触。若有妨碍前牙接触的后牙接触则称为前伸殆后牙殆干扰，简称前伸殆干扰。

在总义齿修复中，出于义齿固位的需要，应当将咬合关系排列成前伸时前、后牙都接触的咬合类型，称为前伸平衡𬌗，其咬合接触的部位是：下颌切牙切缘唇面与上颌切牙切缘舌面接触，下颌后牙颊尖近中斜面与上颌后牙相应的窝及边缘嵴或牙尖的远中斜面相接触，上颌后牙舌尖的远中斜面与下颌后牙相应的窝及边缘嵴或近中斜面相接触。

最大前伸颌位指下颌前伸至最大前伸位并保持咬合接触时的颌位，此时只有后牙接触，前牙不接触。

2. 侧𬌗颌位　下颌在保持一侧上下颌牙接触的同时向该侧移动，运动过程中所有下颌的位置都称为侧𬌗颌位，具有重复性的侧𬌗颌位包括同名牙尖相对侧𬌗颌位（简称尖对尖位）和最大侧伸位。其中下颌移向侧称为工作侧，对侧称为非工作侧。由于侧𬌗颌位也是无数颌位的集合，在下颌的侧方运动中，尖对尖位是后牙发挥咀嚼功能的起始咬合接触位，因此，该位置常常作为检查咀嚼功能的基准位之一。

正常情况下，工作侧有尖牙保护𬌗（cuspid protected occlusion）和组牙功能𬌗（group function occlusion）两种咬合接触类型。非工作侧正常时应没有咬合接触，如果有妨碍工作侧咬合的接触，则应称为非工作侧𬌗干扰。

在总义齿的咬合中，出于义齿固位和稳定的需要，通常需要将工作侧和非工作侧的咬合都设计成有咬合接触的类型，这种咬合接触关系称为侧向平衡𬌗，非工作侧称为平衡侧。

从尖对尖位下颌还可以继续向外侧移动至最大侧向运动的位置，称为最大侧向颌位，这是下颌侧向运动的极限位。

（康　宏）

第五节　𬌗与颞下颌关节、咀嚼肌的关系

𬌗、颞下颌关节及咀嚼肌是口颌系统的三个主要组成部分。构成𬌗的上、下颌牙生长在上、下颌骨前方的牙槽骨内，而颅骨与下颌骨的后方通过颞下颌关节发生骨性联接，所以有人将颞下颌关节看作“第四磨牙”，认为颞下颌关节和牙都是两个活动的硬组织之间的接触关系，两个接触的硬组织之间都可以出现相对运动，所不同的是上、下颌牙之间没有韧带连接，而颞下颌关节的骨关节面之间由韧带、关节囊等软组织相连接，并且被限定在一个密闭的关节腔内。1992 年王惠芸教授以图 1-36 的形式概括了咬合、颞下颌关节、颌骨肌与中枢神经系统之间相互依赖、相互制约的关系。

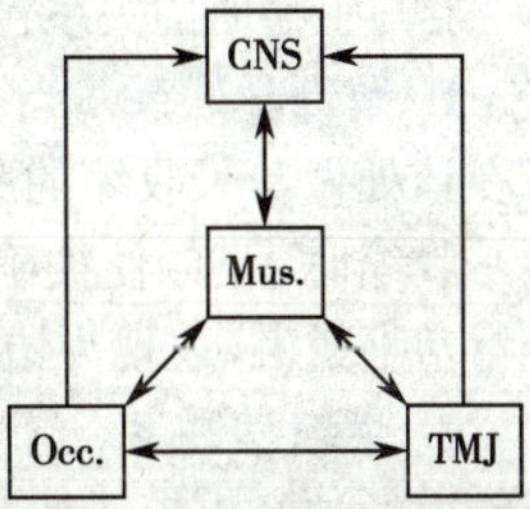

图 1-36　咬合（Occ.）与颞下颌关节（TMJ）、咀嚼肌（Mus.）及中枢神经系统（CNS）的关系

一、𬌗与颞下颌关节的关系

生物体的功能与形态是相互依赖、相互制约的，形态特点在一定程度上是其功能特点的具体体现。颞下颌关节是颌面部唯一的联动关节，它区别于其他动关节的突出特点是它与咬合的关系十分密切，其主要功能之一即为支持以捣碎、嚼细食物为目的的咀嚼运动，而咀嚼运动主要受咬合面形态的引导，颞下颌关节的形态需要与由咬合引导的咀嚼运动相协调。因此咬合与颞下颌关节的形态及功能关系十分密切。

1. 解剖位置关系　牙尖交错𬌗确定着牙尖交错位，而牙尖交错位包含着髁突位置的内

容，因此下颌骨前端下牙列相对于上颌骨前端上牙列的关系确定后，下颌骨后端髁突相对于上颌骨后方颅底关节窝的位置便被确定下来。当上、下颌牙的咬合关系发生变化，并对下颌骨相对于上颌骨的位置关系产生了不同程度的影响时，髁突相对于关节窝的位置也会发生相应的变化；同样当髁突因某种原因发生位置变化时（如骨折、肿瘤、发育畸形等），咬合关系也将发生相应的变化。

2. 功能关系 人体其他动关节的基本形态在出生时就基本形成，在以后的生长发育过程中，主要变化是作为生长中心的骨骺区体积不断增大、骨化。而颞下颌关节在出生时的形态与成年后的形态有较大的差异，一般到12岁左右恒牙𬌗建立之后颞下颌关节才基本发育完成，也就是说颞下颌关节生长发育的时间，相对滞后于咬合。另外其他动关节表面覆盖的是透明软骨，而颞下颌关节骨关节表面覆盖的是纤维软骨，纤维软骨相对于透明软骨具有较强的改建能力，这是其适应咬合变化而进行功能改建的组织学基础。

咬合具有以下明显的特点：①个体差异较大；②构成咬合的牙的表面，是人体最硬的组织—牙釉质，其代谢率很低，自身修复能力很有限；③咬合终身不断地变化，如牙齿萌出、磨耗等增龄性变化，病损、脱落等病理性变化，修复、矫治等治疗性变化等。颞下颌关节则有较强的适应性改建能力，其生长、发育和改建受发育较迟、代谢水平极低而变化多样的咬合关系的影响和制约。王美青等对33具颅骨的咬合与其相应髁突形态相关性分析结果表明：咬合对称者双侧髁突形态也对称，咬合不对称者双侧髁突形态也不对称，说明咬合与髁突的形态之间确实存在着明显的相关关系，其相关的重要基础就是颞下颌关节较强的功能改建能力。因此咬合变化的程度以及颞下颌关节内有关组织的改建能力，是二者之间功能是否协调的重要前提。

二、𬌗与咀嚼肌的关系

𬌗与咀嚼肌的关系包括解剖学关系和生理性关系两个方面。

1. 解剖学联系 当下颌处于某一位置进行咬合时，颌骨肌的初始长度便被确定，升颌肌在该处做等长收缩的肌纤维长度也同时被确定。当某颌骨肌（升颌肌常见）出现痉挛等异常收缩时，下颌便被确定在由该肌长度所确定的颌位关系上，由异常肌收缩所确定的咬合常常不紧密，表现为错位咬合。

2. 生理学联系 牙的感受器（包括牙周组织内触压觉、本体觉及痛觉等感受器，以及牙髓内的神经末梢感受器等）感受表面感觉（如触压觉、痛觉等）和深感觉（如本体觉等）等刺激，并通过一定的传导路传入中枢神经系统，中枢神经系统传出相应的指令，调节肌收缩强度和收缩类型[等张收缩或（和）等长收缩]，从而产生相应的力或运动。一般认为，咀嚼肌具有较强的适应或代偿能力，当咬合异常时，咀嚼肌的收缩活动将进行相应调整，以满足特定咬合关系下咀嚼食物的功能需要。但咬合对咀嚼肌的这种调节作用会增加肌的功能负荷，如果这种刺激具有一定强度或持续一定时间，会导致咀嚼肌对疲劳、疼痛等刺激敏感，在其他诱发因素作用下可表现出一定的失代偿症状。

三、颞下颌关节与咀嚼肌的关系

骨骼肌和关节都是运动系统的主要组成部分，在运动系统中肌与关节的关系非常密切，肌收缩是运动的动力，而关节则是运动的重要结构基础。咀嚼肌收缩需要颞下颌关节的支持才能完成升、降下颌等功能运动，因此颞下颌关节功能障碍时，会通过神经反馈活动对肌的收缩产生重要的影响。例如翼外肌收缩与关节盘及髁突的运动有密切关系，翼外肌上、下头收缩活动不协调，被认为与颞下颌关节盘前移位等功能障碍有关，而当出现颞下颌关节退行性改变时，不光滑的关节表面以及变形的关节盘，将导致颞下颌关节运动障碍，翼外肌的收缩活动将因局部疼痛（尤其是运动痛）、关节内机械阻碍等原因而改变，在此过程中位于关节囊、关节韧带以及颌骨肌内的感受器，对肌的收缩活动具有重要的调节作用。

四、口颌系统与中枢神经系统的关系

口颌系统最主要的功能活动为咀嚼运动，而在咀嚼运动过程中，咀嚼肌、颞下颌关节和咬合（包括牙体、牙周组织在内）等各组织结构之间，存在着密切的功能协调关系。下颌生理性位置的维持、下颌协调的功能运动，都包含着重要的神经反馈调节活动，因此口颌系统与中枢神经系统（尤其是三叉神经系相关的中枢神经系统的活动）的关系非常密切，这种关系也是现代口腔医学研究的重要内容之一。

总之，口颌系统作为一个运动系统，不仅包含着十分复杂的生物力学内容，而且还有明显的神经反射活动。构成咬合的下牙列和颞下颌关节的髁突都位于下颌骨上，咀嚼肌的收缩力可以同时作用于牙和颞下颌关节，产生咬合力和关节内压力。在咀嚼运动中，颞下颌关节像一个活动轴，颌骨肌收缩产生动力，牙、颞下颌关节、颌骨肌三者在中枢神经系统的调节下，按照一定的方式进行协调的功能活动。正常的咬合功能应当是咀嚼肌、颞下颌关节及𬌗关系在中枢神经系统的作用下相互制约、相互支持的结果，当其中一个要素出现异常时，必将影响其他要素的正常功能。

（王美青）

第六节 𬌗的检查

咬合检查是口腔检查的重要组成部分，但是至今还没有比较客观、可行的检查咬合的方法，主要是因为咬合体现了一个生物力学现象，而不是一个简单的机械结构。咬合面形态不规则，有丰富的沟、嵴、尖、窝等结构，互相嵌合、交错，不易以常规方法准确记录。

目前常用的𬌗检查方法包括临床检查和仪器检测两部分，现将检查项目及检查方法简述如下。

一、检查项目

1. 𬌗型 主要检查𬌗的形态学类别，首先分为正常𬌗和错𬌗两大类，如果是错𬌗，应记录错𬌗分类（例如安氏错𬌗）及错𬌗的具体表现（例如前牙型：深覆𬌗、深覆盖、对刃𬌗、反𬌗、开𬌗等；后牙型：反𬌗、锁𬌗、对刃𬌗等）。

2. 咬合对称性 观察由左右各 7～8 对牙形成的咬合关系，其接触部位是否对称。应注意检查、记录由错𬌗以及缺牙、修复等原因导致的咬合不对称性的具体特点。

3. 缺牙及修复情况

4. 磨耗情况 关于磨耗的分级有许多方法，比较简便易行的是 Carlsson 所提出的下列分级方法。

0度：釉质上没有可见的磨耗小面，殆面及切端形态完好；

1度：釉质上出现明显的磨耗小面；

2度：磨耗累及牙本质；

3度：牙本质暴露区超过2mm^2，基本失去正常殆面或切端形态，牙冠高度降低；

4度：继发性牙本质暴露。

5. 咬合接触部位　正中殆是否稳定？其咬合接触的部位？侧向咬合时工作侧的接触部位，非工作侧是否有咬合接触？如果有，记录其接触部位。前伸咬合时前牙的接触部位，并检查后牙是否有咬合接触？如果有，记录其接触部位。

6. 后退接触位与牙尖交错位的关系　是一位还是二位？是双侧接触还是单侧接触？接触部位是否对称？

7. 肌位（MCP）与牙位（牙尖交错位）是否一致。

8. 殆干扰　检查有无前伸殆干扰、侧向殆干扰和后退殆干扰，以及殆干扰点的部位。

9. 牙周及牙松动情况　临床检查借助镊子、探针等器械完成。也可以结合X光片检查牙槽骨吸收情况。

二、检查方法

（一）临床检查

临床检查前首先是仔细向患者解释清楚检查要点，以取得患者良好的配合。

1. 问诊　虽然很简单，但是很重要，因为人的牙可以感觉出0.02mm的咬合高度变化，目前检测手段还达不到这一精度，因此临床上应认真询问患者的感觉，以便判断咬合接触是否均衡。

2. 视诊　检查殆型、缺牙及修复情况、磨耗情况。异常的磨损可以为判断磨牙症、殆干扰以及长期偏侧咀嚼习惯提供依据。

判断有无偏侧咀嚼，可根据牙的殆面磨耗情况——两侧是否对称，或一侧有较多牙结石来判断，其常见的原因多为该侧咬合接触不良，或有失牙、龋病、牙周病等；此外也可根据面部左右不对称结合询问病史来判断有无偏侧咀嚼。

判断有夜磨牙或紧咬牙时，除询问病史外可根据牙的特殊磨耗小面来判断，特别是尖牙牙尖或切牙切缘在功能运动范围内不能达到的磨耗面，由此推断夜间有下意识副功能运动——夜磨牙的存在。如殆面磨耗呈杯状，则可推断有紧咬牙存在。

3. 听诊　检查叩齿音是否清脆可以帮助诊断咬合稳定性，稳定的关系，叩齿时声音短促，而不稳定的关系，叩齿时声音拖沓。

4. 扪诊　用手指轻按于牙唇（颊）面颈部，嘱患者作叩齿、前伸殆及侧殆运动，感觉牙的动度，帮助诊断在各种咬合运动中牙的接触情况。

5. 咬合纸检查　这是最常用、最普遍的临床咬合检查方法，可以通过牙面着色情况，判定咬合接触的部位、范围，有的咬合纸因咬合力不同，在牙上染色程度也不同，咬合较重的部位，因咬合纸被咬破，而染色很轻，但其周围却形成着色晕，因此有时也可判定咬合轻重程度。检查时，①为避免咬合纸因被唾液浸湿而影响牙齿咬合接触部位的着色效果，应注意隔湿，尽量保持检查处干燥；②注意殆面放置的咬合纸不能影响患者动作的准确性；③可以用不同颜色的咬合纸检查不同动作的咬合接触情况，例如：用蓝色咬合纸检查正中咬合接触，用红色咬合纸检查前伸咬合接触，用绿色咬合纸检查工作侧咬合接触，用紫色咬合纸检查非工作侧咬合接触，用橙色咬合纸检测后退咬合接触等；④咬合纸可有不同厚度、长度、宽度等规格，使用时可酌情选择。

6. 咬合蜡片及硅橡胶咬合材料检查 方法类似于咬合纸检查，只是将咬合纸换成咬合用软蜡片或咬合用硅橡胶置于牙列上，通过检查咬合后蜡片或硅橡胶的透光程度，推测咬合接触情况。咬合蜡片的蜡凝固后脆性较大，所记录的咬合关系不如硅橡胶容易保存；而使用硅橡胶时，首先需要将糊状硅橡胶材料堆积在牙列上，操作相对复杂，容易影响咬合动作的准确性。而且二者均不在咬合面上留下痕迹，因此检查出来的咬合接触结果对咬合治疗操作的指导价值具有一定局限性。

7. 咬合线检查 用以检查局部是否有咬合接触，例如平衡侧咬合接触等。用持针器将牙线作成圈形，套在一侧下颌后牙区，患者用对侧咬合时，牵拉牙线，如果牙线不能自由拉出，则表明有平衡侧或非工作侧的咬合接触存在。同样方法可检查前伸咬合时后牙的接触情况。咬合线法仅能判断有咬合接触的牙位，在该牙上的具体部位，要结合其他方法，如咬合纸法。

8. 研究模检查 临床上所进行的口腔内咬合检查，常规只能观察到唇、颊面，取研究模检查，则可以观察到唇、颊、舌面等各个角度的咬合接触情况，对后牙接触的观察更加全面、准确、客观。

（二）仪器检测

现代科技迅猛发展，各学科高度分化，同时又相互渗透，设备不断更新。下述仪器就是近年来影响较广的口颌系统功能检查的专用仪器设备，其检查结果对于临床诊断和治疗有何意义，正在进一步论证。

1. 𬌗架检查 多采用全可调式𬌗架，主要用以检查在模拟的非正中咬合运动中咬合接触情况。

2. T-Scan 咬合检测仪（T-scanning system） 自 20 世纪 90 年代开始被广泛应用的一种咬合电子检查设备，它包括控制器和传感器膜片，通过与计算机相连接用软件控制实现数据传输。很薄的传感器薄膜上有马蹄形的感应区，由多组特殊导线组成，置于牙列咬合面上咬合后，可以记录到咬合接触点的具体部位、范围以及各咬合接触点处咬合力的大小，并可记录下这些咬合特征随时间变化的情况。

3. 光咬合分析（phot occlusion analysis） 这是一种光学检查方法，其咬合膜片用特殊材料制成，经咬合后会发生一定的变形，变形后的咬合膜片透光性质将发生相应改变，在偏振光镜下观察，可以看到因形变导致折光率发生变化而产生的颜色差异，根据一定的换算关系可以推算出不同颜色区域所承受咬合力的大小。

4. 计算机咬合印记图像分析 采用硅橡胶印模料记录咬合关系，在一定的光学系统下观察咬合印记处透光情况，通过比较透光程度判定咬合接触的特征——部位、范围、密合程度等。通常采用计算机图像分析系统进行识别、判定和系统分析。

5. 咬合音图仪（occlusal sound ctecker） 这是一种根据叩齿音特征分析咬合接触情况的电子设备，其特点是通过两个拾音装置，在双侧颧突处将受试者用力叩齿时产生的声音记录下来，根据音波的幅度、频率、时程、双侧对称性等特征，分析咬合接触情况。正常咬合的正中咬合音为撞击音（impact sound），提示咬合接触短促有力，咬合稳定；若为滑走音

(sliding sound)、辗轧音(creak sound)或分散音(separate noise),则说明闭口咬合时存在咬合接触不一致或咬合不稳定的情况。但根据咬合音图很难准确查找具体的咬合接触不稳定部位。

6. 辅助手段

(1)下颌运动轨迹描记仪(mandibular kinesiograph, MKG):该仪器可以通过咀嚼运动等轨迹的记录,间接检查咬合情况,推测咬合特征。

(2)肌电图仪(electromyograph, EMG):咬合接触时会有明显的肌电活动,通过检查肌电活动强弱,可以推测咬合接触情况。

(王美青)

思 考 题

1. 何谓支持尖与引导尖及其解剖特点是什么?
2. 为什么说尖-窝三点接触是最稳定的接触形式?
3. 试述下颌运动中咬合的接触特点。
4. 请绘出以下颌第一磨牙远中颊尖为描记笔在上颌第一磨牙中央窝描记的运动轨迹。
5. 请绘出以上颌第一磨牙近中舌尖为描记笔在下颌第一磨牙中央窝描记的运动轨迹。
6. 简述殆的分类。
7. 论述下颌三个基本颌位之间的相互关系。
8. 简述殆、颞下颌关节及咀嚼肌之间的关系。
9. 简述殆的检查方法。

第二章 颞下颌关节

学习要点

1. 熟悉颞下颌关节的独特性。
2. 掌握关节盘在颞下颌关节功能运动中的作用。
3. 熟悉关节盘和盘后组织的生物力学特征。
4. 了解关节软骨、关节囊、关节韧带的力学特征。
5. 了解关节润滑的机制。
6. 熟悉颞下颌关节软硬组织改建的特征。

颞下颌关节（temporomandibular joint，TMJ）是人体最为精细的关节，左右各一，双侧联动构成一功能单位，共同完成咀嚼、吞咽、言语和表情等功能。颞下颌关节的骨性成分由颞骨关节面和下颌骨髁突组成，由关节盘将颞骨关节面和下颌骨髁突分开，外面包被关节囊和囊内外韧带，内侧、外侧和后方受关节韧带的限制。从功能上讲，非骨性的关节盘承担了关节复合运动中的第三块骨的作用。因此，颞下颌关节被认为是复合关节，其运动形式也更为多样化。与身体其他部位的关节相比较，颞下颌关节的独特性在于：①功能上颞下颌关节属于双侧联动关节，两侧相互关联，互相影响；②关节盘 - 髁突复合体的运动具有高度的灵活性，盘 - 髁关节［disc-condyle articulation（joint）］（转动关节）和颞 - 盘关节［temporal bone-disc articulation（joint）］（滑动关节）通过转动和滑动完成复杂的髁突运动功能；③骨性关节面被覆纤维软骨而不是透明软骨，与关节盘一起构成颞下颌关节承载和缓冲力的结构基础；④髁突运动受关节面形状、咀嚼肌收缩和牙列的影响；⑤颞下颌关节能够在一定范围内通过改建从而适应载荷的改变。了解这些特征有助于理解关节疾病的病理生理过程，便于临床诊治。

有关颞下颌关节的组成和各部分的功能详见《口腔解剖生理学》第 7 版有关章节。

第一节　颞下颌关节的功能运动

一、复合联动系统

颞下颌关节与下颌骨相连，两侧关节能够同时运动，互相制约，互相影响。作为一个复合联动关节，颞下颌关节从结构和功能可以分成两大关节系统：一个系统是围绕关节下腔构成的盘 - 髁关节。因为关节盘被内外侧韧带紧密连接在髁突上，发生在关节面上的唯一生理运动是髁突沿着关节盘下表面进行旋转，这是颞下颌关节内部的旋转运动系统。另一个关节系统是由关节盘上表面（盘 - 髁复合体）与关节窝的下表面（关节结节后斜面）构成的，由于关节盘没有被紧密地连接在关节窝上，在关节上腔内，关节面之间可以自由地滑动（图 2-1）。

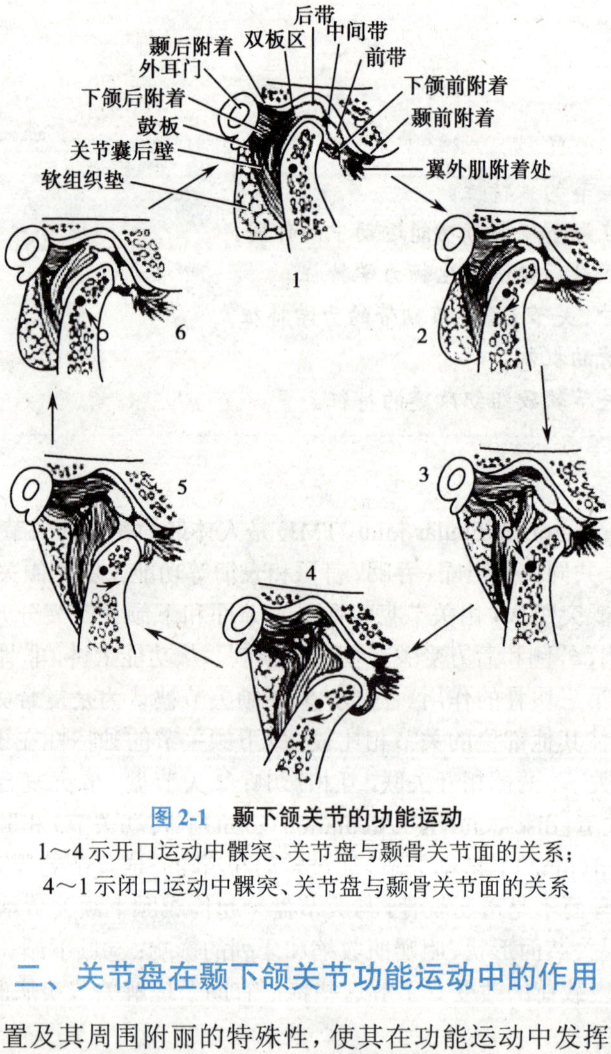

图 2-1　颞下颌关节的功能运动

1～4 示开口运动中髁突、关节盘与颞骨关节面的关系；
4～1 示闭口运动中髁突、关节盘与颞骨关节面的关系

二、关节盘在颞下颌关节功能运动中的作用

由于关节盘位置及其周围附丽的特殊性，使其在功能运动中发挥的作用具有一定的特征。

1. 关节盘同是两个关节系统的组成部分，但是在各自系统中所起的作用并不相同。在关节上腔，起滑动作用；在关节下腔，起转动作用。髁突前斜面 - 关节盘中间带 - 关节结节后斜面在功能运动中始终保持接触共同维持关节的稳定。

2. 在功能运动中盘 - 髁复合体通过改变关节间隙的宽度调节关节内压的大小。关节间隙的宽度随关节内压而变化，压力较低的状态如在姿势位，关节间隙较大。压力增高如牙齿紧咬时，关节间隙变窄。

3. 关节盘前中后带在外形上的不均一性，在结构上保证了功能运动中各关节面之间保持持续接触的可能性。当关节内压增加，髁突与关节盘中间带紧密接触；压力减退，关节盘间隙变宽，关节盘较厚的部分旋转以充填间隙，由于关节盘的前带和后带较中间带厚，从结构上保证了这一功能的顺利完成。

三、关节盘-髁突复合体的运动特点

关节盘在颞下颌关节功能运动中旋转的方向受其前后附丽结构的影响。

姿势位时，双板区上份纤维本身有卷曲现象，髁突很容易前移而不损害双板区上份纤维。即当闭口时，主要由弹力纤维构成的双板区上份纤维对关节盘的弹性牵引几乎为零，这时翼外肌上头始终保持着轻度的收缩状态，使关节盘产生轻微向前向内的力。所以，在下颌姿势位，当关节内压较低和盘间隙较宽时，关节盘向前旋转，占据髁突上方由关节间隙宽度所允许的最大位置，此时髁突横嵴顶位于关节盘中间带和后带交界的位置下方。关节盘在轻微的被动旋转和滑动中始终维持这种关系，只有当髁突继续向前运动，当关节盘双板区上份纤维被拉紧，向后的牵引力远大于翼外肌上头的张力时，关节盘才产生向后的旋转运动，直至关节盘前带充满关节间隙宽度所允许的范围为止。当髁突返回姿势位时，翼外肌上头的张力又成为主要的力，关节盘恢复向前的定位，充满关节间隙所允许的范围。

在开口时，当髁突被拉向关节结节的前方，双板区上份纤维逐渐被拉伸，牵引关节盘向后的力量加大。当下颌达到最大前伸位，牵引关节盘向后的力量达到最大值，关节内压和盘的形态阻止关节盘被继续向后拉伸，此时双板区上份纤维向后的牵引力，在关节间隙允许的范围内尽可能保持关节盘沿着髁突向后旋转，保持各功能面之间的接触平衡，维持关节的稳定性。附着于关节盘前内侧的是翼外肌上头纤维，翼外肌上头收缩，牵引关节盘向前内侧移动。翼外肌上头也有部分纤维附着于髁突颈部。但当翼外肌下头牵引髁突向前时，这种双重附着不会随着开口时部分翼外肌上头的作用而将关节盘牵引向前，因为翼外肌上头在开口时是不活动的。翼外肌上头只有当下颌闭口时才与升颌肌群一起参与活动（图2-2）。

咀嚼运动中，当下颌闭合遇到较大的抗力如咬硬物等，咬合侧的关节内压下降，这是因为，闭合力并没有施加到关节上而是施加到了食物上，下颌骨围绕食物形成一个支点，引起非工作侧的关节内压增加，而工作侧关节内压的突然下降，容易引起关节脱位。翼外肌上头在受到巨大撞击时出现快速收缩反应，关节盘向前旋转使其较厚部分同关节面之间相接触以维持关节的稳定性。当牙齿穿透食物，到达牙尖交错位，工作侧的关节内压增加。压力增加后，关节间隙减小，关节盘机械地向后旋转以便使较薄的中间带充填关节间隙。当闭合力停止，下颌又回到姿势位。

关节盘随髁突向前移动没有翼外肌上头的参加，关节盘前移的机制取决于关节盘的形态和关节内压的大小。关节内压增加，关节间隙变窄，依靠前带和后带的机械限制使髁突就位于关节盘的中间带。在滑动运动中，关节盘的形态和关节内压相结合，使髁突维持在关节盘的中间带位置，关节盘随髁突一起向前滑动。下颌前附着和下颌后附着都是由胶原组织组成的具有韧带性质的结构，没有可伸张性，并不是限制关节盘随髁突运动的主要结构。只有当关节盘的形态发生极大改变时，盘附着韧带才会影响关节的生物力学功能。由于韧带结构没有可伸张性，一旦韧带被拉长，会导致关节功能的下降。

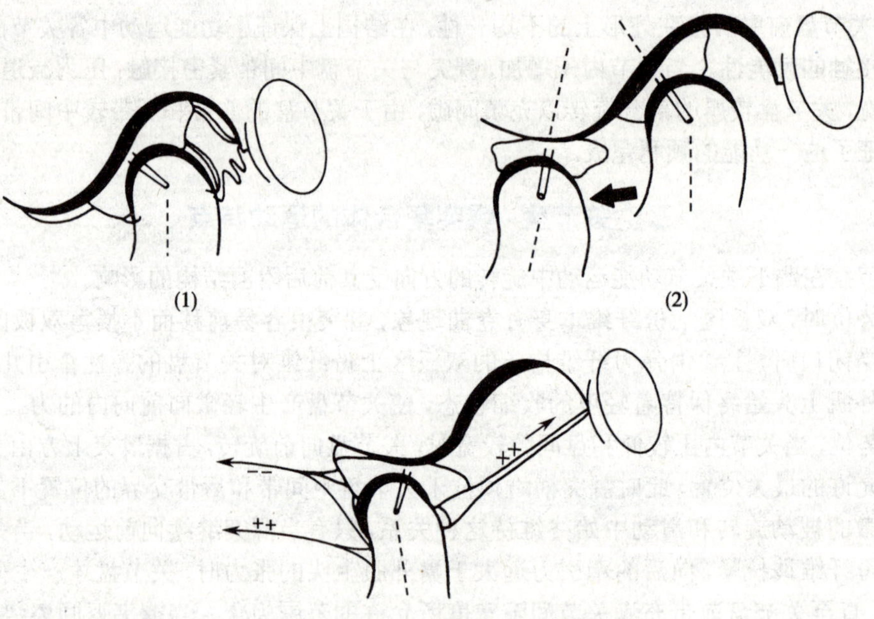

图 2-2　颞下颌关节运动中的盘髁位置关系

（1）闭口位盘髁位置关系　（2）开口运动中关节盘的位置　（3）最大开口时关节盘的位置

（康　宏）

第二节　颞下颌关节生物力学特征

颞下颌关节是一个受力关节。同其他滑膜关节一样，颞下颌关节的关节面大小是不一致的。如果相对的两个关节面直接接触，关节的接触面会非常小，使得关节面承受巨大的峰值载荷和摩擦力。但是，在关节盘、关节软骨以及关节滑液的共同作用下，有效避免了这一峰值载荷的出现对关节的损伤。下颌的各种功能运动会导致颞下颌关节承受各种载荷，这一力学载荷是关节组织生长、发育以及维持所必需的。动态载荷会引发关节组织的合成代谢，而持续、过度的静态载荷则会引发关节的分解代谢。

颞下颌关节在𬌗运动和咀嚼运动时都会承受压应力，同时，这种应力也不是均匀作用于关节。有研究发现，颞下颌关节在张口运动时比闭口运动时所承受的应力更大。在偏侧咀嚼时，工作侧关节所承受的压力较非工作侧所承受的压力小。在对关节受力的三维有限元研究中发现，当双侧关节对称运动的时候，颞下颌关节功能运动时所承受的压应力约为8.0MPa，比拉伸应力（约 3.7MPa）大。同时，由于关节的解剖形态特点，其压应力主要集中在髁突，而拉伸应力主要集中在关节窝。

一、关节软骨的生物力学特征

人类大部分滑膜关节或自由活动关节中的关节软骨多属于透明软骨，少数关节软骨如膝关节半月板、椎间盘和颞下颌关节软骨为纤维软骨，关节软骨是特殊类型的结缔组织，其主要功能是：第一，把施加于关节上的载荷扩散传递到较大的区域，以减少接触应力；第二，使对应的关节面间保持恒定接触并以最小的摩擦和磨损进行相对运动。

颞下颌关节软骨属于纤维软骨，能屈性和顺应性更大，有利于协调髁突、关节盘和关节窝之间的相互关系，促进各种盘突位下的关节稳定。在功能运动中，关节软骨要发生压应变、拉伸应变和剪切应变（图2-3）。Mow 等提出了关节软骨的二相理论，认为关节软骨是由黏弹性固体基质（胶原和蛋白多糖）和可自由流动的间隙液（水）组成的二相混合物，是具有渗透性的多孔介质，其液相成分占到了软骨总体积的 80%以上。纤维软骨内的胶原纤维在不同区域的有序排列，为软骨提供了抗张强度和剪切强度。而纤维软骨的抗压强度源自于其内的蛋白多糖。关节软骨的力学性能取决于固体基质的性质、间隙液的流动以及固体基质和间隙液的相互作用。通过关节软骨的压凹试验、直接压缩试验和拉伸力学试验可以获取有关的生物力学参数，反映了关节软骨的生物力学特性。

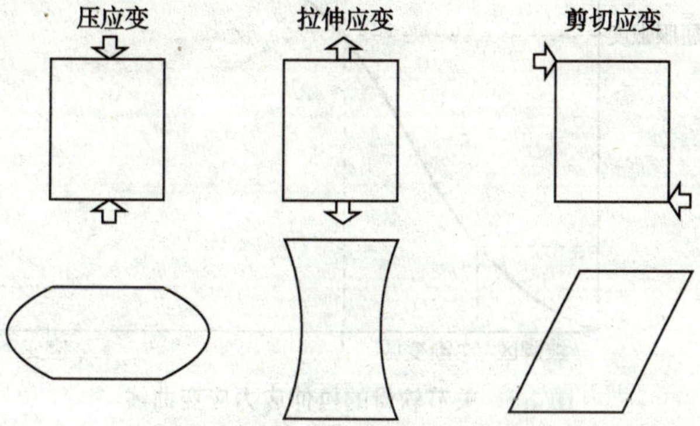

图 2-3　压应变、拉伸应变和剪切应变示意图

（一）颞下颌关节软骨的压缩特性

颞下颌关节软骨的压缩特性可以通过渗透性（渗透系数 K）和黏弹性蠕变效应（聚集模量、Poisson's 比）来反映。渗透性是表示液体流过多孔介质固体基质时的摩擦阻力。渗透性越低，在承受载荷时液体流动的阻力越大。软骨基质中的蛋白多糖亲水性极强，基质内含有大量的水分，承受载荷时水分和小分子物质受压挤出，软骨变形，随着压力梯度和变形的增加，软骨的渗透性也显著降低。生理状态下关节软骨可以通过内部的一个反馈调节装置来调节间隙液的流动。颞下颌关节软骨的渗透系数低于透明软骨，关节盘的渗透系数更小。软骨退行性变时，胶原网破坏，蛋白多糖大量丢失，软骨的渗透性增强。

对软骨试件施加一定的载荷并维持一段时间，在施加载荷的初期，压缩变形较大，随时间延长变形逐渐减小并达到平衡状态，称为关节软骨的黏弹性蠕变效应（图 2-4），主要由软骨组织的渗透性所控制。在平衡状态下，不再发生液体的流动，由固体基质承受负荷。髁突和关节盘、关节窝在固体基质、水含量以及对力学反应方面并不完全一致。载荷大小对关节软骨的蠕变也有一定影响，载荷越大，蠕变效应越明显。对关节软骨的动态压应力载荷研究发现，关节软骨在动态压缩载荷的作用下形变量小于持续的静态载荷。

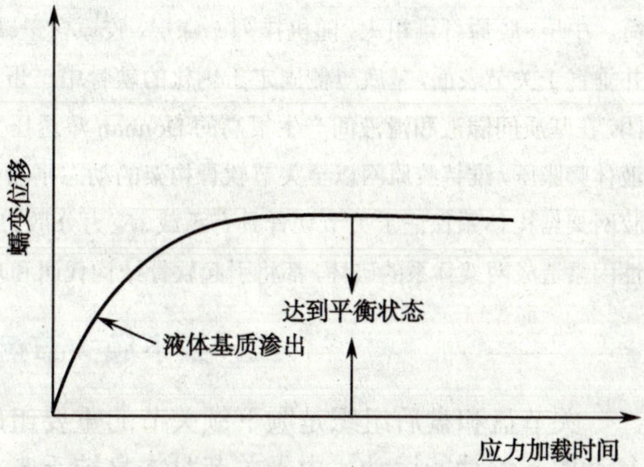

图 2-4　关节软骨的蠕变曲线

（二）关节软骨的拉伸力学特性

关节软骨的拉伸力学特性主要依赖于胶原基质的排列和取向。在拉伸应力应变曲线上表现出明显的坡脚区（toe region），代表了关节软骨在正常功能时的生理应变范围（图 2-5）。成熟关节软骨的拉伸刚度和拉伸强度自表层向深层逐渐降低，因此关节软骨的表层结构对关节软骨具有保护功能。颞下颌关节髁突软骨的拉伸力学特性表现出明显的各向异性特征，关节软骨在前后向上的抗张强度和能量吸收比内外向上要大。其前后向的 Young’s 模量是内外向的 1.5 到 2 倍。在发生退行性变的关节软骨中，抗张刚度和强度明显降低，软骨抵抗应力和应变的能力减小。

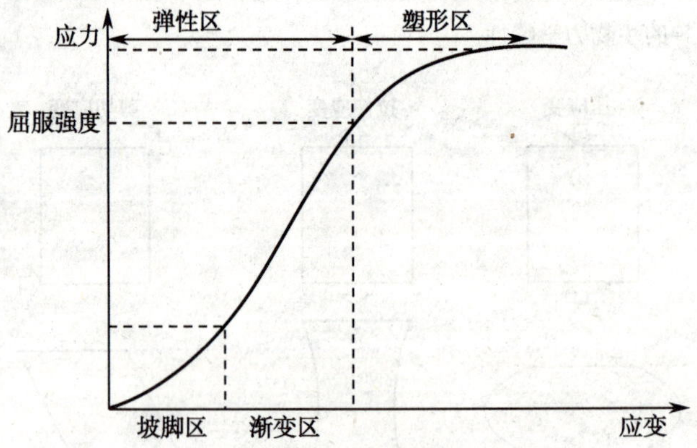

图 2-5 关节软骨的拉伸应力应变曲线

（三）关节软骨的剪切力学特性

关节软骨在功能运动中承受载荷时，其各层之间通过剪切运动来改变软骨的形状以适应关节面的形状。过度的剪切运动会导致关节软骨的疲劳，甚至引起关节软骨的损伤。研究发现，关节软骨内的剪切应力不仅受所加载荷的频率和方向的影响，还会受到剪切应变和压缩应变大小的影响。同拉伸力学特性相似，关节软骨的剪切力学特性也具有各向异性的性质。关节软骨在前后向上相较于内外向上，可以更好的对抗剪切应变，其内外向上的剪切模量只有前后向上的 30%。

（四）关节软骨内部应力缓冲体系

关节软骨对应力的反应直接取决于软骨基质的组成和结构。在关节软骨浅层，蛋白多糖含量低而胶原含量高（70%～80% 干重）。表层胶原纤维平行于表面排列，形成抗拉伸隔膜，能够缓冲通过关节表面的载荷。中层，胶原纤维粗大，随机排列。深层，胶原含量减少至 60% 而蛋白多糖含量增加，胶原束最为粗大并垂直于关节表面，基底一侧固定于钙化的软骨中。蛋白多糖分子包裹在胶原网隙内，带有高度的负电极团，在基质间隙液和滑液间产生很高的 Donnan 渗透压力梯度，使软骨基质具有极强的亲水性并因此产生液体膨胀压，维持胶原网以至关节软骨构架的动态平衡。软骨基质内部形成的这种胶原 - 蛋白多糖 - 水凝胶网架结构体系保证了关节软骨具有承载、应力分散、应力缓冲以及关节润滑的功能，任何外源性或内源性因素造成网架体系的破坏，都将引起软骨结构代谢和功能的改变，导致关节病变的发生。

二、颞下颌关节盘生物力学特征

关节盘和盘后组织是颞下颌关节的重要组成部分，借助颞盘关节和盘突关节共同完成复杂的下颌功能运动。由于关节盘本身缺乏未分化间充质细胞，适应功能需要而改变的能力很小，关节盘的形态和生物力学特性是维持颞下颌关节稳定的重要因素。对颞下颌关节关节盘的生物力学的研究主要集中在对关节盘组织的力学性质、盘承载的有限元分析和关节运动学的分析上。在众多的研究中，关节盘压缩模量的大小从几十 kPa 到几十 MPa 不等，猪、牛、狗和人体颞下颌关节关节盘的拉伸模量分别为 0.5～80MPa，20～25MPa，15～100MPa 和 0～100MPa。其差异可能与种属、年龄、载荷方向和应变率水平等多种因素有关。

（一）关节盘的组成结构与生物力学

关节盘由多种细胞和细胞外基质构成，细胞外基质由大分子物质和液体构成。关节盘的细胞外基质中大分子物质占关节盘湿重的 15%～35%，其中胶原占 85%～90%，蛋白多糖占 10%～15%。液体占湿重的 65%～80%。而胶原纤维占到关节盘干重的 68%～83%，而蛋白多糖占 0.6%～10%。

胶原纤维在关节盘中呈波浪状排列，维持着关节盘的形状。当张应力作用于关节盘初期，只是关节盘内这些胶原纤维的拉直。应力持续作用后，胶原纤维随之被拉伸。如果应力持续存在，胶原纤维走行发生重构，胶原纤维网络发生形变，组织液被挤出关节盘，在关节盘的生理应变范围内这种重构在应力去除之后是可以恢复的。这一特点，使得关节盘可以不断改变自身的形状，以适应关节面之间间隙的改变，并行使分散应力的职能。

胶原纤维在关节盘内有不同的走行方向。在关节盘的表面，胶原纤维呈近远中向、内外向相互垂直的网状排列。而关节盘内的胶原随部位不同而呈现不同的走行方向。在中间带胶原纤维呈前后向走行，而在前后带为内外向走行。中间带前后向走行的纤维在前后带内与其内外走行的纤维相互交织。在关节盘的内外侧，中间带的纤维紧密附着于髁突极。关节盘内这种胶原纤维的特定走行也是影响关节盘生物力学特性的重要因素，决定了关节盘不同部位的力学性质的差别。

大分子量的蛋白多糖多集中在关节盘的中间带的中分以及前后带中。这可能与关节盘这些部位在功能运动中承载较大的压应力有关系。小分子量的蛋白多糖则主要集中在关节盘中间带的内外侧。关节盘内的蛋白多糖镶嵌在胶原纤维网中，很难移动，有助于提高关节盘对抗压缩应力。同时蛋白多糖通过提高渗透压来干预胶原纤维的合成，而间接参与调节胶原纤维网的硬度。

总之，关节盘内胶原纤维和蛋白多糖的构成比例、胶原纤维的形态和组成方式以及其与组织液的相互作用是决定关节盘生物力学性质的重要因素。

（二）关节盘的生物力学性能

1. 弹性　弹性是物体本身的一种特性，发生弹性形变后可以恢复原来的状态的一种性质。与关节软骨相似，关节盘在功能运动中主要承受三种应力：压应力、拉伸应力和剪切应力，从而发生相应的三种应变。在压应力作用下，关节盘沿着应力加载方向变短；拉伸应力作用下关节盘沿应力方向伸长；而剪切应力会使关节盘的受力界面表层与相邻组织层发生平行位移。此外，在压应力和拉伸应力作用下，关节盘除了上述的初始应变之外，关节盘在垂直于应力方向上也会发生继发应变。在利用三维有限元方法分析单侧咀嚼的关节受力时发现，较大的压应力出现在工作侧关节盘的后带和外侧部分，较大的剪切应力出现在非工作侧关节盘后带的外侧部分。

关节盘拉伸模量与胶原纤维及其走行相关。如前所述，中间带在前后向的拉伸模量和拉伸强度比内外向大。相反，在前后带，其在内外向有更高的拉伸模量和拉伸强度。人关节盘中间带的中间部分在 0～2% 的拉伸形变量下其拉伸模量是 44.0MPa，当形变量为 2%～4% 时其拉伸模量为 95.7MPa。关节盘横向拉伸的生理性应变在 5% 以内，代表了关节盘在功能状态时应力应变变化的生理范围。

蛋白多糖的含量决定了关节盘的压缩模量，因此，其前后带和中间带的中分的压缩模量略大于中间带的内外侧区域。目前的研究认为，关节盘的压缩模量比拉伸模量小，中间带中分的压缩模量约为 0.2～0.5MPa。

关节盘的结构特征和受力特点决定了关节盘在功能运动中会承受较大的剪切应力，剪切应力会导致软骨的疲劳、损伤。研究发现，中间带中份的剪切模量为 1.0MPa，而其内外侧份的剪切模量分别为 1.7MPa 和 1.8MPa。

2. 黏弹性　关节盘是一种黏弹性生物材料，具有明显的应力松弛现象。关节盘在恒定应变下，其产生的应力在初始的 5～30 秒内迅速降低，之后一直维持在一个较低水平，但不会消失。根据初始应力大小的不同，关节盘压缩应变下应力松弛的时间在 3～45 秒之间，应力松弛范围在 5% 到 50% 之间；而在拉伸应变下应力松弛范围在 70% 到 80%，要高于压缩应变。可见，相对功能运动的重复周期而言，关节盘的应力松弛时间相对较长，这就使得它在咀嚼等循环载荷下会变得越来越坚硬。当功能运动时，较大的应力作用于关节盘，应力松弛使得关节盘消耗掉了大量的应力，这样可以有效地防止过多的能量聚集而损伤关节盘和其他关节组织，关节盘发挥了吸收应力、分散应力的作用。关节盘过度、持续承力会导致盘变薄，是关节退行性变的最早表现。因为关节适合性（协调性）降低会增大关节承载面上的应力峰值，关节盘变薄将导致关节组织内正常峰应力值增高，这种应力增高更容易导致组织疲劳和其他损害。由于关节内的应力值从青少年到成人呈递增趋势，关节盘的厚度也相应发生增龄性改变，盘厚度减小到一定程度则缓冲应力的能力下降，甚至不再具有缓冲应力的功能。

关节盘也具有明显的蠕变现象，在应力作用于关节盘初期的几秒钟内，应变迅速增加，之后增加速度逐渐变缓，在大约 3～10 分钟之后（蠕变时间）应变达到稳定状态。蠕变时间在压缩应变要长于拉伸应变，但是与关节盘的部位和应力大小没有关系。蠕变现象表明应力能够在关节盘内被分散，通过改变关节盘的形状来减小应力的强度，防止损伤的发生。

三、关节盘后组织生物力学特征

盘后区组织是具有高度顺应性的纤维结缔组织，包括弹性纤维网状系统、细小疏松的胶原纤维、散在的弹力纤维、小动脉和大量静脉窦网、淋巴、脂肪以及丰富神经末梢等。盘后区组织是滑液产生的主要来源。

盘后组织的体积和形状随髁位变化而改变，其功能与盘后区内液体的重新分布有关，可看作为是使血液、组织液和滑液重新分布的一个装置。开口时，髁突脱离关节窝，盘后区的弹力纤维网状结构和结缔组织小梁被扩张，静脉腔扩大，允许血液流进；闭口时，髁突退回关节窝，增加了对盘后组织的压力，使静脉窦和结缔组织小梁塌陷，血液被挤出静脉窦。盘后组织长期受到功能性压缩载荷会产生组织的改建，表现为盘后组织的纤维性适应性代偿，使盘后组织在过度的功能条件下能够承受一定量的载荷。

盘后组织含有大量的液体，具有明显的黏弹性效应，应力松弛程度较关节盘大，盘后组织的渗透性在关节软组织中相对较高。盘后组织的强度安全储备较低，而组织的被动变形很大，所以盘后组织牵引关节盘后移的能力有限。盘后组织的这种低抗拉强度和较高的被动变形特性，可能与关节盘前移位和盘后区多发穿孔现象有一定联系。由于盘前移可使盘后组织承受持续的拉伸载荷，导致盘后组织的适应性改建或异常改建，而后者可使组织内产生异常载荷，久之易造成盘后组织变薄、破坏或穿孔。因此，恢复并维持盘突复合体的正常位置是预防关节内微小创伤发生、避免盘后组织受损的有效途径。

四、颞下颌关节囊、关节韧带及其生物力学特征

关节囊和颞下颌韧带是构成关节外侧壁的主要结构，构成该组织的胶原纤维在大小和排列方向上存在差异，就整体而言，并无典型的带状韧带或腱鞘样结构，但在局部或某一层次可有致密的胶原纤维束存在，反映了关节外侧壁在功能上的多样性。内层胶原束的主要功能在于控制关节盘的位置，防止运动中发生盘的移位；中间纤维中，纵向纤维束有悬吊稳定关节作用，水平纤维可限制髁突过度向后、向外移位；外层纤维和局部肌筋膜束一起，通过神经反射起保护神经血管的作用，间接稳定关节。关节囊连续经过一个梯度组织移行区域，共同形成关节滑膜衬里组织系统。

关节韧带和关节囊组成统一的整体，对维持关节的稳定、防止关节受损起重要作用。关节韧带的胶原纤维束粗大，排列较致密规则，抗牵张能力强，在功能运动中主要承受较大的拉伸载荷。关节囊的纤维较为细小，方向各异，组织变形大，主要功能以适应多向的拉伸载荷为主，有利于力的分散及关节滑液的产生和运输。在该复合体中，颞下颌韧带通过一定张力稳定下颌，承受主要的拉伸载荷。而关节囊在一定程度上能辅助颞下颌韧带的功能，二者均有一定的减弱负荷的作用。在快速载荷下，复合体破坏的形式主要是韧带和囊纤维中分撕裂。在低载荷速度下，破坏为骨附着端撕脱。长期的副功能活动，如偏侧咀嚼和磨牙症，可使韧带长期承受超负荷状态，导致韧带骨附着端的慢性损伤，引起附着区的疼痛。而急性的颞下颌关节创伤可引起韧带本身的撕裂，出现张口受限、疼痛、下颌偏患侧等情况。

除颞下颌韧带外，其他韧带也参与稳定关节、限制关节过度活动等功能。盘侧韧带与囊韧带附着区损伤，可使关节盘伴随着髁突运动，并在翼外肌上头牵引下向前或前内侧移动。蝶下颌韧带除协助限制下颌过度向前向外移位，主要功能在于稳定下颌小舌，保护下牙槽神经和血管不受损伤。茎突下颌韧带起限制下颌过度前伸的作用并能协助悬吊下颌。如果茎突过度发育，则会影响大张口和侧方运动，引起严重的疼痛。

五、颞下颌关节的润滑

（一）颞下颌关节的润滑机制

颞下颌关节是滑膜关节，也是受力关节。在颞下颌关节长期的功能运动和载荷下，良好的润滑有助于减小关节运动时的摩擦力、降低关节磨损，是颞下颌关节正常实施功能、维持关节健康的重要环节。滑膜关节的润滑有两种机制。第一种叫做界面润滑（boundary lubrication），关节运动时，滑液由关节腔的一个区域挤向另外一个区域，位于界面和隐窝内的滑液被挤向关节面上，由一单层润滑剂如透明质酸分子提供润滑机制。第二种叫做液膜润滑（fluid film lubrication）或者挤压润滑（weeping lubrication），指借助于关节运动产生的关节面之间的较厚液膜及液膜内的压力所维持的润滑机制。研究发现，当关节软骨的表面粗糙程度在 1μm 时，其表面需要覆盖 0.5～2μm 的高弹性的关节滑液才能够使相对关节的关节软骨脱离接触。液静润滑和液动润滑是液膜润滑机制的两种形式。在静态受压情况下，软骨表面释放小部分的滑液，起润滑剂作用，阻止关节组织粘连，也称液静润滑机制[图 2-6（1）]。挤压润滑有助于关节受压而非运动时消除所产生的摩擦，由于挤压润滑的结果，只有小部分摩擦被消除；所以，关节面长期受压将会枯竭这种储备，

最终造成关节组织的破坏。如果承载关节面之间相互运动，关节面之间将产生大量液体的反流集聚现象，构成较厚的界面液膜，这层液膜内的压力可支持承载面上的载荷，防止因表面不光滑而发生粘连和摩擦现象，由于这种润滑由关节运动所产生，故也称液动润滑[图 2-6(2)]。

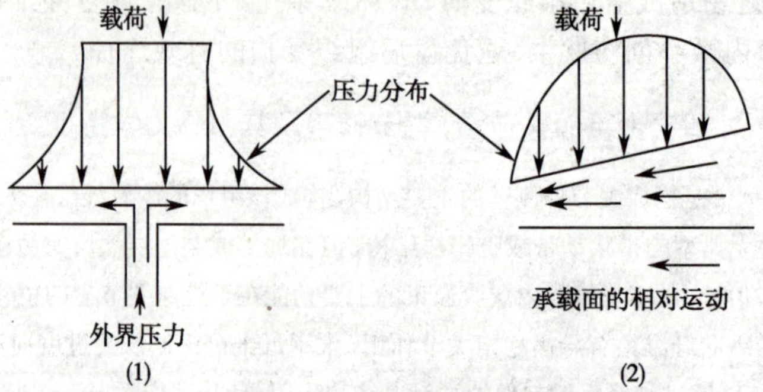

图 2-6 关节软骨的润滑

(1)液静润滑机制 (2)液动润滑机制

(二) 滑液中参与润滑主要成分

滑膜关节润滑有两种主要组成成分：表面活化磷脂群(surface-active phospholipids，SAPLs)和透明质酸(hyaluronic acid，HA)(图 2-7)。表面活化磷脂群是提供有效的界面润滑的主要化学物质。表面活化磷脂群的极性组分与关节表面相结合，其非极性基团指向外侧形成高亲水性界面，各磷脂群之间以高强度的氢键相连。即使在很高的载荷下表面活化磷脂群也表现出很低的摩擦系数。

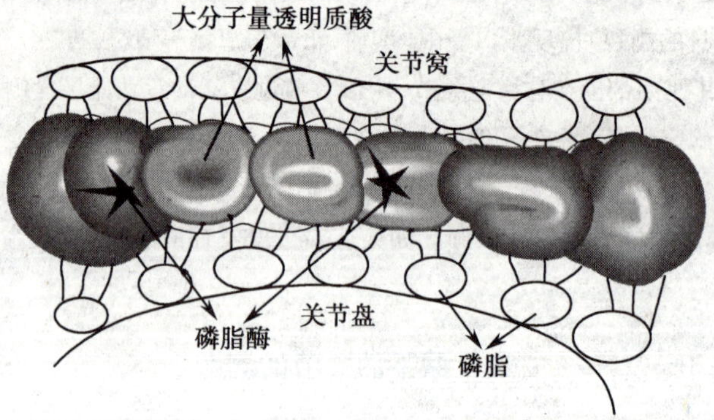

图 2-7 表面活化磷脂群和透明质酸是参与滑膜关节润滑的两种主要组成成分

透明质酸也在关节润滑机制中扮演重要的角色。透明质酸在生理温度下聚集成可逆而有序的支链网状结构聚合体。聚合体会随透明质酸的分子量和含量的改变而发生变化，并影响其黏稠度。高分子量的透明质酸黏多糖有助于维持关节滑液的黏稠度，可以在关节表面形成一层"全液膜"(full fluid film)将相对的关节表面分隔开，从而防止摩擦力的产生。然而，低分子量的透明质酸会降低关节滑液的黏稠度，增大关节运动的摩擦力。透明质酸除直接参与润滑作用之外，还可以和磷脂膜相结合，阻止磷脂被磷脂酶 A_2 溶解，通过保护关节的润滑体系而间接减小关节运动的摩擦力。

(三) 颞下颌关节的其他润滑机制

滑膜关节的润滑不仅与滑液有关，而且与关节软骨的结构和力学性能以及关节的运动状态有关。研究发现，人颞下颌关节软骨表面不是平滑的，健康关节软骨表面的粗糙度为 30 ± 5μm，发生改建后的关节软骨粗糙度为 140±9μm。在有关节滑液存在的情况下，微观粗糙、多孔的颞下颌关节的关节软骨表面形态有利于滑液的聚集，即使在没有挤压润滑的情况下，相对的关节面只有 1% 的面积会发生直接接触，使得液桥（liquid bridging）形成减少，从而减小摩擦力。因此，微观粗糙的关节软骨表面形态是关节润滑机制的重要组成部分，是有利于减小关节运动摩擦力的。在这里值得一提的是，虽然关节软骨的退行性改建会导致关节软骨表面粗糙度增加，但是在发生退行性改建的同时，会伴随发生关节表面结构的破坏、关节滑液黏稠度的降低以及大量炎性分子的出现等。其表面粗糙度的增加对润滑产生的积极作用被其他的病理性因素对润滑机制的破坏作用抵消了。因此，发生退行性改建的关节软骨表面摩擦力会增加。

关节软骨具有渗透性的结构。当关节软骨发生功能载荷时，液体从载荷面前下方的软骨中渗出，形成液膜以润滑关节软骨面。一旦功能载荷去除之后，液体会回流入软骨，为下一次功能运动做准备。这样，不仅有利于关节的润滑，同时还通过软骨基质的液体循环，将滑液中的营养成分带入软骨细胞，有助于软骨细胞的营养。

（四）润滑的破坏机制

导致关节润滑破坏的主要机制是关节的超负荷。如前文所述，滑膜关节的润滑现在普遍认为是一个复合润滑模型，包括界面润滑和液膜润滑。液膜润滑是其主要机制，可以为关节在生理范围内的动态和静态负荷以及短时间的超负荷提供足够的润滑。但是，当关节的超负荷持续存在的情况下，液膜润滑机制就会失效，关节表面发生直接接触，则只能依靠界面润滑机制发挥作用。

有研究证实，人在牙关紧闭的时候关节内压力可以达到 8～200mmHg。因此，在关节超负荷的时候其内压力有可能超过毛细血管的渗透压，导致血流减缓、关节内暂时性缺氧。在超负荷去除之后，血液重新灌注引起缺血－再灌注损伤，释放大量氧自由基。关节内的氧自由基会阻止透明质酸的合成，并使其降解。透明质酸的减少在降低关节滑液黏稠度的同时，失去了对表面活化磷脂群的保护作用，最终引起关节润滑机制的破坏。

关节润滑机制的破坏，使关节运动摩擦力增大。然而摩擦力的增大被认为是关节盘异位的主要促进因素。在颞下颌关节的运动中，关节盘的存在是控制摩擦力的重要因素。关节盘发生移位，会显著增加关节运动的摩擦力，进而使颞下颌关节损伤向骨关节炎（OA）发展。

（谭理军）

第三节　颞下颌关节的改建

颞下颌关节的正常功能和结构的维持有赖于关节微环境的稳定。但是，颅颌面的骨骼和关节一直处在复杂力学环境之中，这一力学环境不断地改变着这些组织结构的形状和相互位置关系。颞下颌关节的软、硬组织在长期的功能运动以及副功能活动中，受髁突不断产生的向上、向外压力的影响，发生相应区域形态改变的现象称关节组织的改建（remodeling）。一般认为改建是关节软硬组织对关节内载荷变化的正常适应，但是所产生的这种形态的改变可以引起更高程度的髁窝之间的不协调性，结果关节盘将承受更大的应力集中而影响到关节正常生物力学功能的发挥。

颞下颌关节的发育在 20 岁左右完成（男性更早于女性），由于要承受不同的功能负荷，其软硬组织随着个体年龄的增加将经历连续的变化，即它们不断地被改建。颞下颌关节在发生各种增龄性变化和改建的同时，关节变得更加容易受到疾病的侵袭。从而使得研究者很难明确的区分开增龄性变化、改建和病理性变化、改建。按照改建中软硬组织变化的特点，颞下颌关节的改建可分为进行性改建（progressive remodeling）、退行性改建（regressive remodeling）和外周性改建（peripheral remodeling）三类。进行性改建是关节软骨的增殖、钙化以及新骨形成，以组织增生为特征，多发生在髁突前斜面、关节结节内侧中份，关节窝很少发生，而关节盘不存在。一定程度的载荷刺激有利于组织的进行性改建，但过大的载荷会使改建停止，大量透明软骨样组织增生，最终产生组织的吸收。退行性改建是指软骨下骨被破骨细胞吸收形成腔隙，以组织体积和细胞数减少以及组织变性吸收为特征。退行性改建多发生在髁突后斜面和关节结节的侧面。外周性改建主要发生在髁突的前边缘区，是进行性改建和骨膜沉积两者的结合。关节的改建过程是关节对不断变化的功能需要的适应过程，当超出改建的生理极限之后，病理性的关节退行性变化就会首先从关节软骨开始。

临床发现，成年人颞下颌关节的改建活动或关节的退行性病变导致关节盘的外侧份变薄，盘后组织出现纤维化的现象。后牙缺失过久、重度磨耗及夜磨牙患者，其髁突的形状多有改变并伴有软骨的退行性变。不同的咬合关系、后牙缺失、磨耗及年龄等都会影响下颌的功能负荷状况，进而影响关节的受力。Magnusson 等对 259 个人类颅骨标本的研究发现，男性颞下颌关节的退行性改建要较女性明显，只有 19% 的男性标本没有发现或者只有轻微的关节改建，而女性的这一数值为 29%。

一、关节硬组织的改建

骨的改建是一个由破骨细胞吸收骨组织，继之以同心板层状骨沉积，以继发骨单位替换原始骨的过程。改建的结果可使骨的内部结构或外部形态发生变化。轻微的周期性力的作用能引起关节组织表面的进行性改建以更好地适应功能的变化，但负重过大或承载过久，则改建停止，代之以骨的退行性变，导致关节结构和功能的破坏。

颞下颌关节进行性改建常发生在关节结节内侧份和髁突前份；退行性改建发生在关节结节外侧份和髁突后份。肌牵引、下颌移位或系列拔牙都能引起骨的改建，它可以发生在任何年龄段中。并且从形态和表面变化来看，髁突的改建比关节窝的改建要明显的多。下颌髁突的改建指数在 18～25 岁时急剧上升，以后相对稳定。髁突表面逐渐出现侵蚀性的缺损，并随着年龄增大，侵蚀性缺损不断增多，到 70 岁之后髁突表面形成广泛而严重的侵蚀性缺损，这一变化没有发现有性别差异。改建的结果常使髁突变平，其总的趋势是髁突逐渐变小，尤其是 50 岁之后，髁突骨小梁的排列垂直于改建活跃的区域。髁突形态的改变取决于改建分布的区域和范围（图 2-8）。

关节硬组织改建中，关节软骨下骨的改建是发生较早的一种改建形式。颞下颌关节的软骨下骨包括不很明显的皮质终板（cortical endplate）以及紧靠其下方的骨小梁、血管和小梁间的腔隙。软骨下骨的基本功能是吸收应力、维持关节的形状以及缓冲应力。有研究认为，软骨下骨的代谢增强、骨重塑加快会导致软骨下骨的厚度和密度增加，并可能引起关节软骨的蜕变。因此认为，软骨下骨的改建先于软骨，多发生于关节改建的早期。其常见改建形式有以下几种：

1. 关节软骨下骨的微损伤是负重关节最容易出现的病理变化之一，最常表现为骨小梁的微裂。微裂的形成导致骨小梁断裂崩解，使得相邻的骨髓腔彼此融合，甚至形成假囊肿。颞下颌关节软骨下骨的微损伤启动了成骨细胞和破骨细胞的功能活动，导致软骨下骨的改建。

2. 软骨下骨在长期功能运动下会发生增生，导致骨 - 钙化软骨界面的重建，同时可有

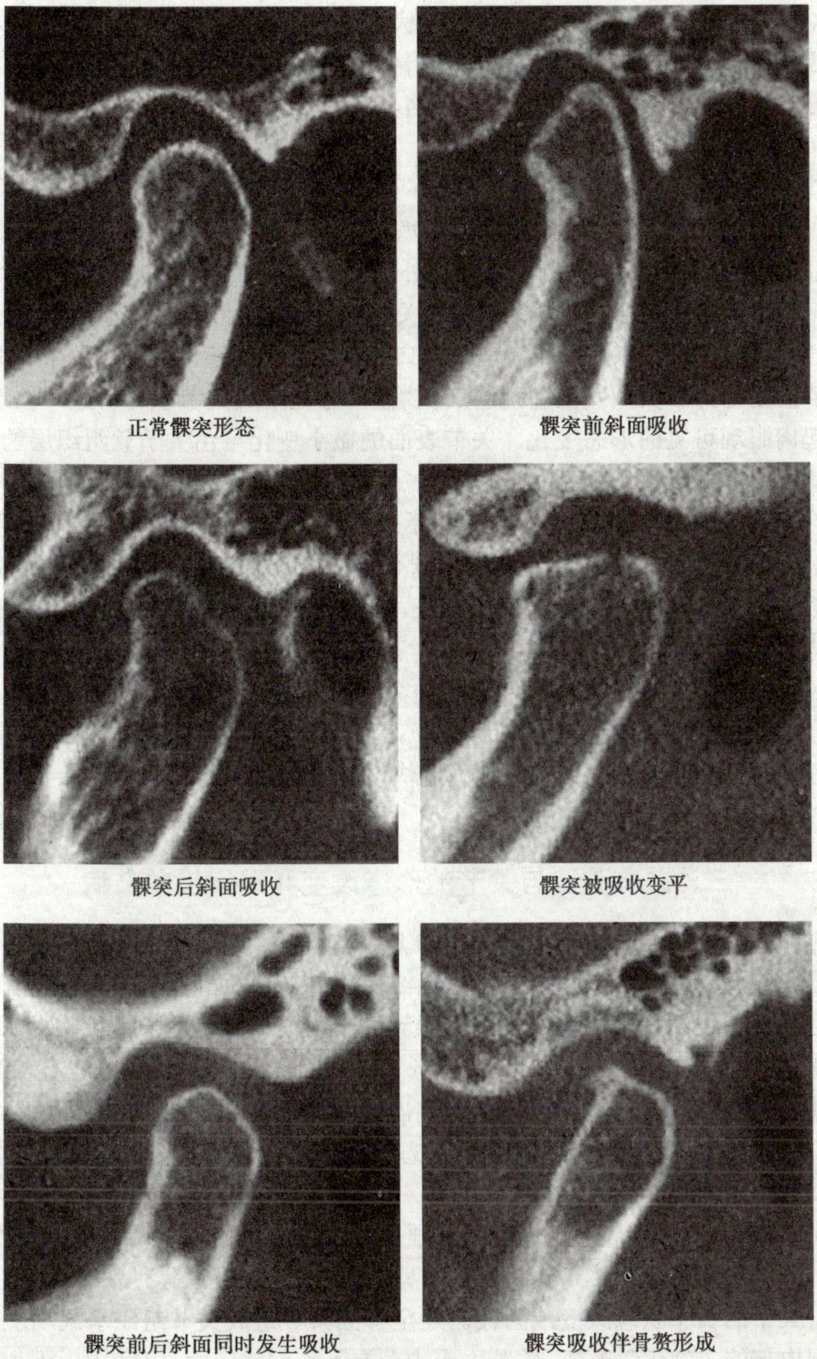

图 2-8　髁突改建分布区域 X 线影像

血管组织侵入软骨层，严重的时候关节部位可见光滑的骨密质裸露，质地坚硬反光，形成所谓的骨质象牙化。这一改建过程使得软骨下骨的骨松质硬化，失去了吸收震荡的能力，将直接导致颞下颌关节软骨所受应力的增加，引起关节软骨的破坏。

3．软骨基部的钙化也是颞下颌关节软骨下骨改建的重要形式之一。在生长发育阶段，骨软骨的结合部位具有骨骺样的功能，可以通过软骨内成骨的过程使骨量增加。进入成人后，钙化软骨与非钙化软骨之间是一条波浪状潮线。随着年龄增加，潮线多转变为几条平行且不连续的线段。有学者认为这是软骨基部钙化现象向关节软骨推进的结果，这可能导致关节软骨的厚度变薄，从而发生衰退性萎缩。

二、关节软组织的改建

颞下颌关节的软组织包括结缔组织层、增殖层和纤维软骨层，被覆在骨组织表面。增殖层（细胞增生层）细胞增生，向外可以补充外面的纤维结缔组织，以适应其受力的需要，向内可以补充骨组织。软组织层在髁突前份和关节结节后斜面及下方较厚，最厚处可达0.5～1.0mm，出生后最为明显，以后随年龄增长和口腔功能加强而逐渐变薄。关节软组织的改建是由于关节的生物力学负重刺激增殖层细胞增殖、分化形成关节软骨所致。软组织厚度的改变可引起肉眼观可见的形态变化。关节表面的微小变化可由关节软组织层的改变形成，也可能是其下方骨组织退行性变的结果。

髁突的表层软组织，是髁突生长变化最活跃的部位，随颞下颌关节受力的情况而变化，或增生、或磨损、或畸形，终生不止，这就是颞下颌关节终身改建之源，也是颞下颌关节的生物学特性所在。关节盘组织中无增殖层存在，其改建被动适应于关节窝与髁突的形态，并与关节的功能状态有关。

由于颞下颌关节能够终生适应于功能的需要而发生软硬组织的改建，因此，这是临床上有关咬合治疗、正畸、功能重建的依据之一，但这种改建必须是渐进性的、能够适应功能需要的。任何急性的改变过程如正畸加力过快，高度修复不当、干扰等均会导致改建异常，出现关节形态的改变甚至退行性变。

三、关节改建与关节的形态改变和退行性关节病

关节的形态改变（deviation in form，DIF）是关节进行性改建和退行性改建的结果，如关节软组织层增殖，髁突变平或变大，关节盘周缘变薄，关节表面凹凸不平等。关节的形态改变持续进行和关节组织增殖能力的下降可导致关节表面破坏，深层骨组织吸收或增生，这一过程称为关节的退行性关节病（degenerative joint disease，DJD）。关节的形态改变主要表现在关节外侧，髁突的变化多于关节窝，关节盘外侧缘变薄，这是由于组织功能运动的改变和负重力变化而被动适应的结果。关节的形态改变和退行性关节病的发生与关节的生物力学反应性和增殖层细胞的反应性有关，增殖层细胞的活力是关节结构的保护性因素。后牙缺失、牙列重度磨损、型异常等能引起颞下颌关节负重改变的因素均可使髁突发生关节的形态改变，进而引起功能障碍。多个研究表明，髁突改建以及退行性关节病与牙磨耗之间关系密切。关节的负重状态改变或因代谢及全身因素等造成关节组织承载功能下降，会造成关节组织内部的生物化学改变，关节内应力分布不均匀或应力过分集中，不加治疗，可向退行性关节病发展。一份瑞典的解剖资料表明，年轻人中关节的形态改变较为常见；20～39岁人群有关节病的仅占4%；到了39岁之后则有30%的人发生关节病；到了40岁之后，未经治疗的关节的形态改变则会发展为骨关节病。

四、关节软骨的磨损和退行性变

虽然化学、酶和代谢因素能降低关节软骨的强度，但要磨损到骨组织外露的程度必须

有机械力的参与。磨损就是通过机械作用将材料从固体表面磨掉的过程，可分为由两个承载面互相作用引起的界面磨损和由接触体变形引起的疲劳磨损。

在大多数生理活动中，关节上的负荷多呈周期性变化，产生周期应力。在软骨承载时，载荷由胶原 - 蛋白多糖 - 水凝胶网架产生的内部膨胀压所平衡。反复受到应力可造成该支架各组成部分的结构和连接界面破坏，发生软骨的疲劳性磨损，使软骨基质不断受到应力作用而产生损伤积累。局部的应力集中或酶与细胞代谢的改变也可削弱软骨支架的生物力学功能。常见的软骨结构损坏有软骨面开裂和承载关节面破坏性变薄等。另外，由润滑条件不佳所致的界面磨损，可加快关节的进行性损伤。就纤维软骨而言，异常应力或反复过久的应力刺激可导致关节软骨的结构遭到破坏，尤其是软骨表层结构的破坏可造成基质内部一系列的生化免疫反应，出现大量液体的流动和蛋白多糖分子的丢失，关节润滑能力下降，加速了界面的磨损率和软骨基质的疲劳程度。

动物模型及临床经验揭示出关节软骨的退行性变和异常生物力有较大关系。异常生物力首先导致蛋白多糖 - 胶原 - 水凝胶网架构象变形，如表面波纹结构变浅，胶原间隙变窄，间隙液流动障碍等。软骨细胞无法有效地获取营养并清除代谢物质。同时，过大的力可能使受累的软骨细胞变性、坏死，分泌和释放大量软骨细胞蛋白溶解酶（金属基质蛋白酶和组织溶素 B）和自由基团，胶原蛋白大分子断裂，蛋白多糖崩解，破坏胶原与蛋白多糖网架。若反应扩散到滑膜层则易致滑膜 A 细胞释放炎性介质与大量细胞因子，在滑膜、滑液及软骨三个界面上产生并发生一系列的免疫反应。虽然会出现软骨基质的无序修复与继发破坏并存的状况，但软骨的应力缓冲功能下降，关节软骨首先出现病变，比如出现软骨内基质囊样病变，软骨开裂，软骨表面磨损、变薄等，继而软骨下骨质与邻近结构受累，表面软骨碎裂。新生骨向阻力最小的方向生长，在关节边缘处形成骨赘。关节滑膜和关节囊受脱落软骨碎片的刺激而充血，增生，继发滑膜炎症，甚至出现关节囊挛缩和纤维化。由于内在因素（年龄、性别、遗传倾向）和外在因素（关节形态异常、创伤、过载等）的共同作用，生物力学功能的下降将直接导致退行性关节病的进展。因此，所有减轻颞下颌关节载荷的治疗（比如咬合板治疗、正畸、重建等）在减少退行性变的进程中起重要作用。

五、关节盘后组织的改建

不仅关节疼痛、关节盘移位等颞下颌关节病理性改变可以导致关节盘后附着（双板区）发生改建，随着年龄的增加，双板区还会发生各种增龄性改建。对 36 个年轻人和 29 个老年人颞下颌关节标本的双板区进行了研究。在双板区结缔组织组成类型上，疏松结缔组织含量不随年龄变化而变化；与关节盘的结缔组织组成变化相似，致密结缔组织在老年组中的含量高于青年组；而青年组的中间结缔组织（intermediate connective tissue）的含量又明显高于老年组。在细胞组成方面，青年组的双板区成纤维细胞含量明显高于老年组；只有一例来自老年组的标本中发现了软骨细胞。双板区中 1/3 内血管淋巴管的分布，随着年龄的增加明显降低。老年组和青年组的双板区弹性纤维的含量没有明显区别。在 Dawson 的研究中发现，当关节盘前移位形成开口障碍之后，盘后组织可转化为纤维结缔组织从而形成假关节。

六、正畸功能矫形治疗中关节的改建

尽管目前对功能矫形治疗的效果还存在不同的认识和看法，功能矫形治疗仍然是目前生长发育期儿

童正畸治疗的一个重要组成部分，其治疗对象主要包括对还具有生长潜力的Ⅱ类和Ⅲ类骨性错𬌗畸形的患者，通过矫形治疗可以促进或抑制其颌面骨的发育，从而矫正骨性畸形。由于颞下颌关节的特殊性，Ⅲ类骨性错𬌗畸形的功能矫形治疗效果不确切，对功能矫形治疗的研究主要集中在对Ⅱ类骨性的治疗方面。

骨性Ⅱ类错𬌗畸形多数表现为骨性下颌后缩，多年来，正畸工作者发明了很多可以前导下颌的装置来刺激下颌骨的生长，比如功能调节器、Herbst 矫治器和双板矫治器等。尽管目前对这类矫形治疗的效果众说纷纭，但是功能矫形治疗会影响颞下颌关节的改建却是一个不争的事实。要阐述功能矫治器对生长发育期颞下颌关节生长改建的影响，就必须先了解一下青少年正常的颞下颌关节的生长发育情况。在 6 岁到 16 岁之间，髁突平均每年生长 2.1～3.1mm。在这一时期中，在儿童阶段髁突生长速率逐渐降低，进入少年后又逐渐增加，到大约 14.3 岁时髁突生长速率达到高峰，约 3.1mm 每年，之后髁突生长速率迅速降低。少年儿童髁突的正常生长方向是向后、向上生长，关节窝是向后、向下移位。男孩在少年时期较儿童时期有更大的髁突向上生长，男女在少年时期较儿童时期有更大的关节窝的向后向下移位。

目前，Herbst 矫治器被认为是最有效促进下颌生长的功能矫治器。在使用 Herbst 矫治器治疗期间，髁突向后的生长量是对照组的两倍，同时，关节窝发生了前下方向的移位。在治疗结束之后，治疗组颞下颌关节的改建方向相较治疗期间出现逆转：关节窝发生了向后的移位，髁突生长量减小，并且主要表现为向上的生长。随着治疗结束时间的延长，治疗组的髁突和关节窝的均逐渐恢复了生理性的生长改建。可见，功能矫治器可以使颞下颌关节发生一过性的、有利于改善Ⅱ类骨性的、向前的生长改建。目前认为，髁突的改建是来源于关节软骨中的肥大软骨细胞的软骨内成骨过程。同时，两侧髁突在功能矫治器的作用下可以根据需要发生相应的、不同大小和方向的生长改建，从而改善患者的双侧的𬌗关系和中线。对于具有生长潜力的患者，功能矫治器引起的髁突的改变会在矫治结束后恢复最初的形态和大小。但是对于已经没有生长潜力的成年患者，在功能矫治结束之后髁突的形态将无法回复治疗前的状态。

（谭理军）

思　考　题

1. 颞下颌关节功能运动中关节盘的运动特点？
2. 简要描述关节盘的生物力学特征。
3. 简要描述盘后组织的生物力学特征。
4. 简要描述颞下颌关节硬组织的改建。

第三章 咀嚼肌

学习要点

1. 熟悉咀嚼肌的肌纤维类型及其功能特点。
2. 了解咀嚼肌的肌构筑及生物力学特征。
3. 熟悉咀嚼肌运动单位的结构特征。
4. 掌握咀嚼肌收缩特性与下颌功能运动的关系。
5. 了解咬合与咀嚼肌的相互作用。
6. 熟悉肌电图的临床应用。
7. 了解肌电图检测的内容。

咀嚼肌是一组位于颌面颈部与咀嚼运动密切相关的肌的总称。狭义的咀嚼肌仅指咬肌、颞肌、翼内肌和翼外肌。广义的咀嚼肌还包括舌骨上肌群。咀嚼肌作为下颌运动的动力，在神经系统的调控下，其作用力施于下颌从而实现下颌的功能运动。咀嚼肌的功能以其结构特征为背景，即功能活动取决于咀嚼肌本身的生物学特征。同时，这一功能活动还有赖于各肌之间以及各肌群之间的相互协同、拮抗以及精细配合。咀嚼肌的功能状态也是颅颌𬌗生长发育的重要因素。

咀嚼肌同所有骨骼肌一样可由于功能的需要和外力的干预发生适应性变化。咬合是维持口颌系统肌功能正常的重要因素。人的一生中，咬合不断变化，咀嚼肌的功能也在不断调整以适应咬合的改变，维持其平衡，当肌功能不能适应咬合的改变，或者说咬合的改变已超出机体所能适应的限度，就会出现异常和病变。咬合异常开始时仅影响直接相关肌的功能，久之亦可引起其他肌群的不适，临床上可见咬合异常引起颈、肩部疼痛。因此，良好的咬合关系可使头、面、颈部诸肌的功能保持正常，达到咬合与肌功能的生理平衡。

本章首先从微观角度描述咀嚼肌肌纤维的结构特点及收缩性能，进而以宏观视野阐述咀嚼肌的结构与生物力学特征，在此基础上介绍咀嚼肌的生理特征及功能活动特点，随后阐述咀嚼肌功能活动与𬌗、颌及颅面形态的相互关系，最后介绍咀嚼肌的肌电特征以及应用肌电图检测和评价咀嚼肌在咀嚼运动中的功能状态。

第一节 咀嚼肌的结构与生物力学特征

咀嚼肌属于骨骼肌，具备骨骼肌共同的结构特征，即由平行排列的多核细长纤维（肌细胞）构成。每根肌纤维表面被覆一薄层疏松结缔组织膜，称肌内膜。许多肌纤维聚集排列成束，即形成肌束，包绕肌束表面的致密结缔组织膜，称肌束膜。许多肌束聚集在一起，便构成一块肌。包裹肌表面的结缔组织膜称肌外膜，其提供肌纤维附着并形成肌外形。

肌纤维是骨骼肌的主要结构单位，其高度分化。肌纤维呈细长圆柱体，在限定的肌内大小恒定，但在不同的肌间差别悬殊。在不同肌中，肌纤维直径在 10～100μm 之间，长度约为数毫米到数厘米甚至数十厘米不等。肌纤维主要由肌原纤维（myofibril）组成。肌原纤维呈细丝状，直径 1～2μm，其长轴与肌纤维长轴相平行，且长度纵贯肌纤维全长。肌原纤维又由许多排列规则的更细的肌丝，即粗肌丝（thick filament）和细肌丝（thin filament）构成。粗肌丝又称肌球蛋白丝，长约 1.5μm，直径约 15nm，由肌球蛋白（myosin）构成。肌球蛋白分子含有 6 条多肽链，即 2 条重链（myosin heavy chain，MyHC）和 4 条轻链（myosin light chain，MyLC）。两条肌球蛋白重链从 C 末端开始呈 α 螺旋状相互缠绕形成双链螺旋结构，构成分子的杆，重链剩余部分折叠形成两个分离的球形头。细肌丝又称肌动蛋白丝，长约 1μm，直径约 9nm，主要由肌动蛋白（action）构成，原肌球蛋白（tropomyosin）及肌原蛋白（troponin）参与构成。后两者是调节蛋白，在肌动蛋白和肌球蛋白的相互作用中起调节作用。因肌球蛋白和肌动蛋白与肌丝滑行直接相关，故被称为收缩蛋白。粗、细肌丝穿插重叠排列形成肌节，其是肌纤维收缩与舒张的最基本的结构和功能单位（图 3-1）。

肌纤维的结构特征赋予其具有收缩功能，而收缩特性取决于收缩蛋白的性能和规律的组合，同时也限定了整肌的收缩速度和收缩力。此外，整肌中肌纤维的排列方式、神经支配

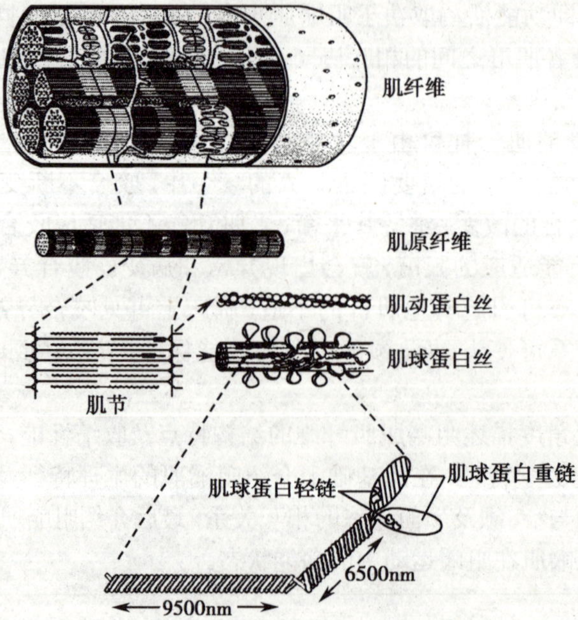

图 3-1 骨骼肌纤维结构示意图

亦是决定整肌收缩幅度和产生张力的要素，它们与单根肌纤维的收缩性能共同决定了肌的运动能力。本节从咀嚼肌的肌纤维类型和整肌中肌纤维的排列及配布逐级描述咀嚼肌的结构与力学特征。

一、咀嚼肌的肌纤维类型

（一）骨骼肌的肌纤维类型及其功能

根据不同的分类方法，可将骨骼肌肌纤维划分为不同的类型，由此反映它们不同的生理功能。

1. 根据肌纤维能量代谢方式分类 肌纤维收缩时获得能量的方式主要有无氧糖酵解和有氧氧化，据此骨骼肌肌纤维可分为三种类型：即氧化纤维（Ⅰ型纤维）、糖酵解纤维（ⅡB型纤维）及氧化糖酵解纤维（ⅡA 型纤维）。三种肌纤维由于肌红蛋白含量的高低呈现出色泽的差异，故分别被称为红纤维、白纤维及中间型纤维。利用肌球蛋白 ATP 酶染色法可以明显地区分这三种肌纤维。在 pH 10.4 预孵条件下，Ⅱ型纤维呈强阳性，染色深；Ⅰ型纤维呈弱阳性，染色浅。在 pH 4.4 预孵条件下，Ⅰ型纤维染色深，Ⅱ型纤维可进一步区分为中等染色的ⅡB 型纤维和浅染色的ⅡA 型纤维（图 3-2）。Ⅰ型纤维以有氧代谢为主要获能方式，ⅡB 型纤维主要以无氧糖酵解提供能量，ⅡA 型纤维既可通过有氧代谢又能利用糖酵解提供能量。

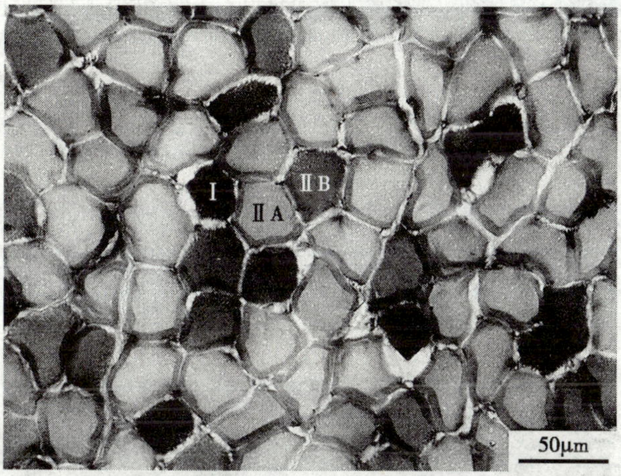

图 3-2 大鼠咬肌肌纤维型（肌球蛋白 ATP 酶染色法，pH 4.4）
Ⅰ，ⅡA，ⅡB 分别示Ⅰ型、ⅡA 型及ⅡB 型肌纤维
照片由刘静拍摄

2. 根据肌纤维生理特性分类 以肌纤维收缩速度和抗疲劳特性，其可分为慢缩纤维（slow twitch fiber）、快缩抗疲劳纤维（fast twitch and fatigue-resistant fiber）及快缩易疲劳纤维（fast twitch and fatigue fiber）。慢缩纤维即是Ⅰ型纤维，其特点是收缩速度慢，兴奋阈低，容易发动而最不易疲劳，主要参与耐力运动和维持肢体姿势；快缩抗疲劳纤维即是ⅡA 型纤维，其特点是快缩而不易疲劳，但产生的张力较低，适合于持久的快速运动；快缩易疲劳纤维即是ⅡB 型纤维，其特点是容易疲劳，适合于爆发性的短时、高张力的快速运动。

3. 根据肌纤维收缩蛋白构型分类 应用细胞与分子生物学方法检测肌纤维关键收缩

蛋白 MyHC 分子成分，可对肌纤维进行再分类，并以此明确鉴定其收缩性能。因为含不同类型 MyHC 异构型的肌纤维在收缩力量、收缩速度和抗疲劳方面有明显的差异，故 MyHC 异构型现已成为区分肌纤维型和研究肌纤维组成特征的分子标识。现已证实，哺乳动物骨骼肌纤维的 MyHC 异构型有：MyHC-Ⅰ（慢缩Ⅰ型）、MyHC-Ⅱa（快缩Ⅱa 型）、MyHC-Ⅱb（快缩Ⅱb 型）、MyHC-Ⅱc（快缩Ⅱc 型）、MyHC-Ⅱx（快缩Ⅱx 型）、MyHC-cardiacα（α- 心肌型）、MyHC-ton（慢紧张型）、MyHC-eo（眼外型）、MyHC-neo（新生型）、MyHC-emb（胚胎型）、MyHC-Ⅱm（咀嚼型）十一型。其中，MyHC-Ⅰ、MyHC-Ⅱa、MyHC-Ⅱx、MyHC-Ⅱb 广泛分布于各种骨骼肌中，而其他的 MyHC 异构型只在特定的骨骼肌或某一发育阶段中表达。

不同的 MyHC 异构型转变 ATP 为能量的速度不同，其速度决定肌球蛋白和肌动蛋白的脱离速度。因此，MyHC 异构型和肌纤维的最大收缩速度有密切关系。研究比较不同肌纤维收缩速度显示：MyHC-eo > MyHC-Ⅱm > MyHC-Ⅱb > MyHC-Ⅱx > MyHC-Ⅱa > MyHC-cardiacα> MyHC-Ⅰ，而抗疲劳性则依次递增。构成肌球蛋白分子结构的 MyLC 异构型可调节肌球蛋白 ATP 酶活性的 Ca^{2+} 敏感性，影响肌纤维收缩的最大速度。

（二）咀嚼肌的肌纤维类型及其功能特点

咀嚼肌在肌纤维结构特征、纤维类型以及整肌中各型纤维的构成比和空间分布上均有别于四肢肌和躯干肌。开颌肌和闭颌肌的纤维构成也有所不同，即使是同一肌的不同部位也存在肌纤维型分布的异质性。

1. 咀嚼肌肌纤维的形态特征　咀嚼肌纤维较肢体肌和躯干肌纤维细小，且Ⅱ型肌纤维比Ⅰ型肌纤维横断面积小，而肢体肌和躯干肌则相反。含相同或不同 MyHC 成分的肌纤维在不同咀嚼肌中也存在大小差异，如颞肌 MyHC-Ⅰ型纤维直径最大，咬肌 MyHC-Ⅱ型纤维直径最小（图 3-3，3-4）。咀嚼肌的Ⅰ型肌纤维的收缩速度比四肢肌和躯干肌更慢，且收缩变异性更大。

2. 咀嚼肌肌纤维型的构成特征　与肢体肌和躯干肌比较，咀嚼肌肌纤维除表达 MyHC-Ⅰ、MyHC-Ⅱa、MyHC-Ⅱx、MyHC-Ⅱb，其他如 MyHC-cardiacα、MyHC-eo、MyHC-neo 和 MyHC-emb 在成熟的咀嚼肌纤维中也有表达，而上述异构型并不在成熟的肢体和躯干肌中

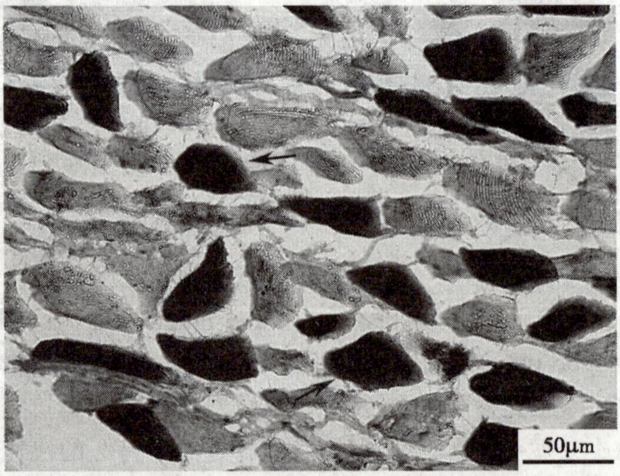

图 3-3　人颞肌中部 MyHC-Ⅰ肌纤维（↑所示）（ABC 法）
照片由刘静拍摄

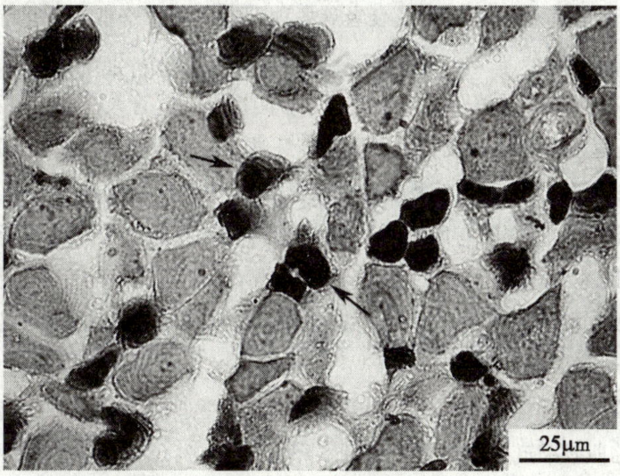

图 3-4 人咬肌浅部 MyHC-Ⅱ肌纤维（↑所示）(ABC 法)
照片由刘静拍摄

表达。所有灵长类动物包括人类的咀嚼肌纤维中含有一种特殊的“超高速”肌球蛋白异构型，这种纤维在四肢肌中不常见。显然，咀嚼肌纤维类型的特殊性是专为下颌快速捕获食物而设计的。

咀嚼肌肌纤维型在结构成分上与四肢和躯干肌最大区别莫过于含有大量混合型纤维(hybrid fibers)。混合型纤维即指单根肌纤维表达两种或两种以上的 MyHC 异构体者。咀嚼肌的这类混合型纤维主要为 MyHC-Ⅰ型和 MyHC-Ⅱa 型肌纤维联合表达 MyHC-cardiacα，MyHC-Ⅱx 共存于 MyHC-Ⅰ型或 MyHC-Ⅱa 型纤维中。此种结构特点意味着混合型肌纤维的收缩特性介于肌纤维所表达的两种 MyHC 异构型之间，能够提供产生极细微级别张力和速度的能力。咀嚼肌可借之在连续范围内精细调整其收缩力量和速度，以满足咀嚼肌在行使不同任务的功能需求。

3. 咀嚼肌肌纤维型的分布特征 各型肌纤维在不同咀嚼肌中的构成比有所不同。Ⅰ型纤维在人类闭颌肌中的比率约占 70%，而其在开颌肌中的比率为 40%～45%；ⅡA 型纤维在闭颌肌和开颌肌中的比率分别约为 30% 和 50%。开、闭颌肌纤维构成的差异反映了二者生理功能的不同。闭颌肌似乎更适合于从事缓慢的张力性运动，并产生平稳地按梯度递增的张力。相反，开颌肌则更倾向于产生快速的时相运动。开、闭颌肌的肌纤维构成差异与下颌运动过程中纤维伸长程度有关。与开颌肌肌纤维长度比较，闭颌肌肌纤维较短，故在下颌运动中，闭颌肌的伸长程度明显大于开颌肌。肌纤维的伸长可使肌组织内的力刺激生长因子(mechano-growth factor，MGF)上调，并使肌纤维由快缩型向慢缩型转化。

肌纤维成分在同一咀嚼肌内也存在异质性，即使在肌的主体部分的不同区域肌纤维类型的分布也存在微细的差别，尤其是闭颌肌。闭颌肌的肌纤维构成和排列较开颌肌更趋于复杂。一般而言，同一肌的深部和前部比后部和表浅部含有更多Ⅰ型肌纤维，例如颞肌前部含有较多的Ⅰ型肌纤维，后部则以Ⅱ型纤维居多。肌纤维型的这种分布差异可能与遗传、肌的活动量、张力和结构等有关。

(三) 咀嚼肌肌纤维类型的转化及临床意义

即使发育到成熟，哺乳动物和人的成熟骨骼肌仍保持高度可塑性。除遗传和发育因素，年龄、激素、神经支配、神经肌肉活动、肌负荷或去负荷以及衰老等各种因素均对骨骼肌纤维的特异蛋白表达产生影响，乃至改变肌纤维类型和组成。

1. 年龄因素的影响 年龄对骨骼肌肌纤维型有显著的影响。尽管人在出生时肌的组织结构便已经成熟，但纤维类型的分化还远没有完成。成熟肌内少部分纤维存在肌球蛋白异构型构成比的明显转变。随着年龄增长，中、老龄人咀嚼肌的ⅡB 和ⅡX 型肌纤维比率减少，ⅡA 型纤维的比率有所增加。老龄者Ⅰ型肌纤维比率变化在咀嚼肌与肢体肌之间有所不同：老龄人咀嚼肌Ⅰ型肌纤维比率和纤维横切面积减少，但此型肌纤维在肢体肌中的比率会有所增加或无明显变化。咀嚼肌Ⅰ型纤维的变化趋势可能类似于肌废用的机制，可由于骨质疏松吸收和牙列缺损等原因造成咬合力降低，肌纤维随功能需要而发生转化。可见，肌纤维类型在一定程度的转化可持续终生。

伴随老龄化，肌纤维数量和体积也出现减少和萎缩，肌的生理横切面积随之减少，其收缩幅度及张力均降低。50 岁以后，骨骼肌收缩产生的最大张力可下降 10%～20%。

老龄化的骨骼肌依旧保持着较好的适应能力，其功能衰退主要由于运动减少所致，通过规律的负荷训练和阻抗训练后，肌纤维的某些退行性改变可被逆转，肌纤维型的分布也可发生改变。对老龄化的咀嚼肌而言，健全的牙列和良好的咬合关系是延缓和改善咀嚼肌功能退化的重要因素。

2. 性别与激素的影响 甲状腺激素、生长激素、胰岛素样生长因子及雄激素等与骨骼肌肌纤维的发生和发育有密切关系。所有激素中，甲状腺激素对骨骼肌纤维类型的影响最大。低甲状腺激素水平可在肌发育过程中抑制或延迟快肌纤维的出现，引起成熟骨骼肌肌纤维型由快向慢的转变，而甲状腺激素水平升高可导致骨骼肌肌纤维由慢型向快型转化。性激素对咀嚼肌肌纤维型有较大的影响。男性咀嚼肌含有大量的Ⅱ型纤维，而女性则存在较多的Ⅰ型和中间型纤维。睾酮水平降低可引起肌纤维由快型向慢型转变。生长激素可使肌纤维型由快型向慢型转化。

3. 颅颌面形态的影响 下颌垂直距离、矢状关系的改变均可引起与下颌位置相关的咀嚼肌肌纤维类型发生适应性转化。增高下颌垂直距离，可使咬肌纤维的 ATP 酶活性下降，收缩速度减慢。向前牵引下颌骨，可使翼外肌Ⅰ型纤维和咬肌浅部ⅡA 型纤维的比率增加，两肌的生理特性更趋于慢肌。正颌手术使下颌前突和下颌后缩患者的下颌位置改变后，可使咬肌肌纤维类型由Ⅰ型向ⅡA 型转变且大大提高患者最大咬合力和咀嚼功能。提示颅颌面形态可影响咀嚼肌结构与功能。

4. 下颌运动量及其他因素的影响 咀嚼活动、耐力训练、电针刺激等也可影响咀嚼肌肌纤维类型的转化。长期食用软食、牙列缺失可使下颌的运动量减少导致咀嚼肌的生理横切面积减少，肌梭结构退化，肌纤维型发生由慢向快的转化。长期低频电刺激使肌纤维有氧代谢增强，肌纤维类型由快向慢转化，抗疲劳性增强。耐力训练、神经交叉移植、神经受体阻断剂等皆可影响咀嚼肌的肌纤维型，使其发生适应性的转化。

根据骨骼肌肌纤维结构与功能具有可塑性的特点，临床针对骨骼肌老龄化、废用以及失神经支配等原因引起的肌萎缩和功能障碍，可通过选择性的负荷训练、拉伸训练和神经再支配等方法恢复和改善肌的强度和耐力。相反，一种化学去神经的方法，如肌局部注射肉毒杆菌毒素可使Ⅱ型肌纤维，尤其是ⅡB 型肌纤维直径和面积减小，局部肌萎缩和张力减弱，以此治疗眼肌痉挛、肌痉挛性或高张力性功能障碍、疼痛、多汗症、面部动力性皱纹及咬肌、腓肠肌等良性肥大。

二、咀嚼肌的肌构筑和生物力学特征

骨骼肌的构筑学包含三方面内容，即骨骼肌在身体内的配布，肌纤维在肌内的配布，以及肌节在肌纤维内的配布。从显微到大体，无论是肌节的长短、数量，肌纤维的长短、数量、排列，直到肌腱和腱膜在肌内的配布，都与骨骼肌的功能密切相关。

（一）骨骼肌的肌构筑及功能意义

1. 肌构筑指数（muscle architecture index） 体现骨骼肌肌构筑特征的方法是测定肌的各项构筑指数。肌构筑指数包括：①肌质量（muscle mass），即肌的重量。②肌长（muscle length），肌束起点最近端至止点最远端的距离。③羽状角（pinnation angle），肌纤维与肌腱之间的夹角。④肌纤维长（fiber length），单根肌纤维的长度。⑤肌节数（sarcomere number），单根肌纤维的肌节总数。⑥生理横切面积（physiological cross-section area，PCA），即肌的所有肌纤维的横切面积之和。按下式计算：PCA=[肌质量（g）× 羽状角余弦值]/[肌纤维长（cm）× 肌密度（g/cm^3）]。肌密度为假定值（$1.056g/cm^3$）。⑦最大收缩张力（maximal tension），即为肌在最适初长度下作等长收缩时产生的最大收缩力。最大收缩张力 = 生理横切面积 × 特异张力（specific tension）。不同哺乳动物骨骼肌的特异张力为 $15.7 \sim 29.4N/cm^2$，按标准肌节长度 2.2μm 校正肌纤维，其特异性张力平均为 $22.5N/cm^2$。

2. 骨骼肌肌构筑设计的功能意义 骨骼肌的构筑设计展示了整肌内部肌纤维的数量、长度、排列方式以及肌的生理横切面积等。骨骼肌收缩的速度和强度不仅取决于肌纤维的结构及生理生化属性，即 MyHC 异构体的组成与肌纤维类型，也取决于肌的构筑特征。例如，有相同肌纤维型比例的猫的内收肌上部和下部，由于其长度分别为 3.3cm 和 9.1cm，后者缩短的速度也是前者的三倍。

（1）肌的生理横截面积可决定其产生最大张力的潜能；肌的长度或肌纤维的长度直接影响该肌收缩时可能产生的最大速度和动幅；肌纤维内连续排列的肌节数和平均长度反映整条肌纤维在长度－张力曲线范围内的功能活动。若肌纤维短，肌的生理横切面积与肌质量的比值大，肌纤维长度与肌质量的比值小，则该肌的生理设计是一种力量型的设计。相反，长的肌纤维，则表明其可以有较大的运动幅度和运动速度，为速度型的设计。可见，对各项肌构筑指数进行量化分析和比较，可判断肌的张力、速度以及缩短幅度等生物力学特性。

（2）肌的羽状结构是影响肌收缩速度、收缩幅度及收缩力的另一重要因素。如带状肌和梭状肌（图 3-5），其肌纤维平行于肌腹纵轴，羽状角为 0°，故单肌纤维的缩短可直接变成肌的缩短。这种肌产生肌张力很小，但收缩范围很大。若需较大的张力，则必须增大肌的横截面积，肌纤维排列呈羽状是实现此目的途径之一。图 3-6 展示了一个理想化的双羽状肌的作用原理。

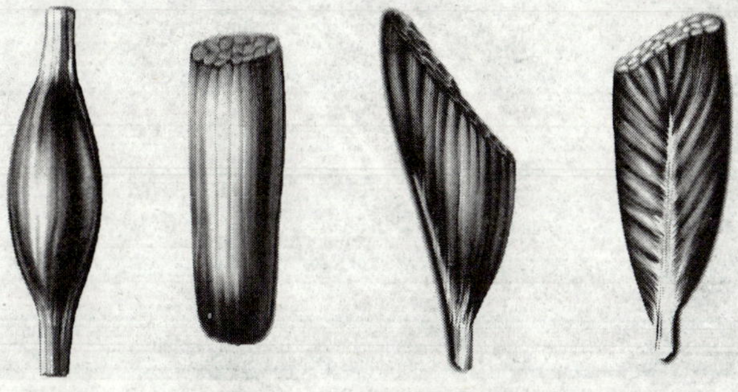

图 3-5 肌纤维的排列方式及肌的四种基本形状

羽状肌与同等体积的带状肌或梭状肌相比，其收缩范围较小。因为此种情况下肌纤维较短，沿肌腱方向的缩短仅是肌纤维缩短的一部分。羽状肌收缩产生的斜拉力可分解成两个互相垂直的分力，一个沿肌腱方向（其大小是肌纤维与肌腱夹角的余弦值），另一个与肌腱成90°。当肌纤维对称排列时，肌腱两侧的横向分力互相抵消，只有沿腱轴方向的力才有功能意义。实际上，这种损失并不大，羽状角通常小于30°，因而沿腱轴方向的分力可以是肌束拉力的90%或更多（余弦30°=0.87）。肌纤维角度的这种负面影响，远不如羽状结构所带来的优势大。羽状结构扩大了腱膜的附着面，供更多的肌纤维附着，使肌的截面积增大，从而增加收缩力。羽状肌的效应在于：如果需要作等长收缩，则羽状肌可包装更多的肌纤维，更有力量；如果需要速度，羽状肌尚可通过羽状角的变化增加中央腱的整体动幅，弥补因肌节减少所致的缩短幅度的减少。

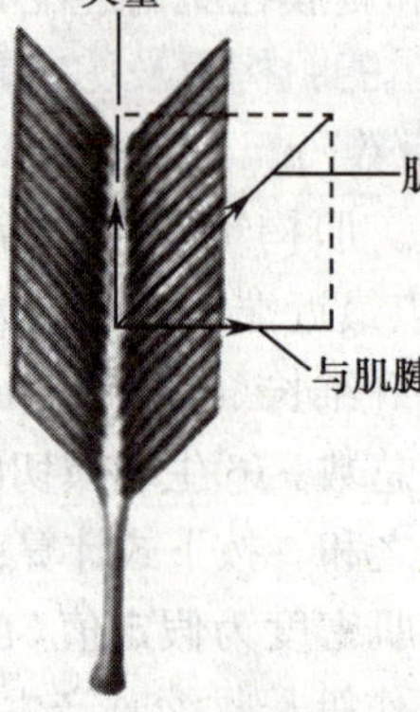

图3-6 理想化的双羽肌肌力矢量图解

（二）咀嚼肌的肌构筑特征及生物力学特性

咀嚼肌的肌构筑与躯干和四肢肌迥然不同，其肌纤维排列及附着腱板更为复杂和多向。

1. 咀嚼肌的肌构筑特征 不同咀嚼肌的肌纤维排列、羽状角及附着腱板有明显不同。咬肌、颞肌、翼内肌均属多羽状肌，肌的内部均存在多层次腱板，尤以咬肌浅部最具复杂性。咬肌浅部可见3～5层腱板由浅至深与肌表面平行排列，肌纤维以这些腱板按浅-深方向排列成羽，纤维排列方向从倾向垂直到稍水平，羽状角波动在9°～15°范围内（图3-7）。这种多层次腱板不仅为肌纤维附着提供了广泛的场所，同时也使肌纤维的排列和方向更具多向性。翼外肌上下两头均为带状短肌，即单根肌纤维可以走行肌全长，肌纤维排列与肌腱方向一致，羽状角为0°。

不同咀嚼肌的肌构筑指数也有明显不同。相对于开颌肌而言，闭颌肌有较大的生理横

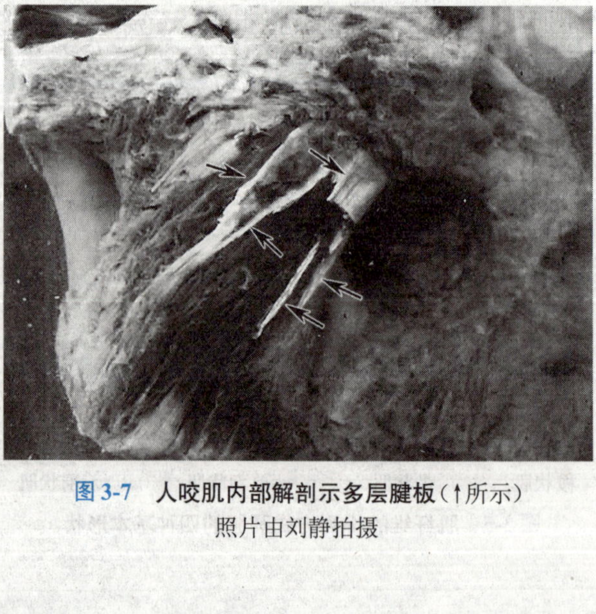
图3-7 人咬肌内部解剖示多层腱板（↑所示）
照片由刘静拍摄

截面积。咬肌、颞肌及翼内肌的生理横截面积分别约为 10.31cm²、13.25cm²、6.00cm²，翼外肌为 3.78cm²，二腹肌前后腹均为 1.16cm²。闭颌肌在肌节长度上明显短于开颌肌，如闭颌肌的肌节长度平均为 2.31～2.45μm，开颌肌为 2.65～2.89μm；此外，与开颌肌相比较，闭颌肌存在较大的羽状角和相对较短的肌纤维以及较短的力臂。

同一咀嚼肌各部的肌构筑指数亦有明显不同。颞肌前部与后部肌、咬肌深部与浅部肌、翼内肌深头部与浅头部肌、翼外肌上头部与下头部肌分别在构筑特征上各具差异。各部肌比较显示：生理横截面积以咬肌浅部最大，依次为颞肌后部、前部，咬肌深部，翼内肌深部，翼外肌下头部，翼内肌浅部和翼外肌上头部。生理横切面积与肌质量的比值则以翼内肌深、浅部最高，其次为咬肌深部和翼外肌上头部，最低者为颞肌后部。颞肌后部肌纤维最长（3.76cm），翼内肌深部肌纤维最短（1.34cm）。

2. 咀嚼肌的生物力学特性 不同咀嚼肌由于肌构筑特征的差异使其具有不同的生物力学特性。闭颌肌的构筑特征更适合产生力量，而开颌肌的构筑设计则更有利于产生速度和位移。翼内肌深、浅部，翼外肌上头部以及咬肌深部属力量型肌；咬肌浅部、颞肌前部及翼外肌下头部兼备力量和速度，是力量 - 速度结合型，而颞肌后部相对倾向于速度型肌。因此，咬肌深部、颞肌前部及翼外肌上头部在维持下颌位置和平衡中起重要作用。翼内肌深、浅部及咬肌浅部和颞肌后部在产生咬合力和快速移位下颌中发挥主要作用。

咀嚼肌肌内结构的异质性，从生物力学角度充分体现了“肌力节省”的原则。该原则认为，骨骼肌在完成某一运动的过程中，可选择性地使不同方向排列的肌束按顺序收缩，以适应各部位的不同运动或独立运动，从而获得最佳的工作效率。

（三）咀嚼肌肌构筑研究的临床意义

有关骨骼肌的肌构筑学研究大多集中在近20年，这是由于临床肌移植的需要，也由于仅仅是肌纤维型的差异还不足以说明骨骼肌之间力量和速度的差异。值得强调的是，作为供体的移植肌无论配置于身体何处都应考虑肌力、收缩速度、运动幅度等，使移植肌与受体肌的生理特性相匹配，同时也应考虑移植肌与拮抗肌之间的对比协调性。临床上可根据受区的肌力和动幅需求，对供区肌瓣进行量化比较选择，选取适当的肌亚部进行移植。这样既可使移植肌与原位缺失肌在肌力和动幅上匹配，保证受区功能有效的恢复，又能减少供区肌力的丢失。

对于咀嚼肌缺损的修复，除了达到静态外形和美观的要求，更应注重两侧面部功能运动的对称性。这就要求移植肌与咀嚼肌在肌构筑和收缩特性上尽可能一致，以保证下颌骨整体运动的双侧力学对称性特征。

应用咀嚼肌肌瓣修复表情肌缺损和晚期面瘫时，针对表情肌肌力弱、收缩速度相对较快的特点，尽量选择与表情肌收缩特性相符、且更小化的肌亚部制作肌瓣，以避免出现供肌肌力相对较强，术后表情不对称等问题。

（刘 静）

第二节 咀嚼肌的功能活动

每个肌纤维都是一个独立的功能和结构单位，它们至少接受一个运动神经末梢的支配，并且在体肌纤维只有在其支配神经的传出冲动到达时，才能进行收缩。整肌的收缩功能是其内部所有被动员的肌纤维在神经系统的支配下共同收缩的结果。

一、咀嚼肌运动单位的特点

（一）运动单位及其分类

1. 运动单位（motor unit, MU） 一个运动神经元和受其支配的肌纤维所组成的最基本的肌收缩单位，称运动单位（图 3-8）。运动神经元轴突的终末分支与其所支配的肌纤维通常是一对一的关系，一根肌纤维仅接受一个分支，一个分支仅支配一根肌纤维。当运动神经元兴奋时，动作电位将沿着轴突及其分支向其所支配的所有肌纤维传播，使肌纤维共同收缩。运动单位是机体对运动响应最基本的功能单位，即所有运动都是通过中枢神经以运动单位的形式进行调控的，而不是单根肌纤维。

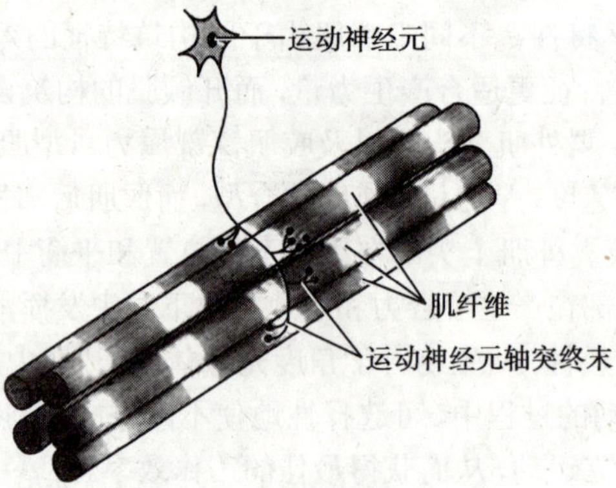

图 3-8 运动单位示意图

单块肌中运动单位的数量、运动单位的大小及其空间结构均可影响肌的收缩速度和收缩力。运动单位的大小是指单个运动神经元轴突分支所支配的肌纤维数量。运动单位的空间结构反映一个运动单位中肌纤维在肌腹内的分布情况，也代表运动单位的范围。运动单位的大小可用神经支配率表示。

不同肌中运动单位的实际大小差别很大，即一个运动单位中的肌纤维数目因肌的不同而有所差别。从事精细活动的肌，如眼外肌、骨间肌和喉外肌，一个运动神经元仅支配大约 10 根肌纤维；而大的四肢肌则超过 1000 条。可见，支配率越小，运动神经系统对肌的调控越精细；支配率越大，其调控的精细度越低，但能产生较大的收缩力。

2. 运动单位的类型及其特性 肌功能除与运动单位的大小有关，还与运动单位的特性及其所支配的肌纤维的类型有关。根据运动神经元的放电性质和肌纤维的反应特性，运动单位可分为三类：①慢缩抗疲劳型（S 型）：为小型运动神经元，传导速度慢，具有相当长的不应期，支配的肌纤维多为Ⅰ型肌纤维。此型运动单位收缩张力小，收缩时间长于 50ms，不易疲劳。②快缩易疲劳型（FF 型）：为大型的位相性运动神经元，传导速度快，支配ⅡB 型肌纤维。运动单位的特点是收缩速度快，平均收缩时间为 25ms，收缩张力大，但极易疲劳。③快缩抗疲劳型（FR 型）：是介于前两者的大型运动神经元，传导速度快，支配ⅡA 型肌纤维。这种运动单位的收缩张力较大，收缩较快，且不易疲劳。

（二）运动单位的募集与运动调控

肌收缩时产生张力的大小与兴奋的肌纤维数目有关。肌收缩时参与的肌纤维数目越多，产生的张力就越大。由于肌中所有的肌纤维可属于不同的运动单位，因此同时兴奋的运动单位数目决定了张力的大小。张力不但与兴奋的运动单位数目有关，而且也与运动神经元向肌纤维传递冲动的频率有关。参与活动的运动单位数目与兴奋频率的结合，称为运动单位募集（motor unit recruitment，MUR），也称运动单位动员（motor unit involvement，MUI）。在收缩力相对较低时，募集运动单位数是增加肌收缩力的主要机制；而收缩力较高水平时，诱发冲动频率可使收缩力增加至最大。事实上，两种机制是同时存在的，且在不同的肌之间所发挥的作用并不完全相同。小且远侧端的肌更多地依赖于增加放电频率来产生较大的力，大且近侧端的肌则主要是通过募集更多的运动单位来获得较大的力。

募集不是随机过程，并非是运动单位的交替或轮流。轻度收缩与脊髓内的轻度兴奋有关，这种情况几乎总是产生小运动神经元群的规律驱动；当收缩力增强时，比较大的运动神经元开始参与，只有产生最大的收缩力时，最大的运动神经元才兴奋，这一功能特性就是Henneman“大小原则”（size principle），即不同运动单位的募集遵循从最小、慢缩抗疲劳型向最大、快缩易疲劳型的顺序募集。在低张力水平，慢缩、抗疲劳的运动单位首先募集，随着力量的增大，其后才有更大、更快、易疲劳的运动单位的加入。运动单位的这种有序募集和大小原则的生理意义在于能够更完善、更精确地控制肌收缩时的各种参数，保证肌从弱到强收缩时产生的肌张力按梯度平滑地增加。大小原则实际上是基于与神经元的大小有关的某些特性，而不是大小本身，运动单位以有序的和可以预见的方式参与运动和姿势的调节。

（三）咀嚼肌运动单位的大小和结构特征

1. 咀嚼肌运动单位的大小 与四肢近端肌和躯体肌相比，咀嚼肌运动单位的神经支配率相对较低，且运动单位的范围较局限，可认为咀嚼肌在运动的控制上有更集中的结构，对精细运动有较好的调控能力。

不同咀嚼肌的运动单位数量和大小也不同。据测算，咬肌和颞肌的运动单位数分别为1452和1331，每一运动单位中肌纤维的数量分别是640和936。颞肌运动单位平均生理横切面积为0.29mm^2，咬肌为0.22mm^2，故颞肌运动单位神经支配率高于咬肌。按咀嚼肌特异张力为30N/cm^{2}计算，颞肌运动单位的收缩张力为81mN，咬肌为66mN。

2. 咀嚼肌运动单位的构成特征 咀嚼肌运动单位在构成上有如下特点：第一，咀嚼肌一个运动单位所包含的肌纤维并非只含一种MyHC异构体，可由不同MyHC异构体的肌纤维组成。第二，咀嚼肌运动单位中存在大量混合型纤维和多种MyHC异构体，故不能简单地将运动单位分为慢收缩抗疲劳型、快收缩抗疲劳型及快收缩易疲劳型三种类型。

（四）咀嚼肌运动单位的生理特性与功能

咀嚼肌的功能取决于其运动单位的生理特性，包括力量输出，易疲劳性及收缩速度。不同咀嚼肌和同一肌的不同区域，运动单位生理横截面积若有一个较宽的变化范围，即可认为它们在力量的产生上有较大的差异。咀嚼肌的深部和前部以慢缩型运动单位居多，且运动单位范围较局限；肌的浅层和后部以快缩型运动单位多见，运动单位范围相对较大。相对于含快缩型运动单位较多的肌区而言，富含慢缩型运动单位的肌区是精细调节肌力和抗疲劳的最佳装备。咀嚼肌运动单位的局部区域化特征使其可精确调节各个肌区的活动，从而使咀嚼肌具备产生多样化的力学作用。

咀嚼肌运动单位在构成上包含不同混合型纤维，其特性与单纯性纤维有所不同。大量混合型纤维的存在提供了产生力量和运动的非常细小的等级机制，这些纤维随收缩速率不同而产生不同的力量，使咀嚼肌在收缩速率变化较大的范围内能精确地控制收缩的力量。在维持肌张力或下颌运动为低速的状态下，以慢、抗疲劳型运动单位的活动为主；当咀嚼速度和咬合力增加时，快、抗疲劳型运动单位以及部分快、易疲劳型运动单位被募集以提高肌收缩力；在速度和咬合力需达高水平时，快缩型运动单位加入并发挥突出的作用，可使肌达到高张力和高速度的要求。

咀嚼肌运动单位特征使其具有作用依赖性。不同的运动单位亚群可以被独立支配，即不同的激活方式可以促成一定范围的肌纤维活动，引起相对应的下颌运动。咀嚼肌内不同运动单位的非同步性收缩是保持肌张力持久而不易疲劳的另一原因。为适应完成不同的任务，咀嚼肌可通过激动不同的运动单位来渐次分配不同肌纤维的活动，使肌内部按功能需要产生各种取向的力及不同级别的收缩速度。

二、咀嚼肌的收缩特性

（一）等长收缩与等张收缩

骨骼肌在体内的功能，即是其受到刺激时能产生张力和（或）缩短，借以完成躯体的运动或对抗外力的作用。肌收缩时仅有张力的增加而长度不变的收缩形式称为等长收缩（isometric contraction），又称为静力性收缩。肌等长收缩时由于长度不变，因而不能克服阻力做机械功。在肌张力小于最大张力而不为零的情况下，肌收缩时既产生张力，又出现缩短，且每次收缩一开始，肌张力便不再增加，这类收缩形式称为等张收缩（isotonic contraction），也称为动力性收缩或时相性收缩。肌在完成工作或对抗地心引力对身体的作用时，上述两种收缩形式往往同时或按顺序发生。等长收缩出现在所有等张收缩的起始静态期，此时肌产生的张力等于将要克服的负荷。

（二）负荷与肌收缩的关系

肌在体内或实验条件下可能遇到的负荷主要有两种：一种是在肌收缩之前就加上的负荷，称为前负荷。前负荷使肌在收缩前即处于某种被拉长状态，使其在一定的初长度的情况下进入收缩。另一种是在肌收缩后才遇到的负荷或阻力，称为后负荷。后负荷不能增加肌收缩前的初长度，但能阻碍肌收缩时的缩短。

当前负荷固定不变时，使肌在有后负荷的条件下进入收缩，开始时由于肌遇到负荷阻力而不能缩短其长度，只表现张力的增加，直到肌张力发展到与负荷相等的程度时，肌才开始以一定的速度缩短。肌做功的大小或功率输出受后负荷大小的影响。后负荷过大时虽然肌张力可增大，但缩短幅度和速度将减少或变为零，不利于做功；而后负荷过小，缩短幅度和速度增大但张力减少，也不利于做功。因此，在其他因素不变时，肌在中等程度的后负荷时所能完成的功率输出最多。与维持身体固定姿势和对抗重力有关的肌如比目鱼肌、颈后肌群等，收缩时以产生张力为主，近于等长收缩；而一些与肢体运动和屈曲有关的肌如肱二头肌、腓长肌等，则随负荷的不同而表现为不同程度的等张收缩。

肌在不同前负荷即不同的初长度的情况下收缩，其产生的张力和速度也不同。从张力 - 速度关系曲线上可找出一个最适前负荷，肌在这一前负荷条件下工作时，可以产生最佳的收缩效果和最大的张力。最适前负荷的存在说明肌有一个最适初长度。骨骼肌在体内所处的自然长度，大致相当于它们的最适初长度，正好与肌小节保持在静止时 2.0～2.2μm 状态下的肌长度吻合。此时组成肌节的粗、细肌丝处于最理想的重叠状态，使肌收缩时每一个横桥附近都存在与之起作用的细肌丝，因而呈现最佳的收缩效果。机体中骨骼肌的长度变化一般保持在最适长度的30%以内。为了确保这个范围，肌纤维的长度、肌腱的长度和附着点及其与关节配置的巧妙安排已经进化到足以适应每块肌执行功能的需要。

（三）咀嚼肌的收缩特性与下颌功能运动

下颌运动中，加载于咀嚼肌上的前负荷可以认为是下颌骨的重量。咀嚼肌通过肌纤维的收缩既改变了长度，又增加了张力。在开口、前伸、侧方以及从开颌到闭颌的运动，其相应咀嚼肌的活动以长度缩短为主，张力变化不大，即以等张收缩为主；而在牙尖交错位紧咬牙时，闭颌肌张力增加，长度没有明显改变，属于等长收缩。

由于开、闭颌肌在结构和生理特性上的差异，使其具有不同的收缩特性。下颌运动中，开颌肌在肌节长度、收缩速度及张力产生上几乎是同步的，它们能够在相当小的开口位产生最大的等长收缩张力，但在大开口位时其张力有所降低。相反，闭颌肌的活动有明显的不同。在闭颌运动开始之初，闭颌肌的缩短速度明显快于闭颌运动即将结束时的收缩速度，这与整个闭颌运动的速度变化相一致。闭颌过程中，咬肌和翼内肌始终维持一定的肌张力，但在闭口末期其纤维内部存在着短暂的离心收缩，同时伴随闭颌肌收缩张力的下降。这可认为是一个由肌系统所赋予下颌在接近咬合位时的天然的减速机制，以避免咬合撞击。在闭颌期间，开颌肌被动产生的张力微不足道；然而在开颌期间，闭颌肌被动产生的张力对于限制开颌运动却有着重要的意义，该被动张力可以使开颌运动在开口末期减速，它对最大开口度有决定性作用。

在口腔无功能活动时，咀嚼肌内部存在被动张力，它取决于肌节的瞬时长度。当肌节处于最佳初长度时，其张力可以忽略不计。但当肌纤维被拉长，肌张力则以指数的方式成倍增加。除张力增加外，肌纤维的被动伸长可增加肌梭的感觉传入，引起该肌的反射性收缩以对抗肌长度的变化和张力的增加。下颌张口度可以改变咀嚼肌肌纤维的最适初长度，如下颌张口度处于14mm时，咬肌牵张反射强度达最大值，之后随着开口度的增加，咬肌牵张反射活动减弱。颞肌则在张口度为34mm时，仍维持较高的反射性肌张力。开口度对咬肌和颞肌牵张反射的不同影响与它们的肌纤维长度、走向和排列以及在咬合运动中的功能有关。

下颌运动中，除了咀嚼肌的功能活动，至少包含20块肌在内的肌活动，涉及颈背部等参与运动下颌和维持姿势与平衡的肌群。肌系统在空间活动的自由度远远大于下颌运动在空间六个自由度上的变化，说明在口颌系统中存在着力学作用的过剩。

（刘 静）

第三节 㕮、颅面形态与咀嚼肌

口颌系统是以㕮、颞下颌关节、咀嚼肌为核心的功能整体，由中枢神经及周围神经控制，无论是在静止还是在功能运动状态下，咬合都应与颞下颌关节和咀嚼肌保持相互协调的动态平衡关系，以便维持机体的正常生理功能。任何因素导致这种动态平衡的破坏都会使口颌系统产生适应性或病理性改变，其中，异常咬合是破坏这种协调关系、造成颞下颌关节损伤以及咀嚼肌功能紊乱的重要因素。同时，咀嚼肌的功能活动与建立正常咬合以及协调的颅面形态有密切的关系，并且在错殆及异常面部形态的发生、发展和矫治过程中起重要的作用。

一、殆、颅面形态对咀嚼肌的作用

口颌系统中，咀嚼肌功能状态的改变是在神经系统控制下进行的。咀嚼肌收缩产生的力，通过牙传递到牙周组织，刺激牙周膜感受器，牙周膜本体感受器把这些刺激转化为神经冲动，再通过传入神经传递到中枢，信息在中枢整合处理后经传出神经到达特定肌组织，形成一个在现有咬合情况下，危害最小、避免疼痛和不适而又能发挥最大功能的个体下颌运动型。因此，牙的咬合关系是决定下颌骨的运动、咀嚼肌的收缩速度和收缩力大小的重要因素之一。

成人正常殆存在生理性的肌活动不对称，不同咀嚼肌的不对称性有差异，如咬肌的不对称性超过颞肌，咬合松比咬合紧时更显著。对于年轻恒牙殆，由于刚刚经历过牙的替换，年轻恒牙未经过足够的生理磨耗以达到殆的平衡协调，而且有些替换较晚的恒牙尚未完全建殆等原因，殆关系不稳定，导致两侧磨牙产生不对称性接触，牙尖交错殆时咬肌活动的不对称性增强，前伸时颞肌前束的不对称性增强。因此，年轻恒牙殆建殆早期出现某些咀嚼肌活动的不对称性也是生理性的，机体可以通过咀嚼肌群自身代偿进行调节以避免功能紊乱。

（一）错殆对咀嚼肌的影响

1. 反殆 咬合形态、殆接触的数目、特性与肌活动特性有关。正常情况下，双侧后牙区殆接触数目越多、咬合接触越均匀、越广泛，则升颌肌的活动性越强；反之，则升颌肌活动下降，双侧肌活动不对称。单侧后牙反殆者，其双侧咬合接触数目和形态不一致，咀嚼肌出现不对称性收缩，咀嚼时反殆侧咬肌肌电活动明显低于正常。单侧后牙反殆儿童可因咀嚼肌协同作用发生改变，致使双侧咀嚼肌厚度不同，进而出现面型不对称；如果早期治疗功能性反殆，可明显增加咬合力大小和咀嚼肌厚度，有利于面部发育。

2. 安氏Ⅱ类错殆 安氏Ⅱ类Ⅰ分类错殆者约 50%～60% 表现为下颌后缩，这种下颌相对于上颌位置偏后的位置关系，使得下颌在闭合于由咬合确定的牙尖交错位时代偿性前伸。由于殆对咀嚼肌有程序化作用，即对肌功能有规范和引导作用，所以在下颌姿势位时二腹肌前腹的收缩性增强，以对抗对下颌的前导作用。由于下颌位置偏后以及个别牙齿错位的影响，下颌在前伸运动时颞肌前束和咬肌需加大收缩程度才能实现同等程度的前伸运动；同样，由于下颌过度偏后，在由牙尖交错位后退至后退接触位的后退运动中，颞肌前束和咬肌拮抗性收缩增强，以限制下颌再后退的幅度。但是，在牙尖交错位最大紧咬和咀嚼运动时颞肌前束、咬肌的功能性收缩活动明显降低；另外，安氏Ⅱ类Ⅰ分类错殆伴深覆殆者，其咀嚼时颞肌后束的活动与深覆殆程度呈明显正相关关系。因此，对生长发育期的下颌后缩应尽早采取功能性矫治，刺激下颌骨发育并引导下颌处于正常位置，纠正肌功能不协调。

3. 安氏Ⅲ类错殆 安氏Ⅲ类错殆者由于反殆、反覆盖造成息止间隙增大，为保持下颌骨及颞下颌关节的稳定，咀嚼肌处于轻度收缩状态，从而导致下颌姿势位时肌电活动增强，而且这类患者无论是下颌前伸还是下颌后缩活动时，颞肌前束、咬肌以及胸锁乳突肌肌电活动均明显高于正常咬合者。成人骨性安氏Ⅲ类错殆者除颌骨异常外，咬合接触明显异常，如前牙反殆、磨牙呈近中关系，使咬合接触的数目减少，导致升颌肌活动降低，咀嚼肌力下降，表现为牙尖交错位最大紧咬以及咀嚼运动时的升颌肌电位显著低于正常咬合者；同时，为了补偿咬合接触数目减少、咀嚼力不足对咀嚼功能的影响，其咀嚼型亦发生改变。

4. 开殆 开殆可分为牙槽型开殆与骨型开殆，前者主要发生在牙齿萌出期和牙槽骨生长期，这种开殆患者的颌骨结构大多正常；骨型开殆除了牙槽骨异常外，伴有颅面复合体的骨比率丧失。前牙开殆的儿童，咬肌和颞肌的肌收缩力显著降低，骨型开殆者尤为明显；咀嚼时，牙槽型前牙开殆儿童咀嚼肌肌电活性高于骨型前牙开殆儿童。

错殆可导致咀嚼肌功能不协调，通过正畸和（或）手术治疗，随着殆关系的改变，肌功能也发生改变。研究证实，正颌外科手术可明显改善因安氏Ⅲ类错殆畸形引起的咬肌肌电活动下降。因此，错殆治疗目标除了恢复患者正常咬合、达到面型美观外，更重要的是使颅面形态与咀嚼肌功能相互协调、保持口颌系统的健康。

（二）早接触与殆干扰对咀嚼肌的影响

1. 早接触可造成升颌肌活动降低 当存在早接触时，早接触牙所承受的殆力远大于非早接触牙，过大的殆力可刺激早接触牙牙周膜伤害感受器兴奋、发放冲动，经中枢调整，抑制闭口肌收缩，避免早接触牙的牙周膜承受过大殆力，保护牙周、牙体组织。

2. 早接触可导致双侧咀嚼肌活动不对称 正常情况下，牙尖交错位咬合时，双侧颞下颌关节为对称性运动，左右两侧咀嚼肌肌电活动在强度上基本对称；而早接触状态下在牙尖交错位咬合，咀嚼力力点位置发生变化，力集中在早接触牙上，其产生的力点分布情况与侧向咬合类似，但不伴有下颌位置改变，所以咀嚼肌肌电图上表现为早接触侧颞肌、咬肌的肌力大于非早接触侧，两侧咀嚼肌肌张力不平衡，咀嚼肌群的协调性被破坏，这对咀嚼肌功能十分有害，也是临床上常见的咀嚼肌功能紊乱原因之一。

3. 殆干扰对咀嚼肌的影响 非工作侧咬合接触、后退接触位向牙尖交错位移动中的早接触、长期缺牙不修复出现的邻牙向缺隙侧移动以及正畸治疗中正畸牙齿的移动产生的咬合接触异常等是常见的殆干扰。殆干扰对咀嚼肌的影响主要是破坏双侧肌的协调性，造成部分咀嚼肌左右侧肌张力不平衡，肌电活动发生改变，导致肌功能紊乱；例如，咀嚼时非工作侧有咬合接触者，其闭颌肌的不对称性高于无接触者。单侧殆干扰是偏侧咀嚼习惯形成的原因之一，而长期偏侧咀嚼一方面可造成髁突在关节窝内位置的非对称性改变，导致关节结构改变，另一方面可加重咬合异常，导致两侧咀嚼肌功能失调。

殆干扰的性质不同对肌活动的影响及其机制也不尽相同，如急性咬合干扰可促使肌保护性反应的发生，同时抑制异常的肌活动，而慢性咬合干扰可改变肌活动的记忆印迹，以避开有潜在危险的咬合接触，如果不能形成新的肌活动型，就会发生肌功能紊乱、肌痛。

（三）长期缺牙对咀嚼肌的影响

长期缺牙、特别是一侧后牙缺失，往往造成患者习惯性偏侧咀嚼，使双侧咀嚼肌的张力处于不平衡状态，惯用侧髁突经常处于转动状态，而非惯用侧髁突则以滑动为主，从而使双侧颞下颌关节及咀嚼肌发生不对称改变，破坏咬合与颞下颌关节以及咀嚼肌之间的形态及功能协调性。短期的偏侧咀嚼，由于机体的代偿可能并不会引起关节和咀嚼肌的损伤；而长期偏侧咀嚼使两侧咀嚼肌强度、颞下颌关节韧带的松紧度及磨牙殆面的磨耗不一致，必然产生下颌位置偏移及咬合关系紊乱；关节负重的增加导致关节及肌产生微小创伤，则可能导致口颌系统功能紊乱。这时如果能及时有效地修复缺牙纠正偏侧咀嚼，去除导致关节、肌发生持续微小创伤的因素，关节、肌可以免遭继续损伤并有可能获得修复，形成新的再钙化关节面和正常的肌结构，如果病因长期存在，则有可能导致咀嚼肌的永久性损伤，影响咀嚼肌的功能。

当多数牙缺失使上下颌失去咬合关系，可以导致咀嚼肌肌力减少和肌萎缩，义齿修复缺牙、人工恢复咬合关系则可使肌力得到部分恢复。

（四）颌骨异常及面型对咀嚼肌的影响

1. 颌骨异常对咀嚼肌功能的影响 当存在颌骨异常时，咀嚼肌为了完成日常的功能将会发生改变以适应异常的骨骼形态类型，从而达到一种类型、环境、生理之间的平衡，但是这种肌的代偿活动又增加结构的异常，出现恶性循环，最终可能导致肌功能异常和肌结构改变。

发育性单侧下颌骨过长造成的不对称畸形常伴有咬合关系错乱，主要体现为患侧骨性安氏Ⅲ类畸形，健侧为安氏Ⅰ类或Ⅱ类，伴有一侧反𬌗，另一侧深覆𬌗；在下颌骨形态上，这类患者的双侧升支高度有显著差异，𬌗平面倾斜，引起双侧咬合不平衡，从而导致双侧咀嚼肌肌功能的不协调，肌电图表现为患侧的咬肌、颞肌肌电活性明显弱于健侧。另一方面，下颌升支的伸长，容易引起咀嚼肌疲劳，引起肌电活性的下降，最后导致双侧下颌运动肌群功能不协调。颏部偏移后双侧肌张力不协调还表现在下颌大张口或后退过程中出现下颌过长侧的二腹肌肌电活性强于健侧。所以，下颌骨过长可使其附丽肌的肌电活性降低，双侧咀嚼肌功能不协调。

咬合干扰导致功能性下颌偏斜进而发展成为骨性下颌不对称是后天性下颌偏斜畸形的主要原因之一，下颌的偏斜使两侧磨牙接触面积不对称、牙尖交错位紧咬时咬肌活动不对称。其主要原因在于：①颏正中线偏离颅面中线，造成一侧后牙反𬌗，反𬌗侧与对侧咬合接触区形态及面积不相等，𬌗型的改变通过中枢神经系统的整合改变了双侧咀嚼肌的肌电活动；②下颌骨移位，双侧咀嚼肌肌纤维被牵张的程度不同，造成肌电活动不对称。对于儿童下颌偏斜患者，通过治疗纠正下颌偏斜，消除异常肌活动的持久作用，有可能重新建立肌动力平衡；如果不及时治疗，不当的𬌗关系反过来作用于咀嚼肌群，出现两者互为因果的恶性循环，导致畸形程度加重。

下颌骨的位置、形态与头颈姿势及颈椎的形态关系密切，下颌偏斜患者不仅颜面双侧咀嚼肌力不平衡，颈肩背部两侧肌电幅值也不平衡，特别是胸锁乳突肌的表现尤为显著。颞下颌关节紊乱病患者多有下颌骨偏斜、面、颈、肩背部肌酸痛、困胀感，因此，在对颞下颌关节紊乱病患者检查时不应忽视颈、肩、背部肌的检查。

2. 面型对咀嚼肌的影响 面部生长型反映颅面结构生长发育的空间比例变化，一般分为一般生长型（又叫平均生长型）、水平生长型和垂直生长型 3 种生长型，与其对应的骨骼面型分别为平均面型、短面型和长面型。颅颌面型可以影响口颌功能，例如，与长面型人相比，短面型人第一磨牙区域咬合接触面积更大，咀嚼肌肌电活力强，最大咬合力大，咀嚼效率高，这可能也是短面型人紧咬牙和磨牙症发病率高的原因之一；同时，短面型者咬肌肌梭对同等强度刺激的反应更强烈，这说明闭颌运动中咬肌的长度决定了肌梭反射的兴奋性。但是，在下颌休息位时，短面型者咬肌和颞肌肌电活性低于平均面型和长面型者。

（五）影响咀嚼肌功能的其他因素

1. 心理因素对咀嚼肌功能的影响 心理因素已经成为引起口颌系统疾病的重要因素之一。情绪应激可导致咬肌能量代谢发生变化，引起咬肌纤维间微血管充血、线粒体损伤等微结构改变，导致咬肌和颞肌痛觉敏感，并且这些变化随时间的延长而加重，从而引起咀嚼肌功能紊乱。此外，精神紧张可导致肌张力增高，引起紧咬牙，甚至使牙尖交错位移动而致咬合改变和髁突位置改变，致使关节负荷增高、运动异常，导致颞下颌关节疾病。

2. 食物性状对咀嚼肌功能的影响 随着食物硬度的增加，咀嚼运动的幅度和速率也会增加，同时，为满足咀嚼肌的能量需求，肌的无氧代谢也增加，从而更容易引起肌疲劳。食物的软硬程度通过影响咀嚼肌功能的发挥，进一步影响儿童的建𬌗过程。

3. 骨密度对咀嚼肌功能的影响 骨中矿物质密度高者咀嚼功能和效率高，且存在性别差异，男性咀嚼效率高于女性。

4. 其他 发音困难者的降颌肌与咬肌、颞肌的协同收缩作用更强，在下颌姿势位时咬肌、颞肌和舌骨上肌的肌电活性均升高。某些药物如链霉素、胃复安、甲氧氯普胺等会引起咀嚼肌的痉挛，从而影响其功能的正常发挥。

二、咀嚼肌对𬌗、颅面形态的作用

咀嚼肌功能与𬌗、颅颌面形态之间存在着相互作用关系，三者处于一种动态平衡之中，并且存在一定的作用模式。

（一）咀嚼肌对𬌗、颌位的作用

咀嚼肌群作为口颌系统重要组成部分，一方面可以改变颅颌面骨骼周缘的血供及机械力学环境，影响颅颌面生长发育，另一方面也影响𬌗关系的平衡稳定。姿势位时咀嚼肌正常紧张度对牙列的生长发育有重要影响；咬肌、颞肌功能与上颌中切牙垂直向的生长方向、上下磨牙的高度、下颌牙槽突的高度、下切牙牙冠长度均有关。在发育过程中，若咀嚼肌功能发挥不足，则口颌系统的发育也会受到影响，表现为颌骨异常和错𬌗畸形的发生率增加。

各组咀嚼肌的附着位点及肌纤维方向不同，在下颌功能运动和不同颌位时表现为协同或拮抗，形成复杂的动力系统。姿势位是由升颌肌与降颌肌共同收缩维持的颌位，其中，颞肌是维持下颌姿势位最重要的肌；牙尖交错位紧咬时咬肌活动最高，颞肌次之，二腹肌最低，牙尖交错位紧咬时二腹肌这种低活动性是机体的保护性反射活动，对牙周组织有保护作用。

正常情况下，咀嚼肌群仅发挥总肌力的 小部分，产生较小的力，牙体组织只发生缓慢轻微的磨耗。咀嚼肌功能紊乱后，肌收缩时张力增高、持续时间延长，上下颌牙𬌗面直接接触、摩擦机会增多，引起牙齿的异常磨耗，导致𬌗面形态破坏、尖窝关系丧失，进一步导致垂直距离降低。这种异常肌力一旦超过牙周组织的适应范围，会导致牙周组织破坏，引起咬合创伤、牙齿松动、咬合关系紊乱。所以，在检查咬合关系时先要去除肌的影响（如使用肌监控仪），以免误将肌紊乱带来的咬合改变当作咬合本身的问题。

（二）咀嚼肌对颅面形态的影响

颅面形态的生长发育是功能需要的结果，受个体内在遗传因素与外部环境的共同影响，并且与附着于骨骼的肌活动密切相关，咀嚼肌的形态、功能改变，可使骨骼形态发生明显的变化。形态发生学研究认为，胎儿时期人类下颌骨的发育特征就受到相邻肌生长的影响，异常的肌作用力将导致错𬌗与颌面畸形的发生。动物实验结果也表明，给生长期的老鼠持续软食喂养，减少其咀嚼肌活动，就会影响到包括牙弓在内的颌面颅骨大小、形态的发育，包括咀嚼肌直接作用区域的颅骨横向发育不足、未萌出磨牙区的牙弓宽度不足等。利用超声波对人咬肌厚度与上颌牙弓宽度比较发现，咬肌较厚者，其上颌牙弓亦较宽大。

肌对面部形态的作用主要涉及升颌肌对颅面部矢状及垂直向发育的影响、唇舌肌对牙弓唇舌向发育的影响。其中，咬肌在颅面形态的形成和发育中起重要作用，其形态、方向以及功能活动直接影响颅面骨的形态，例如，咬肌厚度与面部高度、下颌升支高度、下颌骨长度成正比，与下颌平面角、下颌角及基础平面角（腭平面与下颌平面构成）成反比。临床发现，低角骨面型患者𬌗力较高角骨面型者大，与其咬肌体积、横截面积和厚度不同有关。儿童高角骨面型比低角骨面型的咬肌更加前倾；咬肌的功能活动增强，可以促进下颌骨向前旋转生长，下颌角减小，喙突和髁突生长，减少咀嚼肌的活动都会导致发育期开𬌗，高角骨面型儿童经过训练和加强咬肌后，下颌骨向前旋转。

颌面骨形态是否发生异常改变及具体变化方式与肌起作用的方式、强度、时间及频率有关。Moss 功能基质假说认为，颅面部骨骼的生长发育对面部软组织如咀嚼肌的应力负荷表现出高度适应性，肌的萎缩、附着强度的降低、负荷的减少都会导致相应的骨形态的改变。当骨骼与肌相互有冲突时，骨骼会产生适应性的改变，例如咬肌向前复位时，下颌骨垂直生长方向就会有所改变。当肌的异常作用力持续作用，尤其发生在硬组织发育时期，则骨易于变形，引起牙槽骨及基骨形变，或者加重现有的畸形。

儿童、青少年时期是口颌面部生长发育最为旺盛的时期，也是一些畸形产生和发展的重要时期。由于咀嚼肌附着于颌面骨上，咀嚼肌群功能状态的平衡稳定与否也就成为影响口颌面骨骼与牙形态发育的重要因素之一。当咀嚼肌功能增强时，肌附着处骨质沉积；反之，则出现骨骼结构发育缺陷。儿童时期颌面骨骼可塑性强，存在许多尚未关闭的骨缝，不平衡的咀嚼肌力不仅会影响局部的骨质沉积，而且会通过改变骨缝处骨质沉积进而影响正常的颜面生长型，如常见的高角开𬌗患者往往就是因为肌力不足所致，而低角深覆𬌗患者往往是由于肌力过大造成的。

（陈永进）

第四节　咀嚼肌的肌电特征及肌电图的临床应用

骨骼肌在发挥功能时肌纤维收缩，其收缩时产生的生物电活动通过肌电传感器导入肌电图仪，再经过电信号放大并显示于示波器上，形成一种波形，称为肌电图（electromyogram，EMG）。由于肌活动受中枢神经支配，肌电图不仅反映了肌本身的兴奋，而且还在一定程度上反映出支配该肌的运动神经元的活动，是研究神经肌肉系统功能必备的测试手段。Moyers（1949）将肌电记录仪应用于口腔科学领域后，为口腔医学的研究和发展开辟了一条新路，为咀嚼肌功能相关的一些疾病的诊断和某些治疗措施的疗效评估提供了客观评估手段。

一、肌电信号记录及常用参数

（一）肌电信号记录

咀嚼肌的肌电信号采用肌电记录仪记录，一般由引导电极、前置放大器、带通滤波器、功放、示波器等组成（图 3-9），可配备计算机对观察结果进行多种处理，记忆装置可将所测得的波形储存起来，需要时可重现。下颌各种运动都是由多块肌协调完成的，因此，检查颞肌、咬肌、二腹肌前腹、翼内肌、翼外肌两侧肌群的协调活动，需应用多导记录仪。

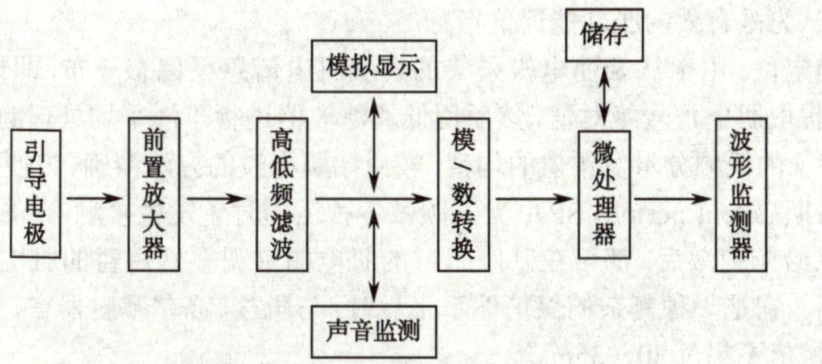

图 3-9 肌电记录装置示意图

记录一个动作电位需要许多步骤，包括：①放大低水平的神经生理信号；②滤去不需要的噪声；③转换成数字形式；④用微处理器按比例测量和分析；⑤在示波器上显示波形。

常用的电极为表面电极和针电极两种（图 3-10）。表面电极贴于皮肤表面或通过钩针刺入皮内，具有无痛、使用方便、不影响受试肌功能状态的优点，所引导之肌电为多条肌纤维的综合电位，适用于记录运动时颞肌前束与颞肌后束、咬肌的肌电活动，但不能做运动单位电位的分析，对深部肌的电位不能导出。颌面颈部肌如颞肌、咬肌、二腹肌、胸锁乳突肌、斜方肌、颈内肌均可用表面电极。针电极有单极针电极和各种同心针电极，临床上较多采用的是单极同心针电极，它是在一根钢管内插入一用环氧树脂绝缘的铂金丝，尖端裸露以作为引导电极，针管之外壳接地线，这种同心针电极可接触 1～10 条肌纤维，由于容积导电可引导出数十条肌纤维的动作电位。采用针电极引导，记录的波形较单一、干扰小、振幅较大、准确度较高。翼内肌、翼外肌的肌电采集即采用此种电极引导。

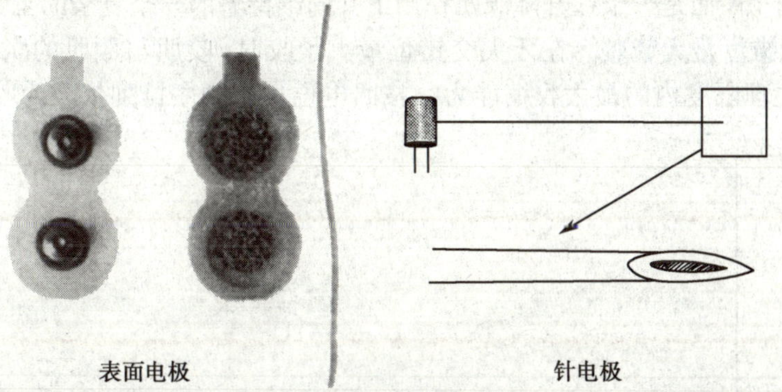

图 3-10 常用的电极

（二）常用肌电信号参数

肌电信号是与神经肌肉有关的生物电的体现，肌电记录的是运动单位这种电位的变化。肌电参数的记录方法较多，从不同方面反映肌电的大小、对称性等，为深入研究咀嚼肌功能的特征和病变规律提供了手段。

峰值电位：峰值即肌电图的波幅，代表电位活动的大小，一般随机选择几个至十个波峰值，以均值定量。肌电幅值受到受试者动机、训练程度、脂肪层厚度、电极放置位置、肌功能适应性等多种因素的影响；而以肌电电位比值为基础的咀嚼肌参数，能较全面地分析肌的相关状态，被认为是有效的肌功能评价指标。

平滑平均电位：由于从表面电极采集的咬肌肌电信息呈偏态分布，即低频分量占主要成分，故采用提取肌电信号绝对值，然后用低通滤波器进行平滑平均处理的方法，以获取反映肌电信号特征的低频分量及幅值的均值，较原始肌电波的方法精确、方便。

肌电静息期(silent period，SP)：当下颌做各种运动时牙发生接触，或紧咬牙叩击颏部，或对口腔组织给予刺激后，都可在升颌肌群的肌电图中观察到短暂的肌电活动停止，即出现肌电静息期。它是一种复杂的保护性牵张反射，与肌梭、高尔基腱器官、牙周膜本体感受器有关，其正常值不超过30～35ms。

时限(duration)：指电位从最初偏离基线，又回到基线的时间过程，代表不同肌纤维同步化兴奋的程度，是反映运动单位最可靠和最有用的数据。正常咀嚼肌运动单位电位的平均时限为5.1～8.9ms，神经源性疾病的时限值通常增加，肌源性疾病的时限值减小。

积分电位：一段时间内肌电峰值的叠化，例如下颌姿势位时颞肌10ms的积分值。

二、肌电检测内容及其正常表现

肌电检查一般包括下颌姿势位电位，牙尖交错位的最大紧咬电位，开闭口运动、侧方运动、前伸后退运动以及咀嚼、吞咽等功能运动时的肌电活动。临床上常采用表面电极记录咬肌、颞肌前束、颞肌后束、二腹肌前腹的肌电图。

1. 下颌姿势位 下颌姿势位时颞肌前束、颞肌后束、咬肌、二腹肌前腹均有电活动(图3-11)。因颞肌后束不仅要对抗下颌骨的重力，还要对抗咬肌及翼外肌上头等肌轻微收缩产生的使下颌骨向前移动的力量，肌电活动比较明显；下颌姿势位时二腹肌前腹有电活动且大于咬肌，说明下颌姿势位不单纯是下颌所受重力与升颌肌收缩力及组织弹性所维持的一个简单的力学平衡，而是一个在升降颌肌作用下共同维持着的一个复杂的生物平衡。

2. 牙尖交错位最大紧咬 在牙尖交错位最大紧咬时，咬肌与颞肌的肌电活动均为最大，反映了其生理限度内的最大收缩能力。按照电位大小顺序排列依次为咬肌、颞肌前束

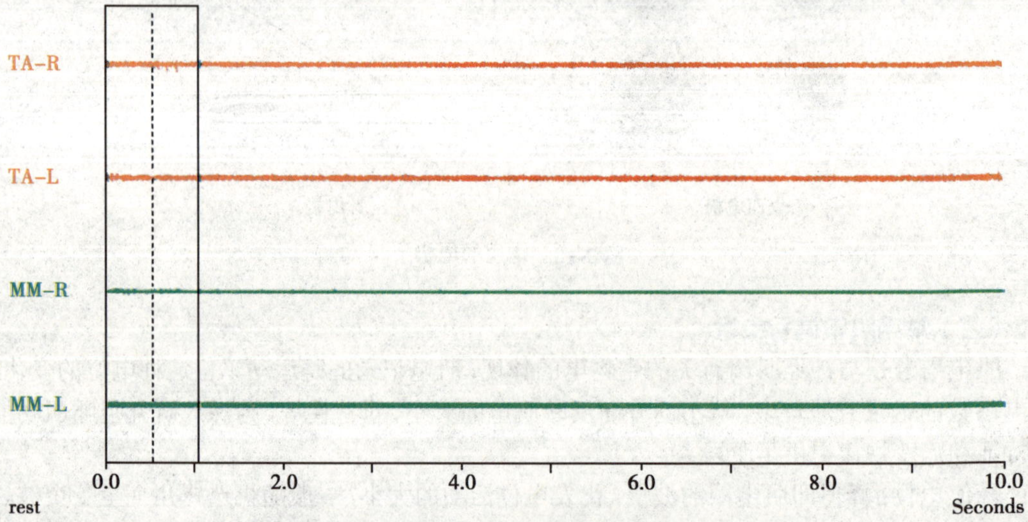

图3-11 下颌姿势位肌电图

下颌姿势位时颞肌前束(TA)、咬肌(MM)均有轻微电活动

和颞肌后束，表明咬肌是产生咬合力的主要肌；二腹肌前腹的电活动较下颌姿势位时大，可能是机体的一种保护性反射作用（图 3-12）。

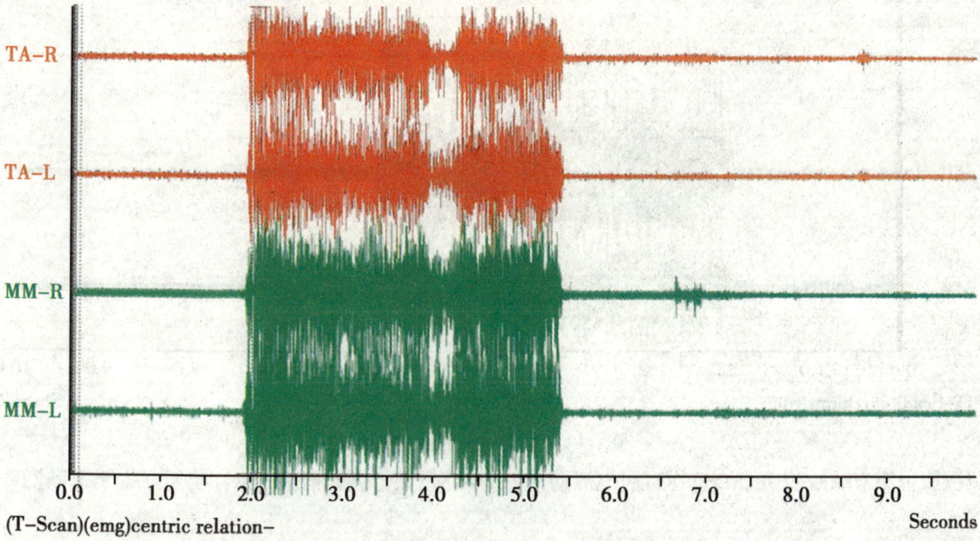

图 3-12　牙尖交错位最大紧咬肌电图

双侧颞肌前束（TA）、咬肌（MM）肌电活动均最大，且咬肌（MM）电活动较颞肌前束（TA）更为明显

3. 自然张口运动　二腹肌前腹在整个开口运动中都有电活动，且随张口度增加而增高。颞肌前束、颞肌后束、咬肌均有明显大于下颌姿势位时的电活动，这是一种生理性保护作用，升颌肌的收缩可避免开口过大而损伤组织，其中以颞肌后束电活动最大，说明颞肌后束协调、稳定张口运动的作用最明显。

4. 自然闭口运动　颞肌前束、颞肌后束、咬肌和二腹肌前腹均出现明显大于下颌姿势位的电活动，闭口末期二腹肌前腹电活动突然减少，同时升颌肌的电活动迅速增加。

5. 下颌前伸运动　下颌前伸时，咬肌和二腹肌前腹的电活动均明显大于颞肌前束、颞肌后束，后二者的电活动虽然较小，但仍明显高于下颌姿势位时，这与下颌前伸时受到被动牵拉并调节前伸运动的作用有关（图 3-13）。

6. 下颌后退运动　颞肌后束与二腹肌前腹的电活动较大且颞肌后束大于二腹肌前腹，颞肌前束与咬肌电活动较小但大于下颌姿势位时，表示颞肌后束收缩为主要的后退力量；在由牙尖交错位至下颌后退接触位的运动中，由于咬合的锁结作用，若上下牙始终保持接触，下颌则不能后退，因此，二腹肌前腹收缩使下颌稍下降，上下牙脱离接触，从而协助下颌完成后退运动。

7. 侧方运动　下颌侧方运动时，仅工作侧颞肌前束、颞肌后束参与侧方运动，平衡侧颞肌前束、颞肌后束肌电活动与下颌姿势位时无明显差别，工作侧颞肌后束和平衡侧咬肌电活动较大，且呈明显正相关，说明二者肌电活动变化一致，在侧方运动中共同发挥重要作用（图 3-14，15）。

8. 咀嚼运动　咀嚼运动中，升颌肌的肌电活动大小次序为咬肌、颞肌前束、颞肌后束，说明咬肌是咀嚼用力最主要的肌，颞肌后束则起稳定作用。咀嚼运动时，升颌肌收缩，下颌

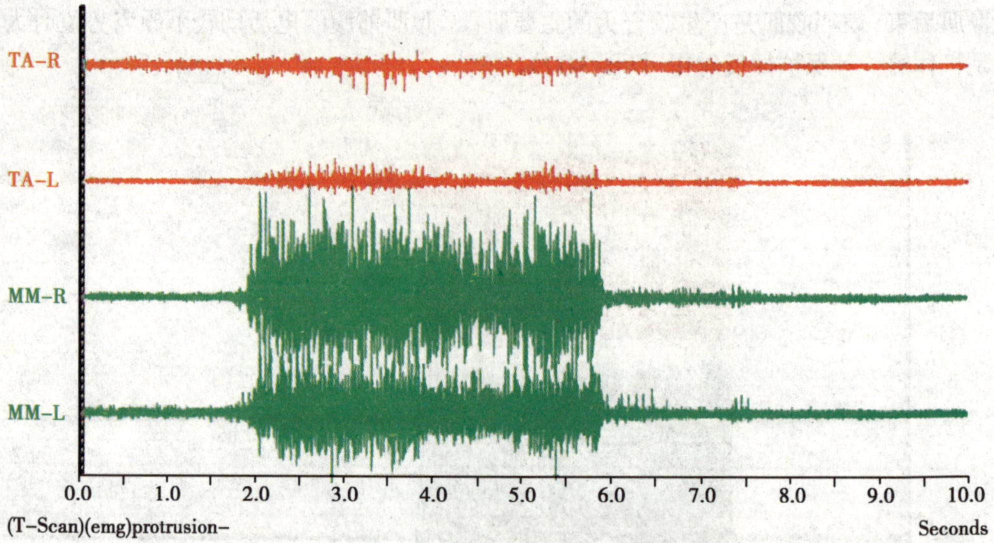

图 3-13 下颌前伸运动肌电图

双侧颞肌前束（TA）、咬肌（MM）均有肌电活动，咬肌（MM）大于颞肌前束（TA），均明显大于下颌姿势位时

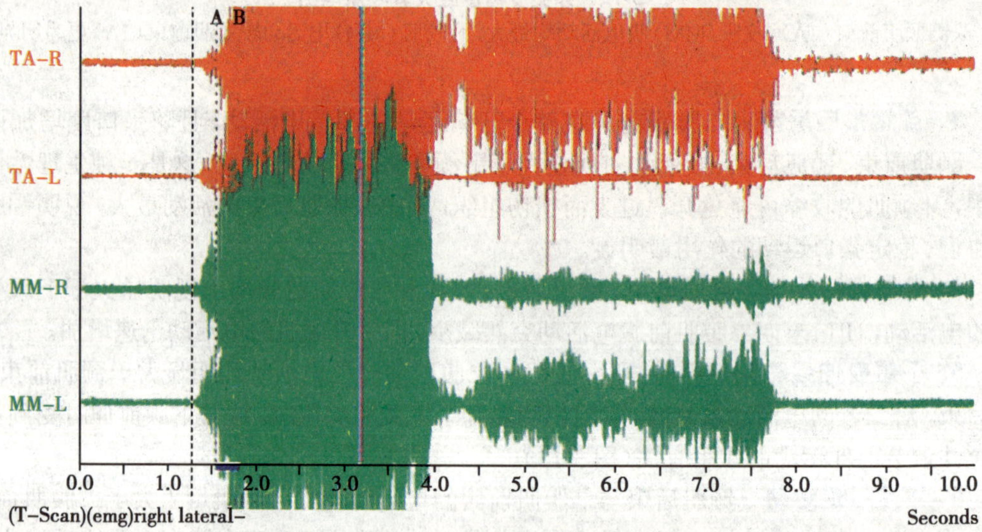

图 3-14 下颌右侧侧方运动肌电图

双侧颞肌前束（TA）、咬肌（MM）均有肌电活动，以同侧颞肌前束（TA-R）、对侧咬肌（MM-L）电活动更明显

上升并产生咬合，穿透及嚼碎食物，将肌的收缩力传递到牙体牙周组织，此时咬肌与颞肌的电活动大于最大紧咬时的50%。

9. 吞咽运动 吞咽时二腹肌前腹活动占主导，咬肌、颞肌前束、颞肌后束的电活动均明显小于二腹肌前腹，这可能与大多数人此时上下牙无咬合接触有关。

翼外肌肌电 一般来说，接近牙尖交错位的下颌运动，翼外肌上头活动增强，离开牙尖交错位的下颌运动，翼外肌下头活动增强。在下颌姿势位时，翼外肌上头有明显的电活动，

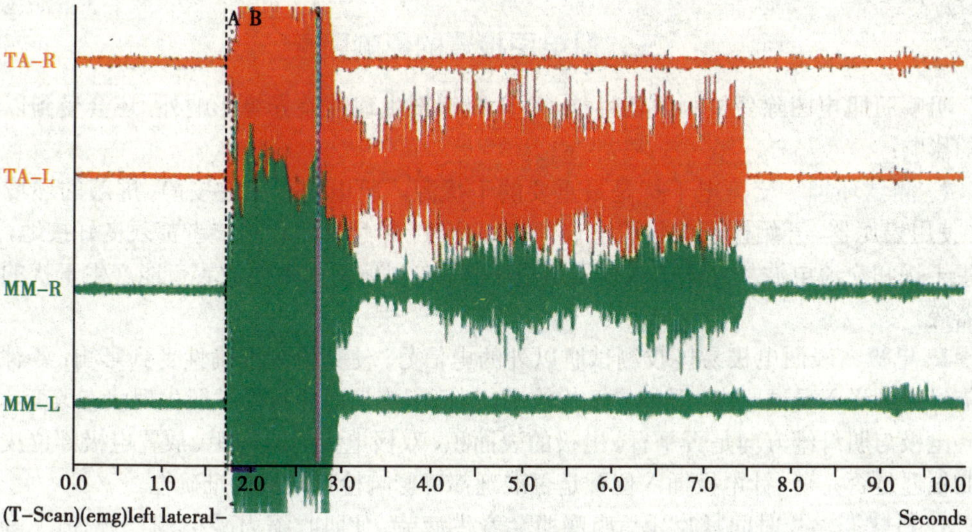

图 3-15　下颌左侧侧方运动肌电图

双侧颞肌前束（TA）、咬肌（MM）均有肌电活动，以同侧颞肌前束（TA-L）、对侧咬肌（MM-R）电活动更明显

而翼外肌下头则基本处于静息状态；牙尖交错位紧咬、闭口及后退运动时的双侧翼外肌上头、侧方运动时的同侧翼外肌上头电活动显著大于翼外肌下头；张口、下颌前伸时的双侧翼外肌下头、侧方运动时的对侧翼外肌下头电活动显著大于翼外肌上头；咀嚼运动时，翼外肌上头和翼外肌下头呈交替运动。近年来的研究表明，随着张口度的增大，翼外肌上头与翼外肌下头一样，也呈收缩状态，并有逐渐加强的趋势，并认为，翼外肌上头在牙尖交错位紧咬及张口运动中均有收缩是同一现象的不同表现：均是将关节盘向前下方拉，以维持其稳定的位置或一定的运动状态，因此翼外肌上头对保持关节盘的稳定、维持颞下颌关节的正常功能有重要的意义。

正常咀嚼肌肌电图可用表 3-1 归纳：

表 3-1　正常下颌运动中起主导作用的肌

	咬肌	颞肌前束	颞肌后束	翼外肌上头	翼外肌下头	二腹肌前腹
开口运动	−	−	−	−	++	++
闭口运动	++	++	++	++	−	−
紧咬运动	++	++	++	++	−	+
前伸运动	+	+	+	−	++	++
后退运动	+	+	++	++	−	+
侧方运动	−	+	++（同侧）	++（同侧）	++（对侧）	++

++：有明显电活动；+：有较小电活动；−：无明显电活动

总之，下颌运动中的升、降颌肌既拮抗又协调，开口运动时降颌肌收缩，使下颌向后下运动，升颌肌则放松；当接近开口末期时，升颌肌即开始收缩，同时降颌肌开始放松；闭口阶段则主要为升颌肌发挥功能。

三、肌电图检查的影响因素

咀嚼肌肌电图除受检测仪器性能、个体肌解剖生理性差异等影响外，还会受到以下因素的影响：

1. 测试环境 交流电干扰是最重要的干扰源。肌电检查应在安静、屏蔽的环境内进行，使用稳压器，开始检查前将肌电仪预热5分钟，并且仪器和被检者都须良好接地，以防产生干扰和交流电波从人体传入仪器造成干扰，在屏蔽室内不要放置可能产生干扰的电子仪器等。

2. 电极 表面电极易接收测试肌以外的电信号，使其检测准确性受到影响；各种针电极需经穿刺送入受试肌内，受外界干扰较小，但可因疼痛而导致受试肌生理状态改变。

电极与肌纤维方向是否平行、电极的表面积、双极电极的肌间距、放置电极部位皮肤的脱脂处理是否完全、针电极插入位置是否准确都可影响检查结果的准确性。

3. 肌状态 长时间紧咬牙后咀嚼肌会产生疲劳，使肌收缩力减小、肌电幅值下降以及功率谱由高频向低频转移。因此，在肌电检查前一定要向受检者讲明已选定的下颌运动方式，并使其能够熟练、准确完成，稍作休息后再进行检查，以避免在检查过程中反复运动导致肌疲劳，影响检查结果。

4. 心理因素 紧张、焦虑、疲劳等都可导致肌电活动变化，因此，临床上进行肌电检查时要对患者进行心理疏导以避免紧张情绪。

5. 姿势 下颌姿势位是靠肌张力和下颌骨重力的平衡来维持，是下颌牵张反射的结果，当头位改变如前倾、后仰、侧偏时，中枢神经通过调整相应咀嚼肌的张力维持这种平衡关系，从而使记录的肌电电位发生改变，例如，仰卧位时翼外肌的肌电活性低于直立位时。

四、肌电图的临床应用

肌电图记录的是不同功能状态下骨骼肌的电位变化，是诊断咀嚼肌功能紊乱、评价治疗手段和效果的重要工具，主要用于：①评价一块肌的作用——若肌电图上有明显电位变化，即表明该肌在所测动作中发挥作用，反之，即无作用；②判断一块肌的功能是否正常——电位明显高于或低于正常者均为肌功能异常；③鉴别肌源性和神经源性损害，前者表现为肌电图异常，后者肌电图正常。

（一）咀嚼肌功能紊乱的诊断

咀嚼肌功能紊乱通常进行下颌姿势位和牙尖交错位最大紧咬时双侧颞肌前束、颞肌后束、咬肌及二腹肌前腹的肌电检查。临床诊疗中，应结合患者症状及临床体征，分析哪块肌存在肌功能紊乱，并确定在何种下颌运动状态下做肌电图检查最为合适。

肌电图定量研究证实，大多数颞下颌关节紊乱病患者存在咀嚼肌功能紊乱，表现为下颌姿势位时升颌肌、特别是颞肌后束的电位明显高于正常，同一患者既可单独出现某一肌的高电位，又可同时表现出数块肌的高电位；而牙尖交错位最大紧咬时颞肌前束、咬肌肌电平均值显著降低。翼外肌功能异常普遍存在于颞下颌关节紊乱病患者中，表现为下颌姿势位时翼外肌下头电位大于翼外肌上头；紧咬时翼外肌下头电位大于或等于翼外肌上头；咀嚼运动时翼外肌上头与翼外肌下头的交替活动变为二者同步活动；张口或前伸运动时翼外肌上头电位大于翼外肌下头。

磨牙症与升颌肌功能紊乱有密切联系，特别是咬肌，在下颌姿势位和牙尖交错位紧咬时均表现为高电位；当长期的功能亢进导致肌功能严重受损、收缩力下降时，则表现为牙尖交错位紧咬时升颌肌低电位。

下颌的运动是一个肌群的协调动作，肌群中任何一块肌功能的异常，都会涉及另一块肌以至整个肌群的功能状态。故当咬合与口颌系统肌之间的平衡被破坏时，首先影响的是直接作用的肌，久之则可能引起整个口颌系统肌群的功能失调。

咀嚼肌肌电记录不仅是诊断咀嚼肌功能紊乱的重要手段，而且是评价治疗手段和效果的重要工具。颞下颌关节紊乱病患者治疗后，其症状缓解，但其咀嚼肌功能是否恢复正常？不能单纯依据临床检查，而应结合治疗前后的肌电图进行比较，根据电位值大小、肌功能活动的对称性等得出客观的结论。

（二）肌电图在颅颌面手术治疗中的应用

对于面型异常的严重骨性畸形，应用外科和正畸治疗结合的方法进行矫治，可以使患者在容貌上获得良好的外形，但正颌手术后，上下颌骨的空间位置发生了改变，虽然上下牙列达成了新的中性关系，但是不能达到牙自然建𬌗后所具有的尖凹相对关系。在咀嚼运动中，如出现早接触点或某个牙受到非轴向力，牙周膜中压力感受器发出的神经冲动会反射性地降低升颌肌的收缩力，表现为肌电活动的减少；另外，正颌手术可能使髁突在颞下颌关节中的位置发生一些细微的变化，关节囊中压力有所改变，致使压力感受器的活力增高，从而抑制肌收缩。因此，正颌外科手术前后进行正畸治疗，调整咬合关系，可减少因颌骨位置的突然变化对咀嚼肌带来的不良影响，降低咀嚼肌对新环境的适应负荷，消除异常肌张力，尽快恢复正常的肌功能活动，从而建立协调、平衡、健康的口颌系统。

不同的手术后出现不同的肌电特征。单侧唇腭裂伴前牙开𬌗患者术后可出现下颌姿势位时咬肌和颞肌电位增高，收缩功能降低，下颌边缘运动过程中肌功能不协调，肌不对称指数增高，静息电位延长。下颌前突患者在牙尖交错位紧咬时的颞肌、咬肌电位都小于正常咬合者，通过手术方法将下颌后推，术后 8 个月患者牙尖交错位紧咬、咀嚼、吞咽和喝水时的肌电活动基本与正常咬合者类似。因此，手术前后的肌电检测可以辅助判断咀嚼肌的功能变化、帮助分析手术效果，并且根据肌功能改变的程度指导肌功能训练，以期恢复甚至重建更有效的颌周肌功能，达到新的颌面部肌功能与颅面形态间的动态平衡。

（三）肌电图在口腔修复治疗中的应用

咬合修复应以建立生理𬌗为目的，即咬合与颞下颌关节协调，使口颌系统保持健康而功能正常。通过肌电图记录和咬合检查的对照，可观察咬合调整前后肌功能的变化，从而认识咬合的平衡状态和咬合治疗的有效性。

无牙颌患者行全口义齿修复时，可借助肌电检查确定颌位关系。矢状方向上，由于咬肌的主要功能是牵引下颌向前上方运动，颞肌是牵引下颌向后上方运动，故当咬肌和颞肌肌电幅值比约等于 1 时，无牙颌患者的颌位恰位于正中关系位之前，其间距接近自然牙列者牙尖交错位至后退接触位的距离，也接近无牙颌患者建𬌗的最适颌位与正中关系位的间距，此时患者的颌位接近肌力闭合道终点，在该位置建𬌗有利于咬肌和颞肌共同发挥作用，维持颌位关系的稳定。在控制咬合力状态下，无牙颌患者的升颌肌肌电幅值随着垂直距离增加而逐渐下降，在该过程中，有一个肌电幅值相对稳定的区域，且患者舒适感强，这提示无牙颌患者的咬合垂直距离有一定生理范围，约为 1.0mm（后牙区测点），全口义齿的垂直距离应确定于该范围内。

长期缺牙、咀嚼肌有萎缩的无牙颌患者，初戴义齿时需动用更多的肌潜能以满足咀嚼要求，故表现为咬肌肌电活性增强、持续时间较长；随着戴义齿时间的增加，咬合关系不断调整，咀嚼肌功能有所恢复，运动单位收缩强度增加，咀嚼效能较试戴初期增加，投入的运动单位较少，此收缩模式可使肌在咀嚼周期中得到较好的休息。因此，对于全口义齿戴用初期功能较差的现象，医生有必要在修复治疗前作适当的解释以调整患者的期望值，有利于修复顺利进行。

牙列重度磨耗后，垂直距离降低，升颌肌群为维持过低的咬合状态而过度收缩，患者在下颌姿势位时的颞肌前束、咬肌及二腹肌前腹的肌电幅值明显增高，而在牙尖交错位最大紧咬时的咬肌和二腹肌前腹肌电电位明显降低；同时，下颌向前上移位，髁突相应向后移位，压迫关节窝后区，并挤压关节盘向前，引起颞下颌关节病的发生，加重肌紧张。进行咬合重建恢复正常的垂直距离后，咀嚼肌明显松弛，肌纤维恢复到正常的收缩初长，收缩潜力增加，在牙尖交错位紧咬的肌力明显增加，并有效地改善了两侧肌力不平衡的状况。同时，髁突在关节窝内的不良位置得以改善，关节内压力减小，相应减轻咀嚼肌的张力。因此，通过观察肌电图变化是判断咬合重建效果的有效方法之一。

需要指出的是，肌电检查特别是表面肌电的检查结果并不是诊断相关疾病的金标准，其科学性和可靠性尚不十分满意。因此，在利用肌电图评价患者的肌功能状态和治疗效果时应该特别谨慎，要结合患者的病史、临床检查以及其他检查结果进行综合评价。另外，一些新的手段和方法如动脉自旋标记磁共振影像、肌力图（mechanomyogram，MMG）和肌电图的联合应用使对咀嚼肌功能的判断更加准确。

（陈永进）

思 考 题

1. 与肢体肌和躯干肌比较，咀嚼肌在肌纤维型上有何特点？
2. 试述咀嚼肌肌纤维型的功能意义。
3. 试述咀嚼肌运动单位的特点。
4. 试述咀嚼肌收缩特性与下颌功能运动的关系。
5. 咀嚼肌肌电检测的临床应用意义是什么？
6. 影响肌电检测准确性的常见因素有哪些？

第四章
下 颌 运 动

学习要点

1. 掌握下颌运动的神经肌肉控制。
2. 熟悉髁突运动轨迹。
3. 熟悉殆架的分类及应用。

下颌是人体运动最频繁的部位之一，人体进行咀嚼、言语等功能时离不开下颌的运动。下颌运动（mandibular movement）是在神经系统的支配下，通过下颌的肌、颞下颌关节与殆的协同作用产生的，因此下颌运动与口颌系统的健康状况密切相关。在功能活动中下颌运动灵活多变，但具有明显的规律性，可以利用仪器设备描记相关标志点的轨迹进行测量分析。

第一节 下颌运动的神经肌肉控制

下颌运动是在神经系统的支配下，通过下颌的肌、颞下颌关节与殆的协同作用产生的，是完成口颌系统功能的重要保证。控制下颌运动的因素分两类，共有四个因素。解剖性控制因素三个：双侧颞下颌关节和咬合接触；生理性控制因素一个：即神经肌肉系统。颞下颌关节为下颌运动的转动和滑动轴，机械的限定了下颌的运动范围。咬合关系限定了下颌运动的上界和有牙接触时的下颌运动的轨迹。神经肌肉活动是下颌运动行使功能（如咀嚼、吞咽、言语、歌唱等）不可缺少的。控制因素中的双侧颞下颌关节是相对固定的，无法改变；而咬合接触，能够修改，甚至重建。通过修改殆面，可以改变牙的受力情况，改变牙周韧带的应力分布，从而改变本体感受器的传入信号，间接地调节神经肌肉的反应。

下颌运动的神经控制具有随意的和反射的双重性质。下颌运动是由随意肌收缩而实现的，属于可由意识精确控制的随意运动，某些频繁重复的功能性运动（如咀嚼运动等）常形成个体习惯运动型。同时亦有一些下颌运动具有反射性（如伤害保护反射）的性质。

一、下颌运动的神经传导通路

下颌运动的神经传导路径可分为传入路径、中枢控制和传出路径。脑干的三叉神经系统分为功能上密切联系的感觉与运动两部分，是下颌运动神经传导的结构基础。

（一）下颌运动的感觉传入路径

与下颌运动有关的感觉大都通过三叉神经传入纤维进入脑髓。三叉神经感觉核分由脑桥至脊髓上颈髓段，分为中脑核、主感觉核和脊束核。来自舌、唇、口腔黏膜与口周围组织的感受器接受的浅感觉，经三叉神经半月神经节、三叉神经感觉核（主核和脊束核）、对侧丘脑外侧核三级神经元，最后投射到中央后回下部（图 4-1）。

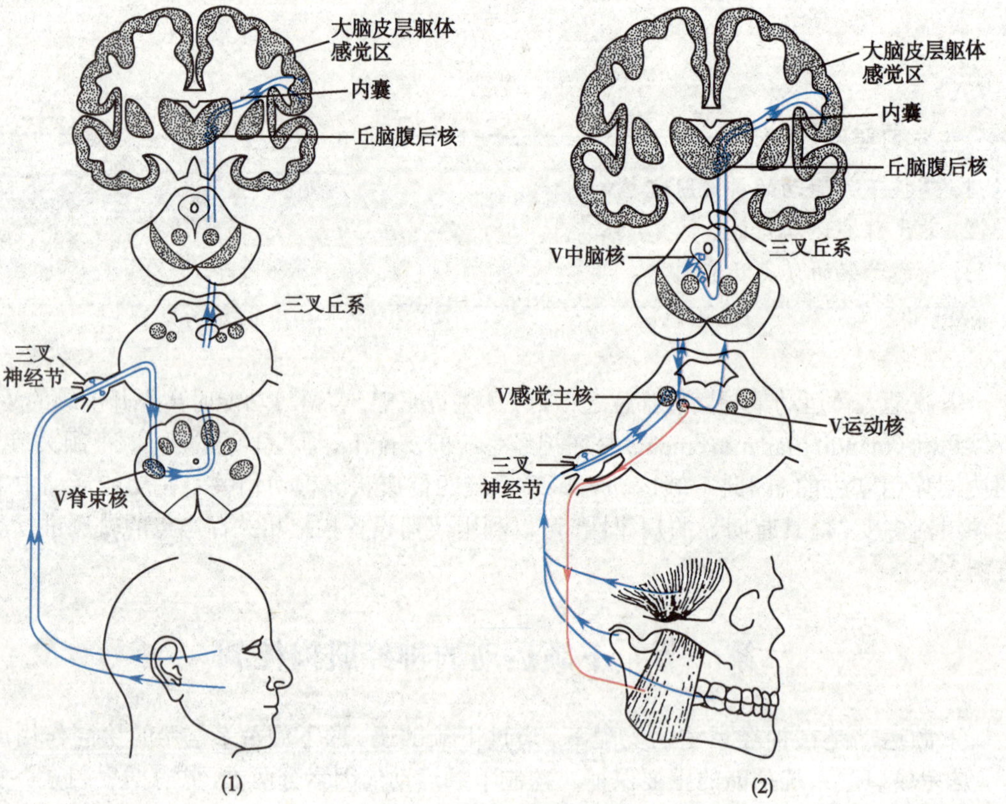

图 4-1　三叉神经感觉传导通路

（1）三叉神经痛觉和温度觉传导通路。（2）三叉神经本体感觉和触觉传导通路。本体感觉与三叉神经运动核的神经元相突触形成反射弧，支配咀嚼肌

通过研究，目前对来自颞下颌关节、肌梭及牙周韧带本体感受器的深感觉的传导通路有了一定的认识。牙周膜中本体感觉冲动向中枢的传递途径有两条，其一是通过半月神经节投射到三叉神经感觉主核；另一投射到三叉神经中的脑核，在这两个核团换元后，再向丘脑传递，直至皮层感觉区，形成被人意识到的感觉。但有证据表明，在上述两个感觉通路上的核团与三叉神经运动核之间存在侧支联系，从而能形成单突触反射来调节咀嚼肌的活动，迅速地、下意识地对口颌系统功能进行控制。

（二）下颌运动的传出路径

由中央前回下部的巨型锥体细胞和其他锥体细胞的轴突组成皮质脑干束，经内囊膝部、中脑、脑桥终止于两侧的三叉神经运动核。由三叉神经运动核细胞的轴突组成三叉神经运

动纤维支配咀嚼肌；三叉神经运动核尚接受来自三叉神经中脑核的纤维(图 4-2)。下颌运动的协调受锥体外系纹状体的苍白球和小脑的影响。

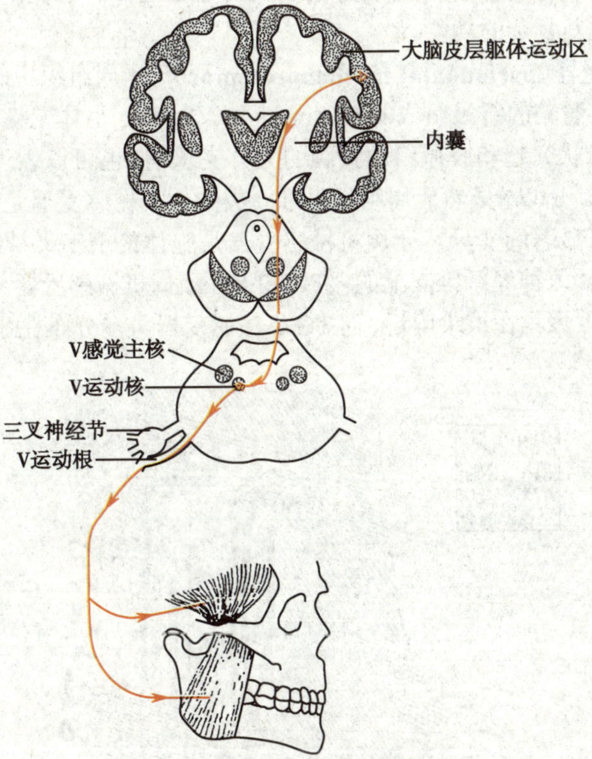

图 4-2　三叉神经运动传导通路

咀嚼运动是下颌运动的重要方式之一。咀嚼的基本节律运动型由位于脑干的中枢模式发生器产生，皮层的高级中枢活动能发动咀嚼运动，并且调节咀嚼运动的协调性。口周、口内、肌的感觉传入，反馈调节咀嚼运动。因此，咀嚼的最终形式是，脑干的咀嚼中枢模式发生器受高级中枢的影响和周围感觉反馈作用的结果。

小脑与口腔行为的关系尚未获得很好的研究。一些研究显示三叉神经的感觉信息传入小脑，可能在引导下颌由不同的开口位到达牙尖交错位起重要的作用。牙尖交错位的改变，如正畸的牙齿移动，或者殆间装置的使用，可能需要小脑的适应。大脑的皮质运动区对咀嚼肌随意运动的发动和调整具有决定性的意义，其他较高级的中枢结构，基底神经节、脑干的网状结构在肌运动和肌紧张的调节也有重要的作用。主要负责情绪状态的边缘系统，以及调节体温、营养摄取、水平衡、内分泌、情绪反应等下丘脑，也影响咀嚼肌的功能。

(三) 与下颌运动有关的感受器

感受器是一种特殊的结构，它能感受到体内外环境变化的刺激，将各种不同的刺激转化为神经冲动，经传入神经传到中枢系统引起感觉。根据感受器所在部位和功能不同而分为外感受器(extroceptor)和本体感受器(proprioceptor)。前者位于身体表面，感受外界环境变化的刺激(痛觉、温度觉、触觉和压觉等)；后者位于身体内部感受体内环境变化的刺激，形成位置和运动的感觉。根据受刺激的性质不同又可分为机械性、化学性、温度和光的感受器等。有些感受器可对多种刺激做出反应，称多型感受器。感受对机体产生伤害作用的较强刺激后形成痛觉的感受器，又称伤害性感受器。在形态上它们可分为游离末梢和囊包末梢两大类。口腔是人体多种感觉较为集中的部位，在上述多种感觉的相互配合和协助下，口腔才能顺利地完成其复杂的功能。

1. 牙周机械感受器（periodontal mechanoreceptor） 牙周组织中的机械感受器是由大直径（1～15μm）的有髓鞘的纤维组成的 Ruffini 小体。Ruffini 小体无囊包裹，并且表现出多样性。可以是通过指状突起和胶原组织接触的大分支末梢，也可以表现为没有指状突起的小神经末梢（图 4-3）。所以，虽然牙周组织里唯一类型的机械感受器是鲁菲尼氏类型末梢，但是在形态学上确有显著的变异。牙周机械感受器是胞体位于三叉神经节（TG）或三叉神经中脑核（MS）中的传入神经纤维支配的。TG 和 MS 牙周机械感受器分布于牙周组织不同部位。MS 机械感受器聚集在根尖附近，而 TG 机械感受器大多分布在牙根中部。

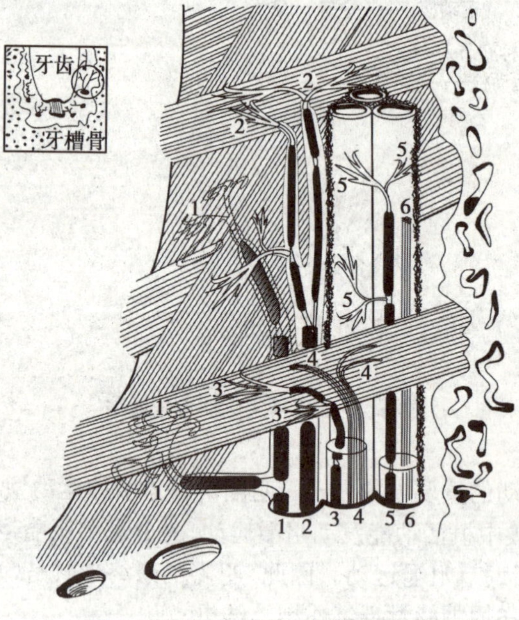

图 4-3　牙周组织中的机械感受器

1 示复杂的类似 Ruffini 小体；2、3、5 示简单的类似 Ruffini 小体；4、6 示单独的无髓鞘的轴突束（仿 Byers MR）

对牙齿施力时，牙周机械感受器反应有两种模式，一种是快适应性的，即很快就能对刺激形成适应，而减少或完全停止向中枢发出冲动。另一种是慢适应性的，在接受刺激后迟迟不形成适应而持续地发放冲动传入。除对施力产生反应外，牙周膜感受器对伤害刺激及温度变化刺激也有一定反应。

牙周膜本体感受器极为敏感，牙冠的任何部分受到极度轻微触压时，即可引起触 - 压觉反应，并可感觉出力的强度及方位，此种感觉在失活牙上仍然存在。通过施力于牙齿来检测触觉阈限为天然牙的被动触觉阈限，可以比较特异地描述牙周机械感受器的触觉敏感度。天然牙的被动触觉阈限能达到 10mN（1g）的水平，且被动触觉阈限存在个体差异，受牙位、性别和受力方向的影响，也可因炎症、疲劳等不同因素的影响而有所波动。牙周膜的触 - 压觉对于调节咀嚼压力、协调咀嚼肌和颞下颌关节运动，以便顺利地进行咀嚼活动是必不可少的。实验证明，牙齿咬合正常，才能保持正常的敏感度，而错位的牙齿，敏感度将受到不同程度的影响。错㱓患者对鉴别食物的物理性质的能力减低。

2. 牙髓中的感受器 牙髓神经多属有髓鞘的感觉神经，末梢伸达冠髓的表层，有些达前期牙本质，还见有牙髓神经短距离地沿牙本质小管进入已钙化的牙本质。主要感觉疼痛等伤害性刺激。

牙髓中的神经纤维可分为有髓鞘的A类纤维（占75%）和无髓鞘的C类纤维（占25%）。A类纤维（传导速度>2m/s）又根据纤维直径和传导速度分为Aα、Aβ和Aδ三种，大多数为Aδ纤维。一些Aδ类牙髓神经纤维对牙本质的机械刺激有反应，如钻磨、吹风和探查。当牙本质表面受到的急剧冷热和静水压力刺激主要激发Aβ纤维，其产生神经兴奋的刺激阈值较低，可产生尖锐快痛，可定位，通常认为它与牙本质敏感有关。而C类纤维（传导速度<2m/s）主要介导炎性反应，刺激阈值较高，产生持续钝痛，为弥散性慢痛，不能准确定位。一般，持续的冷热和化学刺激才会激发C类纤维，可促使其释放神经肽等多种血管活性物质，可能对牙本质过敏有重要的调节作用。有些牙髓神经纤维仅对一种类型的刺激有反应；其他的则对一种以上的刺激有反应。因此，牙髓含有两种伤害感受器，一种对单一类型的刺激有反应，而另一种对几种不同类型的刺激均有反应。

3. 咀嚼肌中的感受器

（1）肌梭（muscular spindle）：是牵张反射的感受器，位于肌纤维之间，与肌纤维平行排列。肌梭是一种有包囊的梭状感受器，其内部有特化的肌纤维称为梭内肌纤维，其外普通的肌纤维称为梭外肌纤维（图4-4）。梭内肌纤维根据其形态又分为核袋纤维和核链纤维。梭内肌纤维的中央部不能收缩，但有很好的弹性。当肌受到拉伸时，梭内肌纤维的长度也产生相应变化，产生神经冲动由肌梭内的Ⅰ、Ⅱ类传入纤维传到中枢。梭外肌纤维由来自脊髓的α运动神经元支配收缩。梭内肌纤维是由γ运动神经元兴奋引起收缩，变短，增加对肌梭的刺激。γ运动神经元的作用可理解为调节梭内肌的灵敏度，当它的兴奋程度较高时，肌梭的敏感程度也较高，可因较小的牵拉而发放较强信号到中枢，这种反馈机制被称为γ环路。肌梭属于感知肌长度、收缩速度和加速度的本体感受器。

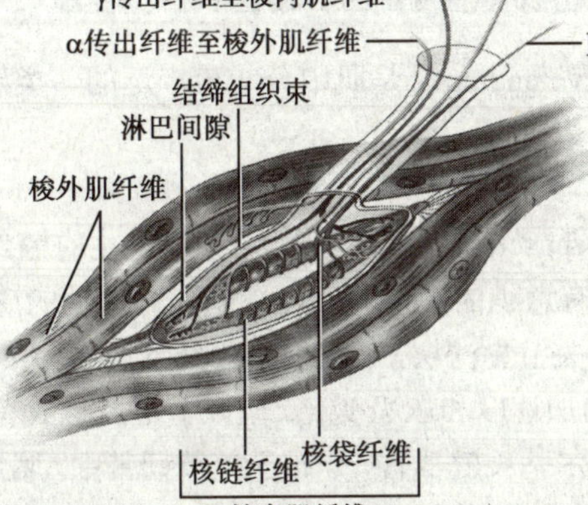

图4-4 肌梭

有些研究学者称咀嚼肌中的肌梭主要分布于升颌肌群，而翼外肌和降颌肌中则少见甚至没有肌梭。

(2) 高尔基腱器官(Golgi tendon organ)：位于肌和韧带中，最常见于肌、腱连接处，与梭外肌纤维呈串联排列。它外包分层的结缔组织被囊，有几条有髓神经纤维分布其中。当肌作等长收缩时对高尔基健器官的刺激最强，其功能主要感受肌收缩时张力变化。防止肌过度收缩而损伤肌。

(3) 环层小体(Pacinian corpuscles)：散在于皮下、肌腱、盘膜和骨膜等部位，约有 30 层被囊，中间是含神经末梢的中轴，它是一种快适应的机械感受器，只对突然施加的导致组织变形的机械刺激起反应，尤其对振动敏感(图 4-5)。

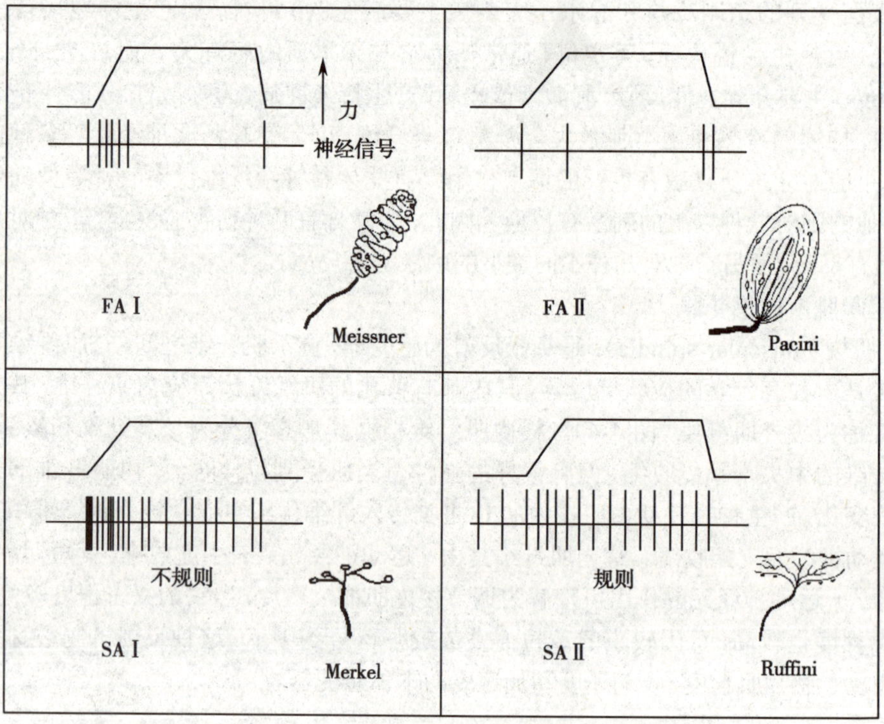

图 4-5 感受器分类和特征

FA：快适应机械感受器；SA：慢适应机械感受器

(4) 游离神经末梢(free nerve ending)：是肌中分布最广泛的一类感受器，主要感知伤害性的各种刺激。

4. 颞下颌关节的感受器

(1) 鲁菲尼小体(Ruffini corpuscles)：位于关节囊的浅层，由有髓纤维供应，属有包囊的末梢，它是慢适应感受器，产生有意识的关节静态位置变化和运动的感觉。

(2) 环层小体：成群分布于关节囊深层，形似但小于结缔组织中的环层小体。它属于快适应的低阈感受器，感知运动的加速度和压力变化，但似乎不能形成有意识的关节感觉。

(3) 腱器官：类似肌中的高尔基氏腱器官，分布于关节韧带中，属慢适应的高阈感受器，其功能是防止在开口运动中对关节的过度牵拉。

(4) 游离神经末梢：由细神经纤维分支形成，分布于关节囊、脂肪垫和滑膜中，属高阈慢适应感受器，可感知关节的过度运动和疼痛。

5. 皮肤黏膜中的感受器　在颅面、口腔的皮肤、黏膜中也存在多种感受器，除了游离的神经末梢外，还有许多特殊的有被囊的末梢结构如 Merkel 小体、Meissner 小体、Ruffini 小体、环层小体和 Krause 末梢球等。

（1）Merkel 小体（Merkel's corpuscle）：又称为 Merkel 盘，SA Ⅰ机械感受器，位于表皮突起的基底层，呈扁平形，有指状突起伸入角质形成细胞之间。当这类感受器受到刺激时，起初可传递一个强的而产生部分适应的信号，以后是慢适应持续的弱信号，可能是一种稳定状态的信号。从而使人能够确定某物体持续性的接触。它是压觉感受器，主要分布在口腔黏膜及唇部（图 4-5）。

（2）Meissner 小体（Meissner's corpuscle）：FA Ⅰ机械感受器，又称触觉小体，是由一系列其间穿插分布有神经末梢的板层结构形成的小柱状结构，位于真皮乳突内，且散布在舌尖和唇部。当它受到刺激后很快产生适应，对轻物体在皮肤和黏膜上移动非常敏感。一些 FA Ⅰ神经末梢可能止于这些柱状结构内（图 4-5）。

6. 味觉感受器　味觉感受器是由上皮细胞分化形成的味蕾，能将接受的化学刺激转化为神经冲动，传入中枢。

7. 感觉的形成和传递　感受器能将各种形式的物理和化学的刺激能量转变神经冲动，经传入神经纤维传向中枢神经系统。感受器产生的神经冲动向中枢的传递往往要通过多级神经元的“接力”传递，即通过多个突触的电位 - 化学递质 - 电位的转换过程。神经冲动传递至大脑皮质即形成上升为意识的感觉。但也有些神经冲动在低位中枢即通过突触联系引起运动神经元的兴奋。

8. 效应器　效应器是运动神经元向外周组织器官发出的神经末梢，支配肌、血管、腺体的活动。在𬌗学的范畴里，主要关心的是神经冲动对骨骼肌的支配作用。运动终板（也称为神经 - 肌肉连接）是由运动神经元的轴突终末与骨骼肌纤维共同形成效应器，分布于骨骼肌内，支配肌纤维的收缩。神经传出的兴奋以释放递质（乙酰胆碱）的形式产生终板电位，当终板电位达到一定阈限时即可形成能沿肌膜传播的动作电位，通过“兴奋 - 收缩耦联”而引起肌纤维的收缩。每个运动神经元发出的神经纤维进入所支配的肌后，反复分支，每个末梢小支可支配一条肌纤维，因此一个运动神经元所支配的肌纤维是同步收缩的，称为一个运动单位，它是肌最基本的功能单位。

二、下颌反射活动

神经反射（nervous reflex）是在中枢神经系统的参与下，机体对内外环境刺激所作的规律性应答反应。反射弧（reflex arc）包括五部分，即感受器、传入神经纤维、中枢神经系统、传出神经纤维和效应器。感受器使刺激能量转变为冲动，沿传入神经元到达后神经根或颅内相应的部位，在中枢神经系统经过处理，再将冲动由特定的传出神经元传送到所支配的骨骼肌。虽然信息到达高级中枢，但反射不受意识控制。在正常时，不受高级中枢影响。反射活动可以是单突触或多突触的。当传入纤维直接刺激中枢神经系统的传出纤维时，出现单突触反射活动。当传入神经元刺激一个或多个中间神经元并依次刺激传出神经纤维时，可发生多突触反射。

口颌系统存在控制下颌运动的几种下颌反射（jaw reflex）。

1. 闭颌反射(jaw-closing reflex) 是升颌肌的牵张反射(myotatic reflex)，其反射弧可能是下颌反射活动中最简单的，由两个神经元和一个突触组成。这种单突触反射的潜伏期很短，人类只有6ms。感受器包括降颌肌的肌梭。肌梭受到牵拉时放电，Ia传入纤维活动，兴奋传导至三叉神经中脑核，这些神经元的中枢突与三叉神经运动核的α运动神经元形成突触联系，α运动神经元的兴奋产生被牵拉的降颌肌收缩(图4-6)。这个反射与膝跳反射(knee-jerk reflex)相似，也称为颌跳反射(jaw-jerk reflex)。如果选择单个肌记录时，又可称为咬肌反射或颞肌反射，通常由突然敲击颏部引发出来。这种突然相位运动(时相性牵张反射)与肌为保持下颌姿势产生的紧张收缩(紧张性牵张反射)十分不同，后者依赖于α和γ传出纤维同时活动(图4-4)。这种短潜伏期的下颌降颌肌的活动也可以通过刺激牙周韧带的感受器引发出来，传入纤维的胞体位于三叉神经中脑核，但多数是在半月神经节(trigeminal ganglion)。

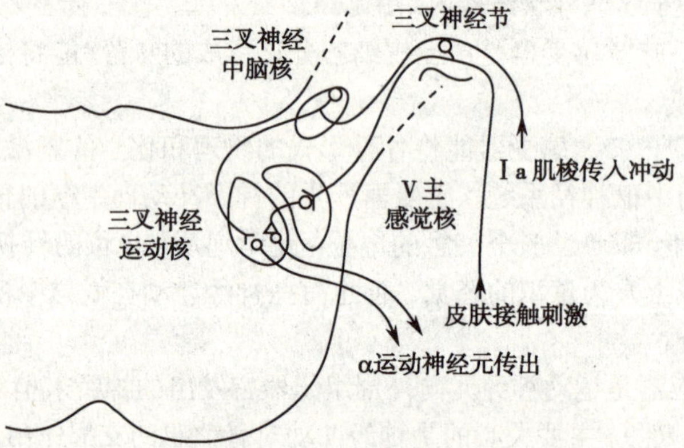

图4-6　开颌反射与闭颌反射的神经传导通路
初级传入神经元位于三叉神经节和中脑核

2. 开颌反射(jaw-opening reflex) 反射弧涉及两个或更多的突触，其传入纤维分布到颞下颌关节、牙周、口腔黏膜和面部皮肤的多种感受器，它的传出纤维由α运动神经元组成，支配二腹肌、翼外肌下头和其他开口肌(见图4-7)。当颞下颌关节、牙齿和口腔黏膜的感受器受刺激时，位于三叉神经脊束核(trigeminal spinal tract nucleus)的中间神经元兴奋；当舌、咽、喉的感受器受到刺激时，兴奋的中间神经元位于孤束核(solitary tract nucleus)。这种颅面反射是胎儿最先表现出的反射活动，轻微地刺激口腔黏膜机械感受器可以引发出这种反射。

咀嚼食物时，如果牙齿突然咬到坚硬物，牙齿和牙周组织遇到有害刺激，下颌也会反射性迅速下降，使牙齿脱离有害刺激的物体，称之为伤害反射(nociceptive reflex)。在这种情况下，两个肌群的活动必须协调以完成所需的运动反应。有关的感受器兴奋，经传入神经纤维将信息送到三叉神经运动核的中间神经元，发生兴奋和抑制两种反应。传入冲动刺激抑制性神经元，其传出的信息使升颌肌的活动迅速受到抑制，以防止牙齿继续咬硬物；同时兴奋性中间神经元也受到刺激，传出的兴奋使降颌肌收缩，牙齿脱离潜在的危害。总的活动结果是使下颌迅速下降，牙齿脱离导致有害刺激的物体。这个过程称拮抗性抑制。

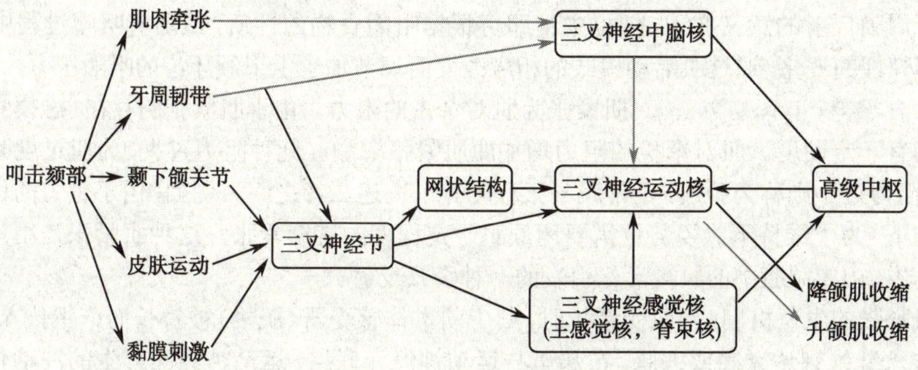

图 4-7　下颌反射活动

叩击颏部激活了几种感受器，不但引起肌收缩，引起闭颌动作，而且传导至高级中枢通过传出通路影响运动神经元主要是抑制运动神经元活动。当颞下颌关节，口腔黏膜等受到刺激时，通过三叉神经节到三叉神经脊束核，通过 α 传出纤维支配降颌肌收缩

3. 逆转牵张反射(inverse stretch reflex)　肌的收缩到其休息长度时，其收缩压会逐步抑制以致完全停止，据认为这是由于肌长度停止变化后的收缩使肌张力上升，致使高尔基腱器官发放冲动引起的。在口颌系统中，当下颌闭合到牙尖交错位时，升颌肌长度即不再改变，由此开始的逆转牵张反射可抑制升颌肌群活动而有利于控制𬌗力，并为下一次开口运动做好准备。牙列缺损、缺失或重度磨耗不利于逆转牵张反射的出现，减少了肌自然放松的机会，而合理的修复或咬合板治疗则有利于这一生理性反射活动。

4. 下颌卸载反射(jaw-unloading reflex)　是一种保护性反射。它可以防止牙齿突然咬碎硬物造成上下颌牙齿相互有力的撞击。生活中最常见的是用牙咬碎硬壳果，果壳突然破碎，升颌肌的阻力突然消失，这时升颌肌的活动急剧降低，而降颌肌（特别是二腹肌）活动升高，因此牙齿不会撞击到一起。所涉及的感受器和中间神经元尚未确定。从这一反射极短暂的潜伏期看，也属于低位中枢间的单突触或双突触反射。

5. 水平颌反射(horizontal jaw reflexes)　指的是下颌向外侧或水平方向运动的反射。这一反射涉及侧方𬌗接触以及牙导（dental guidance）对下颌运动的影响，其临床意义很重要。水平颌反射还可能与肌功能的变化引起的结构改变，如某些错𬌗及颞下颌关节疾病有关。但是由于翼外肌与其他肌相比体积小、不易接近，对水平颌反射的研究较少。少量的研究已证实，水平颌反射的存在，但未弄清其神经机制。感受器多数涉及牙和牙周膜。刺激猴和兔子的牙齿可以引发与翼外肌活动有关的下颌水平运动。

6. 牙周膜反射(periodontic reflex)　兔、猫、鼠等动物实验研究中观察到，轻叩牙齿刺激牙周膜中的本体感受器，可能引起短暂的咬肌活动，对一侧上切牙的唇侧或舌侧施加压力，可观察到下颌向对侧偏斜，这时对侧的颞肌、颊肌和双侧翼外肌活动明显增强，在切断眶下神经后这一现象消失。因此推断有关肌活动是牙周膜中感受器发出冲动所诱发的反射。

牙周膜向中枢传入冲动的通路：①通过半月神经节投射到三叉神经感觉主核；②直接发射到三叉神经中脑核。在三叉神经感觉主核和三叉神经运动核之间切断脑干，则上述反射活动消失，说明三叉神经感觉主核是这一反射弧中不可缺少的一环。牙周膜反射有一定的特异性。牙长轴向或水平向受力，以及不同的水平方向受力时，会有相应的肌活动应答模式。

牙周膜反射的意义在于，低位中枢即可根据咀嚼食物的性质，或随着咀嚼过程中食物硬度和弹性的变化，通过肌活动模式的相应改变而调节加于上下颌牙齿的咀嚼压力。

7. 肌紧张（muscle tone） 肌紧张为肌对牵张的阻力。由于肌紧张的存在，触摸骨骼肌感到其有一定硬度。肌对牵拉的阻力增加即肌紧张增加。此种阻力过大，为肌过度紧张或痉挛，阻力过小则称为弛缓，正常肌紧张程度介于上述二者之间。例如，由于重力的作用使下颌向下，为了维持下颌姿势位需要闭颌肌一定程度的持续紧张。这种肌紧张是由单突触反射产生，由闭颌肌中的肌梭活化引发的一种牵张反射。

肌紧张的生理机制：当肌受牵拉时，其中的本体感受器（肌梭）被拉长而产生传入冲动，通过传入纤维到达脊髓或大脑，在那里与运动神经元联络，运动神经元产生的冲动传出达到受牵拉肌纤维的运动终板，引起肌轻度收缩。由于肌梭与梭外肌纤维平行，肌收缩时肌梭上的张力随之减少，同时肌梭感觉系统发放的冲动也减少。肌梭（图 4-4）能通过肌梭的运动纤维收缩，使肌梭变短，以保持适当的“灵敏度”，这就是肌紧张的基础。当肌被牵拉时，肌梭上的张力亦增加，肌梭运动系统活动增加直至肌的反射性收缩达到一定程度。这样一种由中枢神经系统影响的自我调节机制在很大程度上控制着肌紧张。

α 运动神经元的活动除受肌梭影响外，也为其他感觉传入所影响。在肌电图测试中可观察到触摸面部皮肤可使有关肌的肌电活动发生变化，此点表明皮肤的感受器也参与伸张反射，从而影响下颌的位置和肌紧张程度。网状结构调节脊髓的牵张反射（stretch reflex，也称为伸张反射）和肌紧张。其对肌紧张的控制作用是通过 γ 传出而实现的。抑制性信号来自大脑皮质和小脑皮层的冲动，而易化作用则是由网状系统接受来自向上传入（包括来自肌）的冲动，通过 γ 传出而实现的。因此，向上传入的外周感受信息能易化肌的牵张反射，抑制（避免）伤害的屈肌反射（flexor reflex）。而从大脑和小脑下行的冲动则抑制肌的牵张反射，易化屈肌反射。

三、个体下颌运动型

𬌗面形态决定着牙支持组织受力的方向，支持组织的本体感受器受到应力的刺激，传到神经中枢，经过信息整合作用，通过传出神经支配相关的肌活动，形成对个体消耗能量少、避免疼痛与不适、能发挥最大效能的个体下颌运动型（individual pattern of mandibular movement）。牙周韧带的本体感觉只是口颌系统传入信息的一部分，从颞下颌关节、肌、肌腱、筋膜、韧带等处传入的信息也参与合成“运动程序”（形成个体下颌运动型的过程）。来自口颌系统本体感受器的信号，根据其强度不同，有些在神经肌肉系统中出现反应，也有些不出现反应。反应可表现为咀嚼运动型的改变，限制某种运动。在上述调节过程中，从各个牙齿的牙周韧带及口颌系统其他部分的本体感觉传入神经中枢，经过综合比较，确定一个就现有咬合状况而言，危害作用最小、最适当的下颌运动型，这是口颌系统保护性反射的结果。

例如，某人牙的𬌗面已磨耗成平面，牙尖斜度很小，咀嚼末期往往呈水平向运动有利于咀嚼的完成，结果牙支持组织的受力就比垂直向咀嚼受力小。具有这种类型𬌗面的人，其神经系统就会发出作水平向运动的指令，通过咀嚼肌活动来调节下颌运动方式。反之，当𬌗面牙尖斜度大时，在咀嚼末期，如作水平向运动，就会形成创伤性的侧向力，在这种情况下，神经肌肉就会调节成范围狭小的垂直向杵臼式咀嚼运动。当一个人一侧某一个或几个牙缺失、或牙承受力减小时，则该侧运动将被抑制而用对侧牙咀嚼，形成偏侧咀嚼运动。同理，当牙齿或其支持组织支持力减小时，亦会导致开口度减小，闭合速度变慢。口腔医生可以通过调整𬌗面、修复缺失牙等治疗方法解除对某种运动方式的限制。

在下颌运动中，𬌗程序（occlusal program），即𬌗对神经肌肉功能程序的影响，它的形成是一个长期适应的过程。乳牙萌出后，婴儿逐渐获得了牙位的感觉，通过咬合接触运动，探索为上下颌牙齿接触所需要的下颌位。最初运动是不协调的，就像开始学走路一样，随着更多的牙齿萌出在功能位置，由牙周韧带及颞下颌关节本体感觉与舌及黏膜触觉，逐渐诱导形成个体特定的下颌运动型。在正常情况下，𬌗形态的改变极为缓慢，神经肌肉的功能和颞下颌关节形态的改变与𬌗的改变完全能达到协调一致。但在某些异常情况，如不良修复体、充填体、缺隙两侧邻牙的倾斜和对𬌗牙的过长等，𬌗形态改变较大较快，其他有关因素就不一定能与之适应，达到协调一致，从而产生潜在的或临床的病态。

总之，在下颌运动的控制因素中，双侧颞下颌关节是无法直接使之改变的。但𬌗可在一定范围内进行调整，通过神经肌肉系统的反应，达到改变的目的。

第二节　下颌运动的形式范围和轨迹

一、下颌运动的形式及基本范围

（一）下颌运动的形式

下颌运动形式极为复杂，通常将运动归纳为开闭口运动、前后运动及侧方运动。

1. 开口运动（opening movement） 指从牙尖交错位作开口的动作。正常情况下，双侧髁突在开口时作对称的运动，下颌开口垂直向下，无偏斜。可将开口运动分为三种：小开口运动，又称为铰链运动（hinge movement）；大张口运动（同时有旋转和平移相结合的复杂运动）；最大张口运动（髁突仍是只作旋转）。

2. 闭口运动（closing movement） 指下颌循开口运动路径向相反方向回到牙尖交错位。

3. 前伸运动（protrusive movement） 指下颌向前的运动，通常是指下颌从牙尖交错位微张口沿上牙舌面滑动至切牙切缘相对的对刃位置。最大前伸运动，下颌继续前伸直到最前位。此时双侧髁突偕关节盘同步协调地沿关节结节后斜面向前下方滑动，运动主要表现在关节上腔。

4. 后退运动（retruding movement） 指下颌循前伸运动路径作相反方向运动到达牙尖交错位。从牙尖交错位继续后退，髁突尚有少量后退余地，并在上下牙列间形成后退接触位。

5. 侧方运动（lateral movement） 指下颌从牙尖交错位向一侧滑动，通常指不脱离上下牙之间的接触，至上下尖牙牙尖顶相对的位置。向左侧运动时为左侧方运动，其左侧髁突为工作侧，而右侧髁突为非工作侧；向右侧运动时为右侧方运动，右侧为工作侧（working side），左侧为非工作侧（non-working side）。侧方运动属不对称运动，两侧髁突的运动有很大差异，工作侧髁突以旋转为主，非工作侧髁突以滑动为主。

（二）下颌运动的范围

1. 边缘运动（border movement） 指下颌向各个方向所可能做的最大限度运动，代表了颞下颌关节、肌、韧带等组织结构在下颌运动方面的功能潜力。一般认为，下颌可以向侧方运动约 10mm，开口约 50～60mm，前伸约 9mm，后退约 1mm。日常生活中的咀嚼、语言等功能运动，均包含在边缘运动轨迹的范围内。边缘运动轨迹虽有个体差异，但在同一个体具有高度的可重复性。临床上利用边缘运动轨迹的对称性、稳定性、流畅性和范围大小等特点，作为判断颞下颌关节功能状态的指标。

2. 习惯性开闭运动 习惯性开闭运动又名“叩齿运动”(tapping movement)。下颌通过这一运动回到肌和颞颌关节张力最小的位置，这个位置可以作为恢复𬌗关系的依据。从水平面看，该位置位于边缘运动的后界前 0.5～1mm 范围内。测定时应注意使患者精神放松，头位姿势自然，开口度大小和开闭速度适中。在严格控制上述因素的前提下，习惯性开闭口能相当准确地闭合于牙尖交错位。

3. 功能运动(functional movement) 下颌功能运动包括咀嚼、吞咽及语言等活动，此处仅叙述咀嚼运动。咀嚼运动是人类赖以生存的最重要的下颌功能运动。咀嚼运动轨迹存在个体差异，与个体的咀嚼习惯、牙列形态和牙齿𬌗面形态有关，即使同一个体，由于咀嚼不同性质、不同数量的食物以及咀嚼的不同阶段，其轨迹的形态均有差异。咀嚼运动位于边缘运动的范围内，依食物大小决定其开口的范围，前后左右的运动范围，以上下牙列𬌗面间自由滑动为界。

二、下颌运动记录的发展过程

下颌运动靠双侧联动的颞下颌关节控制，髁突的体积显著小于关节凹，因此变化空间大。下颌运动虽然非常灵活多变，但也具有明显的规律性。下颌骨弓在大开口、大力咬等情况下可出现微小的挠曲变形，但仍可被近似地看作一刚性整体。从物理学角度，刚体的一切运动都可以分解为旋转(rotation)和平移(translation)两种基本方式。所谓旋转是指围绕一个轴进行的运动，这个轴可能位于运动物体之中，也可能位于运动物体之外。物体旋转时，其中各点的运动幅度和方向都可能不同。而平移是指物体中所有的点同方向、同速度、等距离地进行运动。研究表明，在大多数情况下，下颌运动是上述两种基本运动方式的混合。仅在一些特殊的场合，下颌才作单纯的平移或旋转。

(一) 下颌运动记录的标志点和的三维观测面

对于下颌运动作定量研究时，需要指定标志点和观测面，依据轨迹图形测量分析下颌的整体运动。目前常用的标志点有髁点、切点等，以及三维观测面。

1. 标志点 位于下颌前端的切点(incisor point)和双侧髁突部位的髁点(condylar point)是常用于观测下颌运动的标志点。切点(下颌中切牙近中接触点)位于下颌前部，标志点明确，容易标记，且距离下颌旋转轴较远，运动幅度大利于观察，选点的差异对观测结果的影响较小。

髁突在活体无法直接观测，隔着数毫米厚的软组织(包括皮肤、皮下组织、关节囊)难以确定，其形态也有很大的个体差异，难于准确定位。因此，临床常采用铰链轴点为髁突的运动轨迹观测点，用以记录下颌运动轨迹。髁突铰链轴(hinge axis)是一条假想的穿过两侧髁突的横向轴线。下颌在小范围内(0～10mm)开闭口运动(铰链运动)时，髁突位于关节窝前上位，沿此轴作转动，铰链轴即下颌转动运动的中心，是可以重复确定的。铰链轴在双侧髁突外侧皮肤的投射点为铰链轴点。铰链轴点需用复杂的运动面弓装置在受测者头部，在下颌作铰链运动的过程中测出的。虽然有研究表明铰链轴点的定位会有一定的差异，但目前还是临床常用的下颌运动记录标志点。

有学者观测磨牙点的运动轨迹，但由于磨牙距离面颊部软组织近，定点时易受干扰，另外其轨迹形态介乎于切点和髁点的形态之间，没有特殊的观测必要。

2. 三维观测面　按解剖学惯例，从额平面（冠状面，frontal plane）、矢状面（sagittal plane）、水平面（horizontal plane）观察下颌运动（图 4-8）。通常把眶耳平面（Frankfort plane）作为基准水平面。但临床上为了方便常用另一些外部标志来构成基准水平面，如𬌗平面、鼻翼耳屏线（Comper's line）等。这些平面相互之间不平行，但据统计存在一定的对应关系（图 4-9）。矢状面和额平面以基准水平面为准，构成相互垂直的三维直角坐标系。

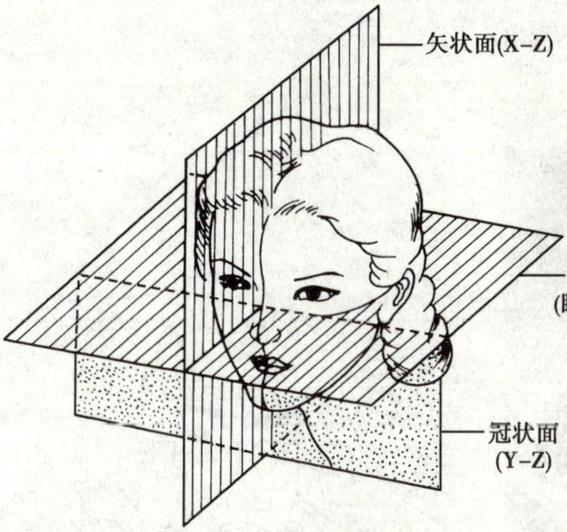

图 4-8　颅面三维坐标系

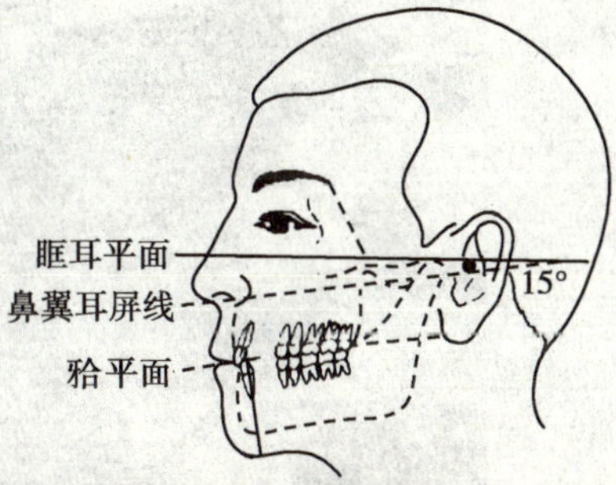

图 4-9　眶耳平面、鼻翼耳屏线与𬌗平面

规定左右的水平横轴为 Y，前后向水平纵轴为 X，上下向垂直轴为 Z，则相应的 X-Y 为水平面，Y-Z 为冠状面，X-Z 为矢状面（图 4-8）。下颌是在三维空间中作六个自由度（相对于直角坐标，下颌髁突运动假想的转动轴标系三轴的滑行和旋转）运动，为测量下颌整体运动状况需要同时测量其上三个标志点相对于参考坐标系的空间位移，由此建立矩阵方程，并能推算下颌上任意点在同一时间的位移情况。如果只对一个或两个标志点进行观测，则记录到的轨迹在基准平面上投影图不能表达运动中的旋转成分，也不能用于准确地计算其他点同时发生的运动。对于髁突运动的研究，科学的方法是：记录下颌在空间六自由度的运动，并且应该与该个体影像学的结果共同分析。

（二）下颌运动记录研究的发展过程

1. 解剖学方法　1773 年 Monro 在尸体上对下颌运动作了最初探讨。近年来仍有许多研究者用颅骨和新鲜尸体检验某些理论上的运动方式的实际可能。但尸体无神经肌肉的控制，且尸解过程会破坏颞下颌关节的结构，因此用解剖学的方法并不能真实反映生理状态下的下颌运动。

2. X 线方法　Hildebrand（1936 年）首次用 X 线电影技术从水平面和矢状面记录了下颌运动的连续过程。用 X 线可从多角度对髁突位置及位移作静态或动态（X 线电影）的观察。从 X 线片上能观察到髁突与关节凹之间的关系，对关节区骨组织和软组织中出现器质性改变具有重要的临床诊断价值。但用 X 线不能分辨髁突上特定标志点的移动情况，它所表现的髁突运动只是定性的，且不能完整再现下颌的三维空间运动。

3. 机械描记仪方法　是研究髁突运动轨迹最常用的一种方法。1921 年，美国 Dr. McCollum 研制了一种机械式下颌运动描记仪（pantography），又称运动面弓（kinematic face bow）。

该仪器主要由描板和面弓两部分组成（图 4-10）。描板固定在外耳孔前方，面弓固定于下颌，面弓对着描板处设有描针，描针对准选定的髁突标志点（如铰链轴点），与描板轻微接触，当下颌运动时描针在描板上描绘出相应的髁突运动轨迹。在研究髁突的运动轨迹时，一般描针需经过多次调整才能对准选定的髁突标志点（如铰链轴点），铰链轴点是下颌铰链运动的旋转中心。

如使用双板双针描记仪（图 4-11），可以记录髁突在水平面和矢状面两个平面上的运动轨迹。这种由水平、垂直两组描计针、板构成的描记仪可同时记录髁突在水平和矢状两平面上的运动轨迹投影，轨迹记录中包含了前后、上下、左右三维方向上的运动分量。描记仪可以达到较高的测量精度，但由于操作技术比较复杂，测量结果易受到使用者熟练程度这一因素的影响。

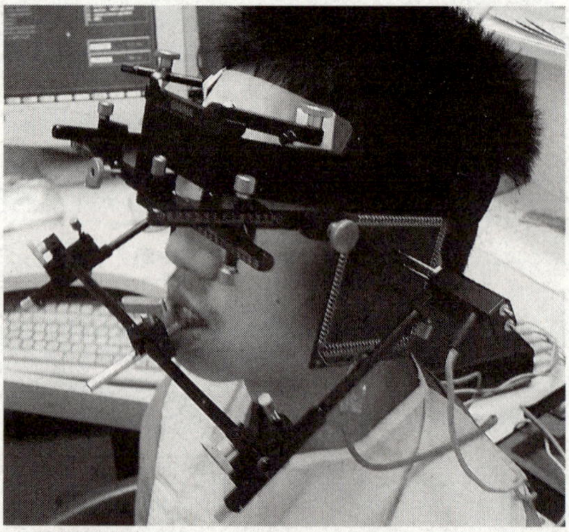

图 4-10　**Cadiax 单板面弓描记仪**

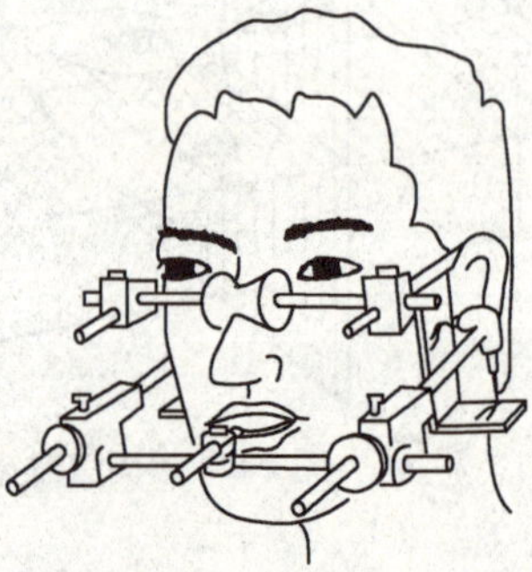

图 4-11　**用双板双针式面弓描记仪**

4. 磁共振成像（magnetic resonance imaging，MRI）或计算机断层（computer tomography，CT）重建法　随着 MRI 和 CT 性能的提高以及相应软件的开发，用 MRI 或 CT 能将髁突相对于关节窝的三维运动完整重建出来，并能分析下颌在运动的某一时刻髁突相对于关节窝的位置和距离。理论上讲，这是研究髁突运动最理想的方法，如果作连续照相，则能真实地反映髁突在生理状态下的实际运动状况，且没有损伤。由于实现起来比较复杂、费时，对设备要求高，价格昂贵，还不适宜临床常规应用。

5. 电子测量方法　是利用各种传感器系统，将信号源固定在下颌，将接收器固定于头颅部，下颌运动时，固定于下颌的信号源连续发出信号，固定于头颅部的接收器接收信号，最终将接收的信号转换为电信号和数字信号，在各种电子仪器上显示下颌的运动轨迹。这种测量方法消除了由于描记针和描记板之间的接触造成对下颌三维空间运动的制约，描记结果更接近生理状态。电测法主要有以下几类：

（1）电子描记仪（electronic pantography）：与机械描记仪相似，但克服了机械描记仪的不足，由压电感应装置代替描记装置，不影响咬合关系，且下颌运动不再受描记针板的制约，能显示三维空间运动轨迹。代表性的仪器是：轴图描记仪（axography，axis pantography）、数据式颌运动仪（MM-JJ）、计算机辅助轴图描记仪（CADIAX Ⅲ）等。

（2）光电技术描记仪：该类描记系统一般是在受试者上颌和下颌分别放置发光二极管（light emitting diode，LED），头部周围放置电子耦合装置（charge-coupled device，CCD），由电子耦合装置接收发光二极管，利用光电子技术测定发光二极管的空间变化，从而得到下颌的空间位置变化，经计算机处理得出下颌运动轨迹。髁突点的测量精度在 0.19～0.34mm 之间。

（3）磁电技术描记仪：该类仪器是将磁场源固定于下颌，磁敏元件固定于头颅，当下颌运动时，二者之间的相对位置发生变化，产生微量磁场变化，经磁敏传感器将磁场变化信号转化为电信号，通过导线送至示波器，放大显示在屏幕上，表明下颌运动时切点的运动轨迹情况。MKG（mandibular kinesiograph）（图 4-12），SGG（sirognathograph）下颌运动轨迹描记仪是 20 世纪 70 年代分别由 Jankeson 和 Lewin A. 等研制成功。这类“无接触型”的仪器可减少下颌的负担，使下颌运动轨迹的测量更接近于在生理状态下进行。该描记仪可测定咀嚼运动轨迹。

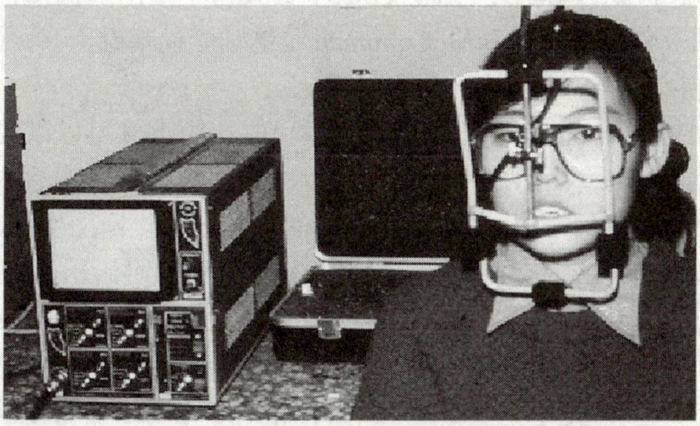

图 4-12　MKG 下颌运动轨迹描记仪

（4）超声波技术描记仪：德国 hansen 公司 1985 年推出下颌三维六自由度运动轨迹描记仪 MT－1602。该仪器的原理为：固定于下颌的三组超声波发射器与固定于上颌的超声波接收器布置成阵，下颌运动时，通过与之相连的计算机及配套软件计算得出相应的下颌的空间位置变化并描绘出下颌运动轨迹。由于固定于下前牙唇面的发射器重量很轻，仅重 21g，且不影响正常的咬合关系，可在接近正常的生理状态下测试下颌运动，也能测试咀嚼运动。近年德国 KAVO 公司又推出 ARCUS digma 系统，目前已发展到 ARCUS digma Ⅱ代。此系统的工作原理类似，下颌固定架上四个发声器发出的超声脉冲，埋于头部的固定架内接受装置测量下颌的空间位置随时间的变化（图 4-13）。这个系统的独特优势是，直接获得设置殆架的参数，更方便临床使用。检查者通过一个咬合板可将受试者头颅的坐标参数转移到配套的殆架上，再将 ARCUS

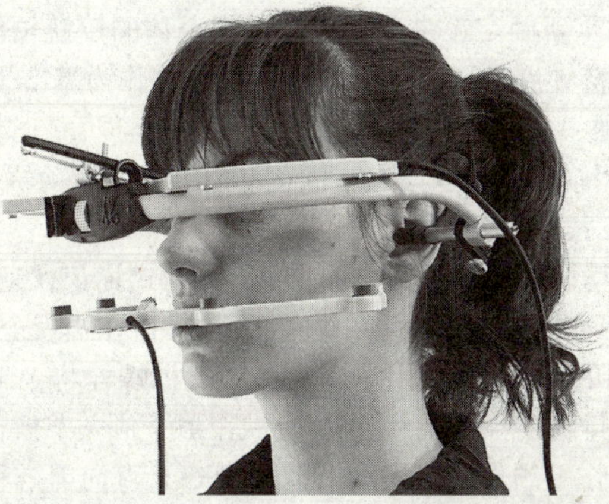

图 4-13　ARCUS diama Ⅱ下颌运动轨迹描记仪

digma 系统测量的下颌运动参数直接用于调节𬌗架。用这种𬌗架关系转移法取代通常采用的面弓转移法，使得上𬌗架后的模型可以模拟个体的下颌运动。研究证明，采用 ARCUS digma 系统转移颌位关系较面弓转移法精度高，产生的非正中𬌗误差小，可以用于临床提高模拟下颌运动及咬合接触的准确度。

由于电子测量方法具有操作相对简便、显示直观、提供的信息量大等优点，它们是当前在下颌运动研究领域的主体方法。其中的超声波技术描记技术，可以将下颌运动轨迹的测试与临床应用紧密结合，有突出的临床应用前景。

三、髁点的运动轨迹

迄今为止，对于髁点运动轨迹的描述绝大多数来自于采用机械描记仪测定的结果。而机械描记仪的发明及使用建立在 B.McCollumde 铰链轴学说基础上。

（一）铰链轴学说

人们曾直觉地把颞下颌关节看作一个铰链关节，认为下颌可以以关节髁突为轴旋转而进行开闭动作。随着对下颌运动的研究不断深入，人们认识到颞下颌关节的运动是由在关节上腔发生的滑行和关节下腔发生的旋转合成的，并且假想下颌做小开合运动时，是以通过两侧髁突的旋转轴做单纯的旋转。铰链轴点没有任何解剖特征，需通过反复调整运动面弓的描针寻找它的具体位置——下颌作铰链开闭口运动时描针应在一点上旋转而不应有任何位移。如果描针的位置移动，则说明描针未对准铰链轴，或是下颌未作铰链运动。

据 McCollum 于 1921 年报告，通过对受测者的下颌运动进行诱导以及反复调整描针的位置最后能达到描针在下颌开闭时原地旋转的状态。这种铰链开闭运动所需要的条件是：切点不离开正中矢状面，双侧髁突处在关节凹的生理后位，开闭运动的幅度不超过一定限度。调节描针可遵循以下规律：①针划出向前的弧线时，表明针在旋转中心的上方，需要向下调节。②针划出向下的弧线时，表明针在旋转中心的前方，需要向后调节。③针划出向后的弧线时，表明针在旋转中心的下方，需要向上调节。④针划出向上的弧线时，表明针在旋转中心的后方，需向前调节。

确定铰链轴的临床意义：①由于铰链运动是在髁突于生理后位时发生的，在确定铰链轴的同时也就确定了正中关系，而且准确度高于通过哥特式弓描记所得者。②由于𬌗架的开闭动作是在铰链式机械结构上实现的，只有测定人体的铰链轴并用面弓转移至𬌗架使之与𬌗架的髁轴重合，才能保证𬌗架与颌的等效关系，从而可通过𬌗架（A 型𬌗架）的开闭改变模型的垂直距离而不必重新确定正中关系。③由于个体的铰链轴位置认为是终生不变的，有人主张采用双侧的铰链轴点和眶下点构成“轴眶平面”作为基准平面。

（二）髁点运动轨迹

以铰链轴位为准，用描记仪可以绘出下颌运动中的髁突运动轨迹。

1. 髁点运动轨迹在水平面的投影

（1）前伸与侧方运动髁道在水平面的投影：用针动式描记仪记录髁突运动轨迹的水平面投影（描板水平放置）下颌处于正中关系位时，针尖停留在描板上的 C 点（图 4-14）。为避免下颌运动中牙尖斜面的导引作用，用一口内正中支撑螺栓将上下牙列稍稍分开，这样描记仪划出的轨迹记录就排除了𬌗因素的影响，反映出颞下颌关节解剖生理特点。

从图 4-14 中可看到，下颌作前伸运动时髁突沿 C-P 直向前方移动，描针在描板上记录下相应的轨迹；下颌向右侧方运动时，左侧髁突沿 C-N 弧滑行；当左侧为工作侧髁突则在旋转的同时沿 C-W 向外侧移动。C-N 是非工作侧髁突的运动轨迹，称为非工作侧髁道（non-working condylar path）。C-W 是工作侧髁突的运动轨迹，称为工作侧髁道。同样，左侧分别作为工作侧和非工作侧运动时，描记仪也记录下相应的轨迹。

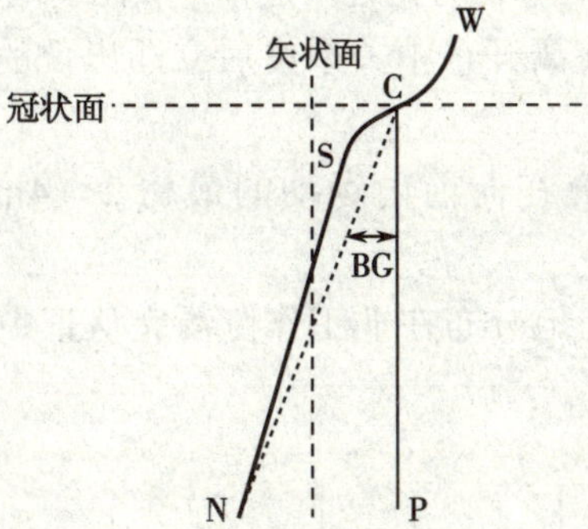

图 4-14　工作侧髁道（C-W）与非工作侧髁道（C-N）在水平面上的投影
C-P：前伸髁道；BG：Bennett 角

（2）侧移：从图 4-15 中可看到，左侧髁突在前伸运动和右侧方运动（右侧髁突作为工作侧）时记录在水平描板上的轨迹，工作侧髁突并非在 W_1 原地旋转，而是向 W_2 点即整个下颌所趋的方向移动。下颌在侧方运动时整体地向工作侧方向滑行的现象称为侧移（side shift），又称 Bennett 运动（Bennett movement）。该运动非工作侧髁点轨迹与矢状面之间的夹角称为非工作侧侧方髁道斜度，又称 Bennett 角（Bennett angle）（见图 4-14），一般不超过 20°。侧移的量一般不超过 3mm，多在 2mm 以内。

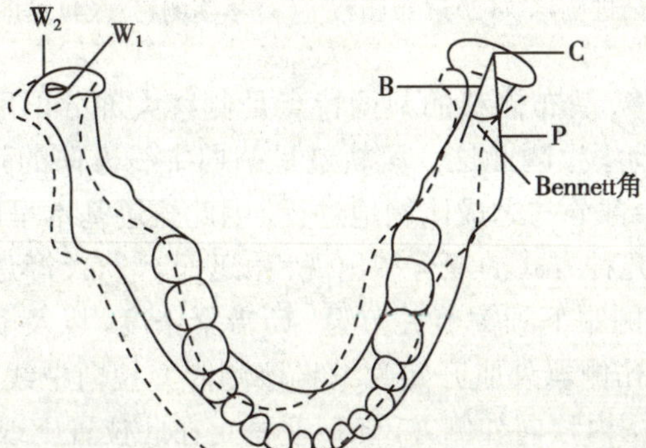

图 4-15　工作侧髁突与非工作侧髁突的运动

1）非工作侧：非工作侧髁点侧移在水平面轨迹投影表现在 C-N 一段弧线上（左侧髁突作为非工作侧时记录在水平描板上的轨迹）。非工作侧髁突从牙尖交错位 C 向 N 滑行时并非沿一条直线，而是在开始时（C-S）有一定程度地向中线方向偏移，这与工作侧髁突向外侧方移动的一段 C-W）有对应关系。对比两侧描板上的记录可以看出，下颌侧移大部分发生于从牙尖交错位（C）至描针到达 S 点的一段之中，随后，非工作侧的描针从 S 滑向 N，这说明侧移并不总是与非工作侧髁突的滑行成比例地、逐渐地发生，而是在非工作侧髁突刚刚离开正中关系位时，侧移的大部分过程即已完成了。下颌侧移过程的这种不均匀现象称为侧移的时相（timing）特征。通过资料统计得知，侧移大部分发生于非工作侧髁突从正中关系位向前方移动的最初 4mm 一段中，此时侧移的比例和绝对值都比较大。

Guichet 根据非工作侧髁突在向前内方运动最初的 4mm 中侧移发生的比例，将它们分为迅即侧移，早期侧移，散布侧移和渐进侧移四种类型（图 4-16）。

渐进侧移：非工作侧髁突在前内方向运动过程中成比例地，逐渐地发生侧移[图 4-16（1）]。

迅即侧移：非工作侧髁突离开正中关系位后立即出现的，基本是直向中线方向的侧移[图 4-16（4）]。

早期侧移：非工作侧髁突在向前内运动的最初 2～4mm 就已基本完成了侧移过程[图 4-16（3）]。

散布侧移：侧移过程均匀地分布在非工作侧髁突从正中关系位向前内滑行的最初 2～4mm[图 4-16（2）]。

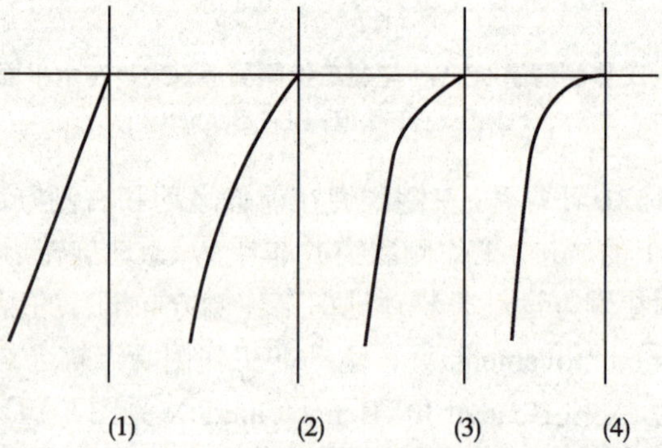

图 4-16 侧移过程的个体特征

（1）渐进侧移 （2）散布侧移 （3）早期侧移 （4）迅即侧移

迅即侧移、早期侧移、散布侧移的共同特点是侧移大部分出现于非工作侧髁突从正中关系位向前滑行的最初阶段，因此这一段轨迹呈凸向中线方向的弧线。而当髁突继续滑向前方时，侧移过程的其余部分与之成比例地进行，因此轨迹基本呈向前向内的直线。

侧移也可能以上述几种方式的混合型出现，由迅即、散布、渐进混合而成的侧移方式。

侧移幅度是由工作侧颞下颌关节关节囊、韧带紧张度，以及非工作髁突距关节窝内壁的距离决定的。当非工作侧翼外肌开始收缩将该侧髁突拉向中线方向时，工作侧髁突在关节囊紧张度所允许的范围内移向外侧方，随后便稳定在此位置上或仅有很小量的继续外移，在非工作侧髁突向前内方滑行时充当支点。据统计，大部分正常人具有散布侧移特征，约 1/5 的正常人具有早期侧移特征，其他类型的侧移方式出现得较少。𬌗关系良好的成年人一般的侧移幅度较小。在𬌗干扰诱发磨牙症的情况下，颞下颌关节受到超量负荷，关节囊受牵张。一侧出现过大的侧移表明关节囊松弛，应考虑𬌗可能是致病原因，检查时往往发现在侧移偏大的一侧有明显的平衡𬌗干扰现象。

2）工作侧：工作侧髁突的运动范围均为以髁突 W 为顶点，向外侧运动约 3mm 的 60° 圆锥体（图 4-15）。在此范围内，髁突可作任何方向的运动。此圆锥在前后方向是不对称的，略向后倾斜。

侧移在水平面轨迹投影图上表现于 C-W 这一段（图 4-14）。工作侧髁突沿工作侧髁道向外侧移动时，不一定沿连接左右髁突的水平轴直向外方，而是偏前或偏后地沿着一条倾斜的轨迹移动(图 4-17)。工作侧髁道斜度由工作侧髁道在水平面上的投影与额面之间形成的斜向前或斜向后的交角表示。这一角度偏前可至 15°，偏后可至 40°，多数受测者的工作侧髁道向后倾斜。

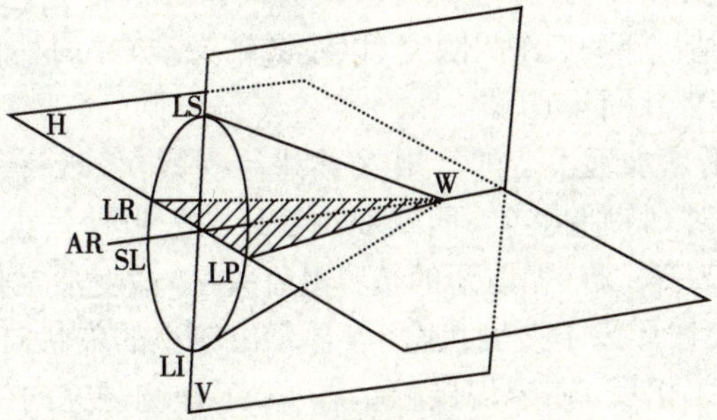

图 4-17　工作侧髁突的运动范围

SL：直向外；LP：外前；LR：外后；LS：外上；LI：外下；AR：铰链转动轴

侧移的幅度和特征有个体差异，设计𬌗架时应考虑到这一因素，以便在𬌗架上重现个体的下颌运动。

2. 髁点运动轨迹的矢状面观

(1) 前伸髁道：描板沿矢状方向垂直放置，描针对准受检者的铰链轴，嘱其由牙尖交错位开始，下颌作向正前方的前伸边缘运动。在运动过程中，描针即可在描板上描记出相应的髁突前伸运动轨迹 C-P，继依原路径回到牙尖交错位，如是反复数次，如变异不大，即可作为正式的前伸髁道(图 4-18)。前伸髁道在矢状面上的投影通常呈向下弯曲的弧，向前下方倾斜。前伸髁道与水平基准面的交角 a 称为前伸髁道斜度。

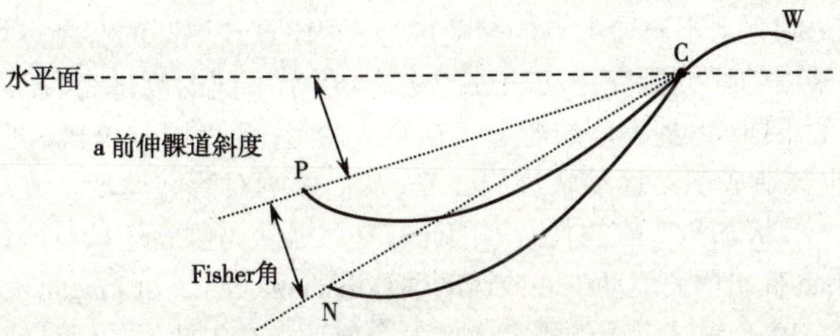

图 4-18　髁突前伸运动的矢状面观

前伸髁道斜度 a 和 Fisher 角

髁道并不单纯取决于颞下颌关节结节后斜面骨壁的形态，而是由关节凹、关节盘、髁突顶面的形状，关节囊和韧带的紧张度及弹性，下颌运动肌群的收缩牵引，𬌗的接触状况等因素的相互作用而决定的。

(2) 非工作侧髁道：立体地看，当下颌作侧方运动时的非工作侧髁道是从前伸髁道的内侧(近中线侧)通过，而且在绝大多数情况下向前下方的倾斜角度更大。从矢状面投影上看，非工作侧髁道(C-N)在前伸髁道的下方，二者之间的夹角称为 Fisher 角(fisher angle)(图 4-18)。当非工作侧髁道倾斜度大于前伸髁道倾斜角度(即从矢状面看前者居于后者下方)的 Fisher 角称为正角度，反之称为负角度。正常人的 Fisher 角是正角度，据统计约为 2.7°±2.77°。如非工作侧髁道在矢状面记录上出现于前伸髁道之上方（负的 Fisher 角）或二者之间有交叉，表明关节盘的运动存在障碍。据小林报告，单侧颞下颌关节病变的患者中，有 42.1% 在患侧记录到负的 Fisher 角，8.8% 在非患侧出现负的 Fisher 角。

从矢状面观察工作侧髁突轨迹，若髁突移动方向与铰链轴完全一致，则看不出它有矢状面移位。但在大多数情况下，工作侧髁突（以铰链轴为准）在向外移位的同时往往还有向上、下、前、后的移位（C-W）（图 4-18）。

对于每个人，髁道不是永远不变的。用 X 线进行观察，发现每次咀嚼所通过的髁道均有细微的变异。在咀嚼时（特别是当一侧或双侧后牙缺失致使失去后部支撑时）由于压力的变化也会使髁道出现改变。𬌗（如前牙的覆𬌗覆盖关系）改变后常伴发有髁道的变化。研究结果表明，工作侧髁突在牙齿不接触状态下，显示出较小的矢状向移动，而表现出沿铰链轴直向侧方运动的趋势。相反，在牙齿接触状态下，工作侧髁突向侧方运动并在矢状面各个方向上发生偏斜。这说明，髁道受前导（前道的作用）的影响。因此有人认为，下颌运动的主要制导因素是𬌗，而髁道是一个从属的因素。但是，髁道的变化范围是有限的，髁导和前导是相互制约而非独立的因素。因而不可忽视髁道的临床重要性。应尽可能准确地记录并在𬌗架上重现个体的髁道的特征，有利于修复体与颞下颌关节的互相协调。

3. 髁点运动轨迹的额面观　取得髁突运动的水平面和矢状面记录后，就已经掌握了髁突三维运动轨迹的数据并可以用这些数据组合额面轨迹投影。在临床上常用的描记仪一般只设矢状和水平两组描记针、板，不作额面轨迹记录。如设额面针、板记录到额面轨迹投影则可以清楚地看到工作侧髁突的侧移是偏上还是偏下，这对于分析𬌗面形态与关节功能是否协调很有帮助。

（三）运动中心（kinematic center）的观点

近年来的研究认为，下颌运动不存在单纯的铰链运动，髁突运动是一个既有转动又有滑动的复合运动。髁突上不同参考点的转动成分不同，导致不同的参考点均有不同的运动轨迹。因此以往采用的研究髁突运动轨迹的方法，由于不同的测试者、不同的仪器所选取的髁突区参考点的不同，得到不同的髁突运动轨迹图形；或者同一仪器、同一测试者、不同时间进行测试，也会造成髁突运动轨迹的改变，从而影响对髁突运动轨迹认识的一致性和对患者的颞下颌关节状态和功能的判断。因此有些学者认为髁突运动轨迹描记意义不大。

1968 年，Kohno 提出髁突运动中心或运动轴（kinematic center or kinematic axis of condyle）的概念。他记录了 10 个受试者下颌髁突上的多个邻近点在矢状面的运动轨迹，包括大张口运动及前伸运动。他发现每个点（的轨迹）都有一定的垂直向宽度，把（轨迹）宽度最小的点，也就是矢状面上运动轨迹变化最小的点叫做运动轴点（运动中心）。他认为运动轴的轨迹很窄，是因为在下颌各种运动中，这个点几乎仅沿着关节凹滑动，它的轨迹与下颌运动中的转动无关，是下颌上滑行的转动轴。也就是说，运动轴是受下颌运动中转动成分影响最小的髁突运动参考点。但由于 Kohno 采用的方法非常复杂，别人几乎无法重复。

20 世纪 90 年代，Proeschel 等，Yatabe 等分别利用计算机编程将多点下颌运动轨迹重新分析，根据矢状面大张口及前伸运动轨迹重叠宽度最小原则确定下颌运动中心，并分析该中心的轨迹（图 4-19）。目前比较一致的认为运动中心就像一个滑动着的旋转轴，开闭口时其运动轨迹形态与关节凹的轮廓相一致，可看作是沿关节凹滑动的盘突复合体的中心，其个体轨迹稳定，受其他因素影响小，最能代表髁突的运动。

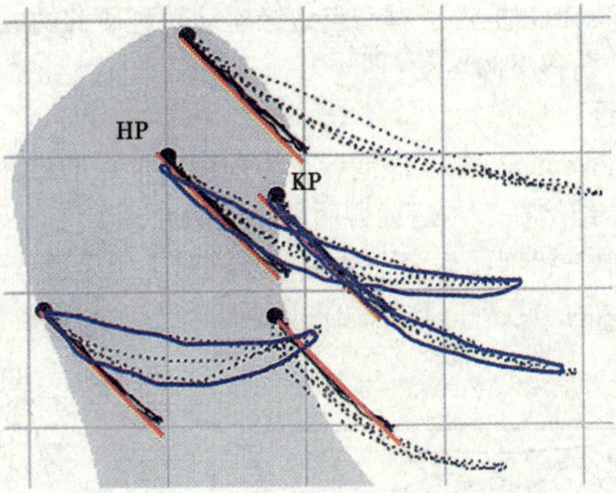

图 4-19　右侧髁突运动中心轨迹图

KP：运动中心轨迹，开闭口（蓝色）与前伸（红色）运动轨迹重合较好；HP：铰链轴轨迹

2000 年我国侯振刚、冯海兰等人在已有三维六自由度下颌运动轨迹描记仪（MT-1602）获得下颌运动轨迹原始数据基础上，自行编写计算机程序，建立了下颌髁突运动中心轨迹显示分析系统。通过对 30 名健康志愿者的髁突运动轨迹研究，发现运动中心轨迹较铰链轴点轨迹形态稳定，左右对称，没有假性异常特征出现（图 4-20）。再次说明采用运动中心轨迹在分析髁突运动轨迹中的作用。

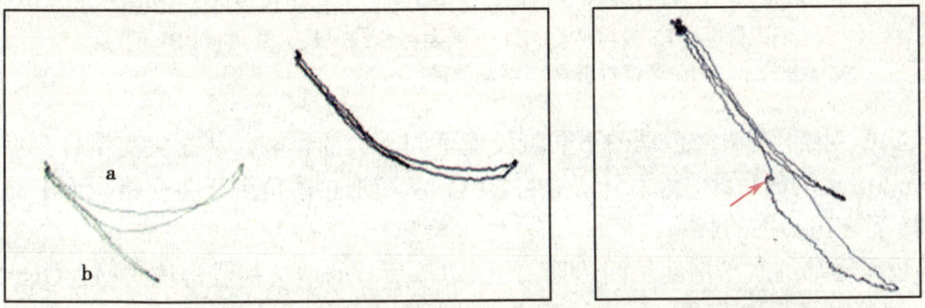

图 4-20　矢状面髁突运动轨迹

（1）正常人左侧为终末铰链轴点大开口（a）与前伸运动（b）轨迹；右侧为运动中心大开口与前伸运动轨迹，二者重合在一起。（2）可复性关节盘前移位的患者出现大张口轨迹方向突然改变（红色箭头）

（图片引自北京大学口腔医学院冯海兰资料）

目前最新的下颌运动轨迹描记仪 ARCUS digma 系统已能直接显示和利用下颌髁突运动中心的运动轨迹。

四、切点的运动轨迹

作为解剖标志，切点是指两下中切牙近中切角间的一点。由于切点处于下颌前端，便于观察和确定标记点。在定点时，可根据 關关系、唇的活动、测量装置的构造等稍加变动，对测量结果不会造成明显的影响。

1957 年，丹麦的 PosseltU. 报告了对切点边缘运动轨迹研究的成果，他所描述的 Posselt 图形高度概括了𬌗、颌关系和下颌运动（图 4-21）。

切点的边缘运动轨迹：

边缘运动（border movement）指下颌向各个方向所可能做的最大限度运动，代表了颞下颌关节、肌和韧带等组织结构在下颌运动方面的功能潜力。

（1）边缘运动的正中矢状剖面代表下颌中切牙相对上颌牙所作的最大垂直及前后向运动（图 4-21）。此图形表达的一系列口腔生理学重要概念已在“口腔解剖生理学”中详细介绍。

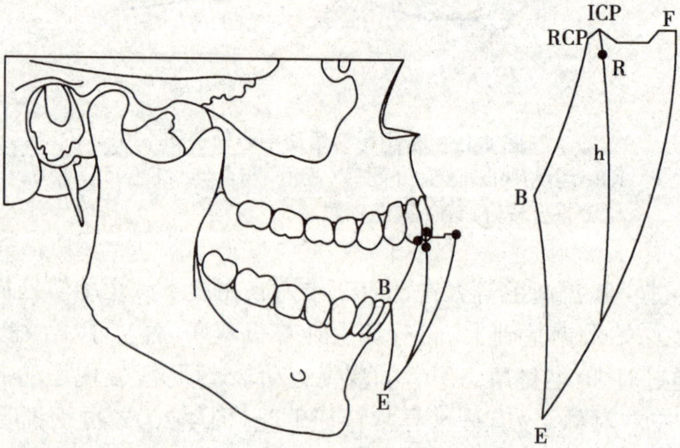

图 4-21 Posselt 图形

RCP：下颌后退接触位（也称为正中关系𬌗位）；ICP：牙尖交错位（正中𬌗位）；F：最前伸位；R：下颌姿势位；E：最大开口位；B：正中关系界；h：习惯性开闭口运动轨迹

从矢状面观察，在边缘运动的不同阶段受不同因素的影响。从牙尖交错位到后退接触位到 B 是边缘运动的后缘，受关节韧带的影响。从后退接触位到牙尖交错位到 F 是边缘运动的上缘，受牙齿形态的影响。

（2）边缘运动的水平剖面呈四边形，此四边形后方的两边构成哥德式弓。Gisy1990 年记录的哥德氏弓是从这个面记录的。哥德式弓划线的顶点后退接触位即正中关系位，在临床上可用哥德式弓描记法获取下颌正中关系位。牙尖交错位通常在正中关系位前 1 毫米。

（3）边缘运动的额面轨迹呈盾状，在正常情况下应双侧对称。实测正常人的结果表明 70% 的图像是对称的，但有半数受测者作最大限度开口时切点偏离中线。与矢状面相同，下颌运动最顶端的限制因素是牙齿，因此额状面的上界受牙齿解剖形态、咬合类型及牙齿磨耗程度的影响。牙齿严重磨耗者，运动轨迹的上界相对平缓。垂直开口和从侧移位的开口轨迹则受关节韧带和肌功能的影响，个体差异很大（图 4-22）。

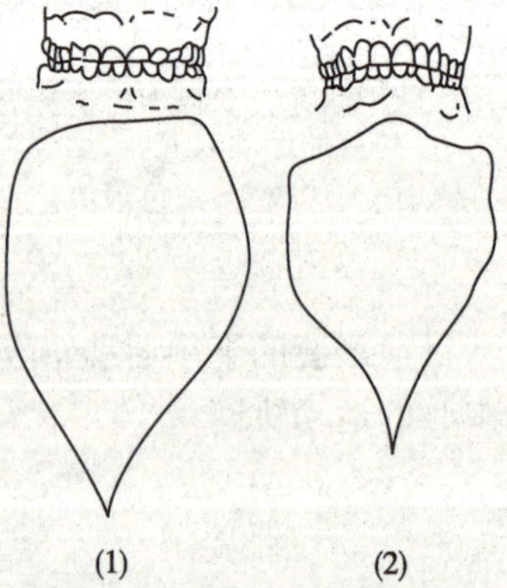

图 4-22 （1）磨牙症患者额面的边缘运动轨迹的上界相对平缓。（2）正常个体的额面的边缘运动轨迹

有学者对咀嚼运动轨迹类型进行过深入研究。他们

认为咀嚼类型与牙颌关系有关，Angle Ⅰ类和Ⅱ类𬌗关系的人咀嚼类型比较近似，而 Angle Ⅲ类𬌗关系者有很大不同，有更加垂直的闭口路，且不论咀嚼何种食物均为垂直的闭口路，说明这些患者咀嚼时少有沿牙尖斜面的滑动运动。一般情况下，牙齿有重度磨耗者咀嚼运动轨迹中有更加明显的沿牙尖斜面的滑动运动。咀嚼硬食时，也比咀嚼软食时沿牙尖斜面的滑动更多。

五、对磨牙标志点运动轨迹的研究

磨牙是行使咀嚼功能的主要区域，观察其运动轨迹时，标志点选在第一磨牙近中颊尖，这个标志点无法直接观察到，为此 Gibbs 等在 1973 年研制了一种能够记录并用模型模拟重现下颌三维运动的系统，用以间接地观察磨牙的运动情况。据研究报告在磨牙标志点轨迹中看到：边缘性运动轨迹和咀嚼运动轨迹在闭口末常出现重合，表明有频繁的𬌗接触发生。从矢状面，工作侧磨牙的闭口轨迹呈向前的弯曲，非工作侧磨牙的闭口轨迹则呈向后的弯曲，从额面看，开口轨迹常处于闭口轨迹的近中侧，轨迹形态与咀嚼的食物性状有关，食物越坚韧，闭口运动轨迹就越倾向后方和侧方（图 4-23）。

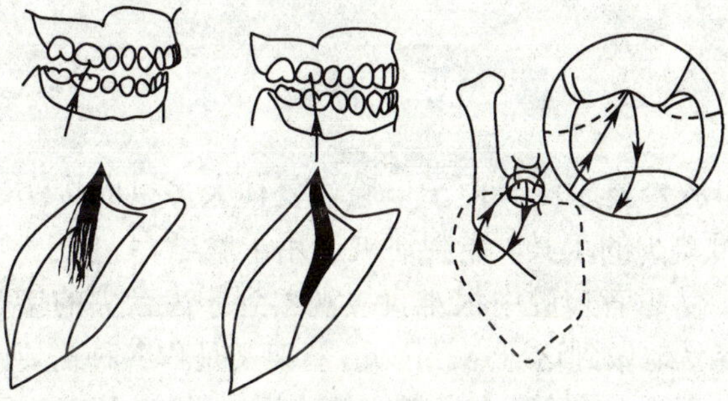

(1) (2) (3)

图 4-23 磨牙运动轨迹

（1）工作侧矢状面观 （2）非工作侧矢状面观 （3）工作侧冠状面观

六、研究下颌运动的临床意义

下颌是人体运动最频繁的部位之一，它在运动中完成咀嚼、吞咽、言语、表情等重要功能。下颌具有人体唯一的双侧联动关节，运动有一定的规律性。从临床分析研究下颌运动的规律有以下意义：

1. 认识下颌运动规律，做到使𬌗的形态与运动相协调 个体的𬌗、颌、面形态条件是在建𬌗和漫长生活过程中形成的运动习惯型作为一种神经 - 肌的“记忆”，往往在解剖结构已发生改变后的一段时期中继续存在。对牙列形态的任何改变（包括正畸、正颌和拔牙等外科手术、银汞充填、冠桥修复、调𬌗、全口义齿修复等治疗处置造成的牙齿排列和对𬌗关系的改变）都必须考虑到下颌运动的因素。例如一些患者的前牙为浅覆𬌗或对刃𬌗，后牙牙尖均已磨平，表明其咀嚼运动多为研磨方式，侧方运动多。作修复体时如设计牙尖过高，则将在运动过程中产生过大的侧向分力，损害支持组织的健康，而且影响患者原有的个体下颌运动型，可造成功能紊乱。因此必须考虑到下颌运动这一因素所产生的影响，掌握每一个体下颌运动的特征，以免在治疗过程中造成医源性疾病。

2. 研究下颌运动规律有助于改进殆架　殆架（articulator）是一种修复治疗中普遍使用，模拟人体上下颌结构和下颌运动的机械。殆架的基本构造和功能是建立在对下颌运动规律的了解的基础之上。根据下颌运动的一般规律可以设计制作殆架或正确评价使用殆架；通过转移关系，利用殆架及个体的下颌运动的特征可以在体外分析咬合关系，对口颌系统病变作一定的分析诊断及判断治疗效果；根据下颌运动的个体特征设计制作修复体。

3. 下颌运动可作为判断疗效的依据　下颌运动中出现的某些异常现象，可看作是口颌系统某些疾病的指征，经过治疗后再观察下颌运动并与术前比较，可作为判断疗效的客观依据。

4. 研究下颌运动有助于认识人体运动的控制机制　由于迄今对人体运动（包括下颌运动）的控制机制了解甚少，我们还无法解释，何以在一些情况下殆关系存在明显异常的人并未出现病变，在另一些情况下，殆关系中仅出现很小的干扰即诱发了殆功能紊乱以至器质性病变。下颌运动的研究无疑有助于认识人体运动的控制机制，在这方面取得的进展对某些口颌系统疾病如殆创伤、咀嚼肌痉挛、肌筋膜疼痛、颞下颌关节功能紊乱等的预防和治疗有一定临床意义。

第三节　殆　　架

殆架最早发源于口腔修复领域。由于口腔修复体大多以间接法工艺制作，殆架在修复制作中已成为一种不可缺少的工具。殆架还被应用于教学，以便于学生理解掌握颞下颌关节的构造和运动特征。从患者口腔中很难直接观察到牙齿舌尖的接触情况，而在殆架上的石膏牙列模型则能很容易地做到这一点。因此，殆架又是作各种需要改变咬合关系治疗（除口腔修复外，还有正畸、正颌外科等）中很重要的分析—设计辅助工具。

一、殆架——下颌运动的机械模拟

殆架的发明与改进

在口腔医学领域中广泛使用一种机械装置模拟人体咀嚼器官的结构和功能，这种机械装置被称为殆架（articulator）（图 4-24）。殆架的发明和改进过程也是人们对下颌运动（特别是发生殆接触的下颌运动）规律不断深入认识的过程。下颌的开闭动作看上去是一种铰链旋转运动。最早（迄今也是最基本的）的殆架，出现于 1805 年，由 Gariot 制成。其构造包括“上颌体”和“下颌体”以及横轴，上、下颌体相互围绕水平横轴旋转。人们观察测量到口颌系统的一些基本解剖功能特点都很快被应用于殆架结构设计，如 Bonwill 提出下颌等边三角形学说一直被应用于设计殆架的形状和尺寸，他还基于观察到的下颌的前伸运动，首次在殆架上设置了双侧平行且水平向前的前伸髁导结构。其后人们发现下颌前伸运动并非水平向前，而是向前下方倾斜，殆架的设计也作了相应的改动。Bennett 提出侧移（side shift）学说，认为下颌作侧方运动时并非单纯以工作侧髁突为轴进行旋转，而是有一定程度的向工作侧方向整体移动，此种移动的方向、距离、时相等都具有个体特征。Bennett 的学说也在殆架结构设计中得到体现。McCollum 提出实测下颌铰链轴位置的方法，发明了称“颌描记仪（gnathograph）”的口外描记装置，能较精确地测定并转移个体的铰链轴位置，提高了𬌗架重现颌位关系和下颌运动的精度。在此基础上，McCollum 发明了称为 Gnathoscoop 的全可调节𬌗架。Stuart 对 Gnathoscoop 𬌗架的髁导结构作了重要改良，将以往的髁球 - 沟槽（Slot）构造［图 4-25（1）］改为髁球 - 盒（box）构造［图 4-25（2）］，能更方便地重现髁道的曲线特征。

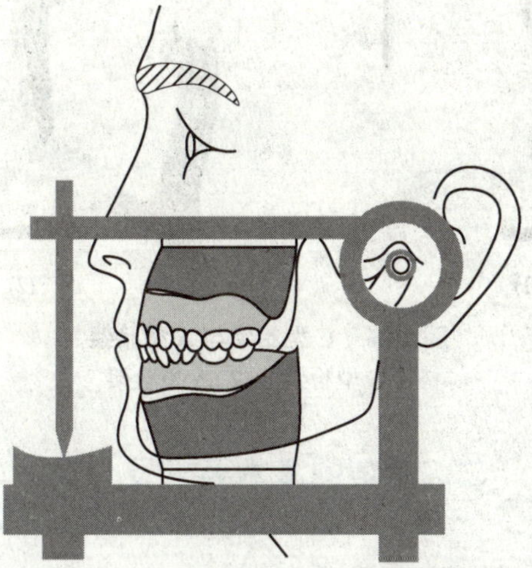

图 4-24 模拟人体咀嚼器官结构和功能的机械装置—𬌗架

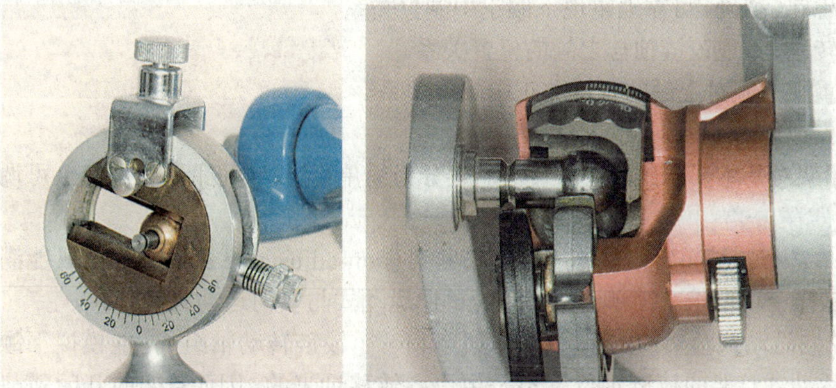

(1) (2)

图 4-25 𬌗架的髁导结构

（1）𬌗架髁球 - 沟槽 （2）髁球 - 盒构造

在𬌗架的改进过程中，较早期的𬌗架往往将起到髁导作用的髁槽置于下颌体部位，髁球则位于𬌗架的上颌体。这种构造与人体的颞下颌关节恰相反，被称为“Condylar（简称“C”）型𬌗架或 Nonarcon 型𬌗架［图 4-26（1）］。反之将髁导置于上颌体者被称为“Arcon（简称“A”）型𬌗架［图 4-26（2）］。分析表明，“C”型𬌗架在利用开闭改变垂直距离时，先前已确定的前伸髁导斜度会发生一些变化，因而不如“A”型𬌗架合理。也有不少人认为两种𬌗架的实际应用效果没有显著差别。但是，在近年新开发的𬌗架中，“A”型髁导构造确有增多的趋势。当需要利用𬌗架开闭调节垂直高度时，A 型𬌗架髁导保持原定髁导斜度的功能较好。

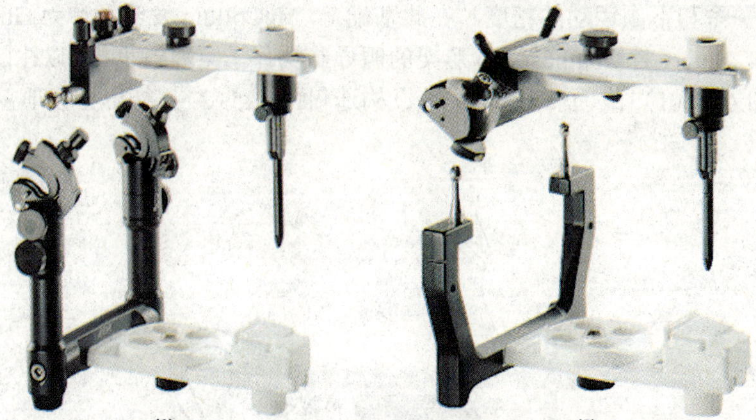

(1) (2)

图 4-26 C 型𬌗架与 A 型𬌗架

(1)C 型𬌗架 (2)A 型𬌗架

二、𬌗架的基本要求及分类

（一）𬌗架的基本要求

历史上发明的𬌗架数以百计，其构造及设计思路各式各样，在不同程度上实现了对下颌运动的模拟。分析不同𬌗架的作用，有如下基本特点：

1. 能稳定、准确、可靠地重现下颌正中颌位关系。
2. 能转移、重现铰链轴与上颌的位置关系。
3. 能重现下颌对上颌的各种非正中颌位关系。
4. 能模拟患者个体下颌运动特征。

根据𬌗架对基本要求的满足程度将𬌗架分为简单𬌗架、半可调节𬌗架和全可调节𬌗架。

（二）𬌗架分类

1. 简单𬌗架 简单𬌗架又称不可调节𬌗架（non-adjustable articulator）只能满足重现正中关系位这样一项要求。简单𬌗架又分为单向运动式与多向运动式两种。

（1）单向运动式𬌗架：由上、下颌体架环和一个铰链转动轴组成，能模拟下颌的开闭运动。单向运动式𬌗架的铰链轴位置不是由患者转移过来的，因而𬌗架的开闭弧与患者的铰链开闭口弧并非等效[图 4-27（1）]。

（2）多向运动式𬌗架：又称平均值𬌗架（average type articulator）

由于实测存在技术和设备上的困难，临床上常用在大量个体测值中取得的平均值作为设计和调节𬌗架的依据。平均值𬌗架两髁突间的正常值范围为（105±5）mm（现有的可调节式、半可调节式𬌗架多采用这一参数）[图 4-27（2）]。前伸髁导平均值约为 25°～30°，侧方髁导依 Hanau 提出的 H/8+12 经验公式，约为 15°。切导平均约为 10°。铰链轴采用经验铰链轴，一般取从耳屏至外眦连线上，由耳屏向前 13mm 处。

由于未转移患者的铰链轴位置，其设定的髁导和切导与患者实际的髁道和切道之间也存在差异，采用这些平均值的𬌗架在模拟下颌运动方面自然会出现一定程度的误差，使用时应对这些因素予以考虑。但实践表明，在制作一般的修复体时误差尚在可接受的水平。

2. 半可调节𬌗架（semi-adjustable articulator） 半可调节𬌗架可以按照个体参数设置

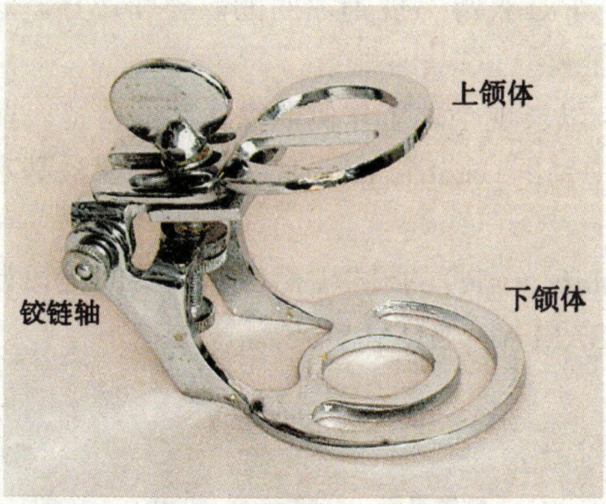

(1)

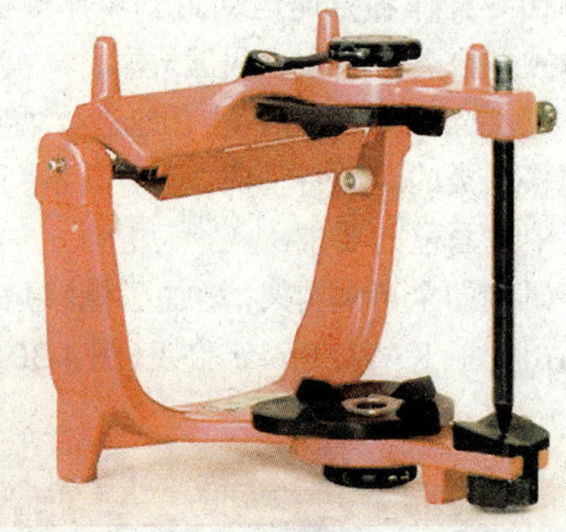

(2)

图 4-27　简单𬌗架

(1)单向运动𬌗架　(2)固定髁道的多向式运动𬌗架

前伸髁导斜度、侧方髁导斜度、切导斜度，而且配有面弓，能将实测得的或按经验平均值定位的患者铰链轴位置转移到𬌗架，从而使牙列模型在𬌗架上的开闭弧与患者的铰链开闭口弧相吻合。通过描记仪测值和(或)前伸颌位蜡记录，可将患者的前伸髁道斜度转移到𬌗架上，形成与患者个体特征相近的前伸髁导。在大多数半可调节式𬌗架，非工作侧侧方髁导斜度值是根据 Hanau 的经验公式由前伸髁导斜度值推算确定的，且工作侧髁球多采用锁定成原地转动的构造设计，其转动角度受非工作侧髁导的制约。这些构造性能使半可调节𬌗架能重现个体的正中关系位和铰链开闭口(即满足前述第一、二条基本要求)，同时也能近似地模拟个体的其他各种下颌运动特征(图 4-28)。

3. **全可调节𬌗架**　全可调节𬌗架(fully adjustable articulator)优于半可调节𬌗架的结构特点有：

1)用配套的运动面弓(kinematic face bow)记录患者的下颌三维运动特征并转移到𬌗架上。

2)𬌗架的髁间距可调，以模拟个体的颅颌宽度特征(图 4-29)。

3)𬌗架具备形成曲线髁导的可能性，以准确模拟机体的髁道特征。有的全可调节𬌗架用可塑的自凝树脂填入𬌗架的髁导和切导盒，以运动面弓记录的患者下颌三维运动轨迹引

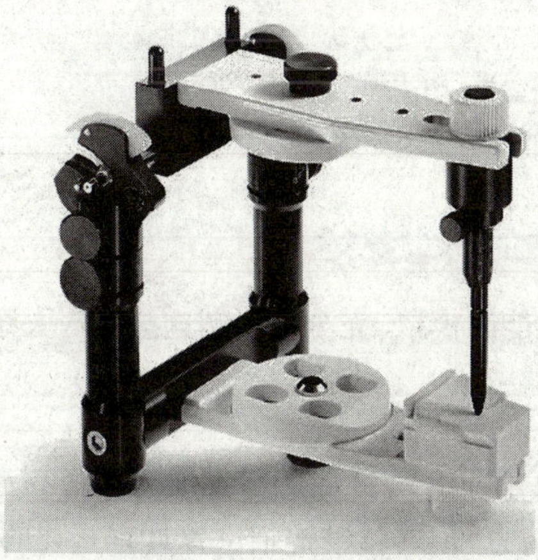

图 4-28　半可调节𬌗架

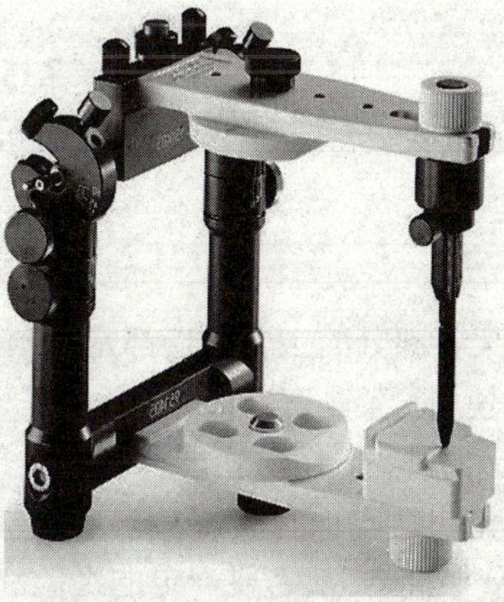

图 4-29　全可调节𬌗架

导髁球和切导杆作各方向运动直到树脂凝固，于是获得不规则曲面的髁导和切导。这类殆架被称为颌型殆架（gnatholator）。

4）双侧髁导结构可相互独立地进行调整，以表现个体工作侧髁突运动的特征。在模拟如迅即侧移之类的运动特征时，还需具备“正中锁闩（centric latch）”装置以确保最基本的重现下颌正中关系位的要求。

近年研制的全可调殆架，增加了侧移角（shift angle）的设置，而双侧髁突间距设计为固定不可调，例如：KAVO Protar 殆架（图 4-30），SAM ART 515M 殆架。

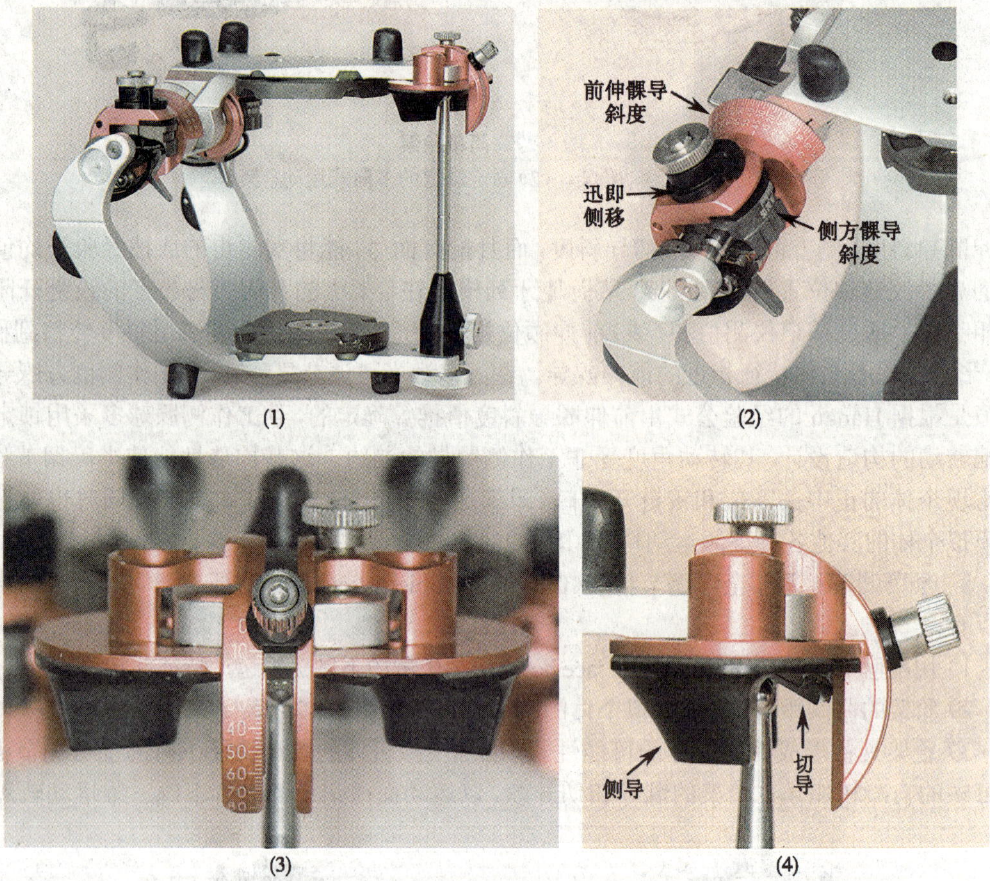

图 4-30　全可调节殆架正、侧面观

（1）全可调节殆架侧面观。（2）髁导结构。（3）、（4）切导结构

三、殆架主要构造的功能意义

殆架各部分的主要构造都是对颅颌结构和功能的模拟，充分地了解这些对应关系，对我们正确使用殆架是有益的。

（一）铰链轴位置转移的功能意义

无论用运动面弓转移（测定个体铰链轴后再用面弓转移）、还是常规面弓转移（经验铰链轴法）上殆架，都需要一定的经验和花费时间精力，但转移铰链轴位置具有重要的临床意义。只有将个体的铰链轴对上颌的位置关系转移上殆架，殆架的开闭弧才与个体下颌开闭弧相吻合。在此条件下，才允许通过𬌗架的开闭调节垂直高度。

由于咬合记录多少占据一定厚度空间，撤除后垂直高度出现改变。在𬌗架的开闭弧与个体下颌开闭弧相吻合的条件下，这一垂直高度的改变不致对咬合关系产生明显的影响。需要在𬌗架改变垂直距离时，应注意使用A型𬌗架。

如果未经转移铰链轴就通过上述方法升（或降）垂直距离的，特别是在简单𬌗架上这样做，会造成较大的误差，是对𬌗架的不合理使用。在简单𬌗架上的牙列模型与𬌗架旋转轴之间的位置，完全不同于人体铰链轴与牙列间的位置关系。在此条件下，𬌗架开闭弧与人体下颌开闭弧只有一个公共点，就是上𬌗架时以𬌗间记录材料或正中接触确定的垂直高度上，两条开闭弧相切的一点。一旦垂直高度改变，两条开闭弧即分开，这意味着在𬌗架上建立的关系戴入口腔中会出现一定的误差。

（二）髁间距调节的功能意义

个体的髁突间距离存在差异，从而下颌作侧方运动时牙尖在对𬌗牙（对颌牙）𬌗面上画过的哥特式弓角也不同。修复体𬌗面沟嵴的走向应与对𬌗牙（对颌牙）尖的运动轨迹相协调，以避免非正中接触出现𬌗干扰。𬌗架的髁球间距可调，有利于更好地模拟个体运动特征，使在𬌗架上所制作的修复体𬌗面沟嵴走向更易协调于个体的下颌运动。根据近期对𬌗架功能的研究，髁球间距的调整还可起到对工作侧髁导（同样包括矢状髁导和侧方髁导）的间接调节作用。

（三）沟槽式（slot）和盒式（box）髁导的比较

大多数A型髁导的𬌗架采用了盒式髁导结构，即：位于上颌体的髁导板从上方，侧方和后方呈盒状围住位于下颌体的髁球，这与人体颞下颌关节窝与髁突的结构关系相类似[图4-25（1）]。盒式髁导构造便于安排曲面髁导和迅即侧移间隙，对下颌运动的模拟程度较高，并且上下颌体容易分离，方便技师的操作。盒式髁导构造与人体颞下颌关节相同，可作为教具使用，其调节方法也较易被初学者所理解。但是，盒式髁导𬌗架的上下颌体间的连接较松散，操作时易出现髁盒升起，髁导板与髁球脱离接触而影响模拟的准确性。

沟槽式髁导常被用于C型𬌗架，髁球被夹在窄长的髁槽中转动或滑动时，不会像盒式髁导那样容易出现脱位问题[图4-25（1）]。但沟槽式结构难以表达迅即侧移特征。

（四）模拟侧移的功能意义

要实现自如的下颌侧方运动，个体的侧移特征要与𬌗面形态（牙尖高度、窝底宽度、沟嵴走向等）相协调。当𬌗架能模拟个体下颌运动中的侧移特征时，技师才能对𬌗形态在𬌗架上做更准确的处理，使修复体戴入口中后能与患者的功能运动相互协调。

（五）直线和曲线式髁导结构的功能意义

使用描记仪记录到的矢状髁道是一条弧形曲线（图4-31）。临床上利用Christensen前伸𬌗记录方法取得的前伸髁道斜度记录，并非前伸运动的全过程，而只是下颌前伸到某一特定位置（一般为5mm左右）时上下颌间的关系。这时记录到的髁导只是两点（即正中关系位或牙尖交错位与所记录的特定前伸位置）之间的直线段。与此相应，大多数𬌗架的髁导结构也是平直的导板或沟槽。

实际的髁道曲线的初段向下倾斜较陡，即形成较大的斜度（绿线）（图4-31），随后向下倾斜角度逐渐平缓。在此凹向下的曲线上取一点与其起点处（正中关系位）连成直线（红线）（图4-31），相当于弓弦形状，此直线与基准水平面夹成的倾斜角度要小于曲线初段夹成的倾斜角度。

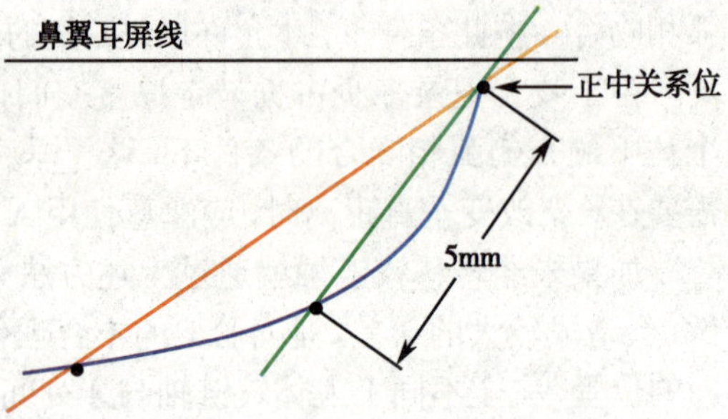

图 4-31 矢状面髁突运动轨迹示意图

描记仪记录到的矢状髁道是一条曲线（蓝色）。曲线的初段向下倾斜较陡，即形成较大的斜度（绿线），随后向下倾斜角度逐渐平缓。在此凹向下的曲线上取一点与其起点处（正中关系位）连成直线（红线），此直线与基准水平面夹成的倾斜角度要小于曲线初段夹成的倾斜角度

目前临床常用的前伸蜡记录法所确定的髁导斜度较实际的髁导斜度偏小。如依此偏小的髁导斜度在 架上排成平衡 时，义齿戴入口中可能出现前牙对刃时后牙脱离 接触的情况。因此，配备面弓式描记仪和曲线髁导结构的 架上形成的平衡 模拟准确程度较高。这减少了临床调 选磨的工作量，患者也更容易适应。

（六）切导结构的功能意义

与髁导结构相比， 架的切导结构较简单，但它对 架功能的控制作用是同等重要的。切导是对切道的机械模拟，而稍复杂 架的前导包括前伸切导和前侧导（又称尖导）。 架通过双侧髁导和前方切导形成稳定的三点平衡关系，牙列的 重建或改建即在此框架中进行。

在可调或半可调 架，其切导盘可调节前方和侧方斜度，以适应具体的髁导数值。需注意的是，由于切导杆、切导盘结构一般位于牙列模型的前方，故切导数值与实际切道斜度数值相关但不相等，或大于切道斜度（当髁导斜度小于切导斜度时），或小于切道斜度（当髁导斜度大于切导斜度时）。许多较旧式的 架切导盘呈半球状的一整块，位于下颌体的前端[图 4-32（1）]，复杂一点的 架（如 Hanau Model H2）切导盘上的两斜面是分开的，由两个侧翼构成，可以分别调节前侧导[图 4-32（2）]。新式 架的切导盘可位于上颌体，可以分别调节切导和左右前侧导（见图 4-30）。

切导结构的一项重要性能要求是，无论切导盘如何调节都不应影响上下颌体之间的垂直距离，即在正中关系位切导杆在切导盘上有一个恒定的接触点，切导盘斜面的各方向角度调整变化都是围绕着这个轴点实现的。

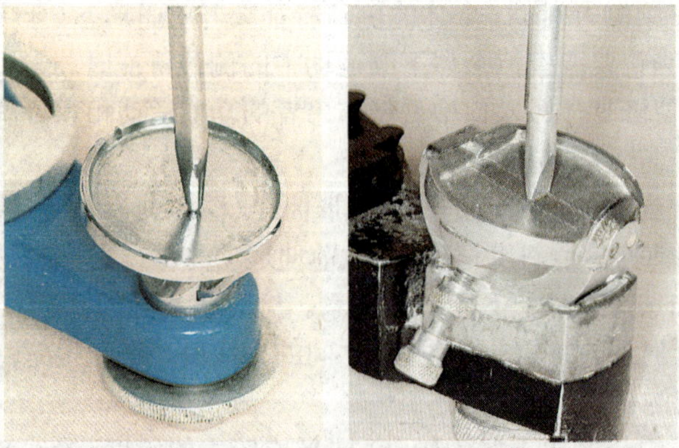

（1） （2）

图 4-32 架切导结构

（1）似半球状切导盘。（2）有两个侧翼的切导盘，前侧导可调

四、𬌗架的临床应用

临床上制作各种修复体和进行体外的咬合分析𬌗架是必备的设备。例如：将人体的上下颌位关系及下颌运动特征转移到𬌗架上，利用𬌗架体外模拟下颌运动，根据下颌运动的个体特征设计制作修复体。同时，也可以通过这种方法，在体外分析患者的咬合关系，对口颌系统病变作一定的分析诊断及治疗效果评价。如果要达到体外重现个体下颌运动的特征，除了选择适合的𬌗架，还要准确地将颌位关系转移到𬌗架上。

（一）面弓及颌位转移技术

将铰链轴的位置转移至𬌗架上，就是要使上下颌模型在𬌗架上与髁球的空间位置关系，与上下颌与髁突铰链轴的位置关系一致，即将下颌转动运动的中心转移至𬌗架。临床上采用面弓（face bow）转移铰链轴，完成这一过程称为面弓转移。许多描记仪（pantograph）也因具有相似的外形结构而被称为“运动面弓”，而两者的用途用法有很大区别，又经常被相互配合使用。

1. 运动面弓 利用运动面弓确定髁突铰链轴，并记录下髁突的运动轨迹，包括前伸髁道斜度、工作侧髁道斜度、非工作侧髁道斜度等。用运动面弓测定（或用经验法标志）铰链轴点后，需将铰链轴点与上颌之间的三维位置关系用面弓转移到𬌗架上去，对修复体建立接触关系、调𬌗等有重要的参考价值。

运动面弓是将弓体连接固定于下颌，在动态中进行测定和记录，转移运动面弓测定的铰链轴点时需将此位点与𬌗架髁杆准确对位。在人体完成记录后，将面弓连接固定到牙列或牙槽嵴的石膏模型上，再以髁梁对准𬌗架髁杆，用石膏将石膏模型固定到𬌗架上。

2. 面弓转移 面弓转移是将人体颌面部的一些静态位置关系转移并固定到𬌗架上。面弓转移首先转移的是上颌与铰链轴的位置关系，利用面弓进行上颌与髁突铰链轴点的空间定位，并将此空间位置关系转移到𬌗架上，即确定𬌗架上上颌模型与𬌗架髁球的空间位置关系。如用经验法标志（经验铰链轴）则多采用耳塞式（ear-piece）面弓，以利用外耳道与髁突之间较恒定的解剖位置关系以及外耳道解剖形态来固定髁梁［图 4-33（1），4-33（2）］。耳塞式面弓已利用外耳道与铰链轴点之间的解剖平均值在弓体尺寸上作了相应调整。然后再按照确定好的颌位关系记录，将下颌模型上𬌗架，这样也就完成了下颌铰链轴的转移。

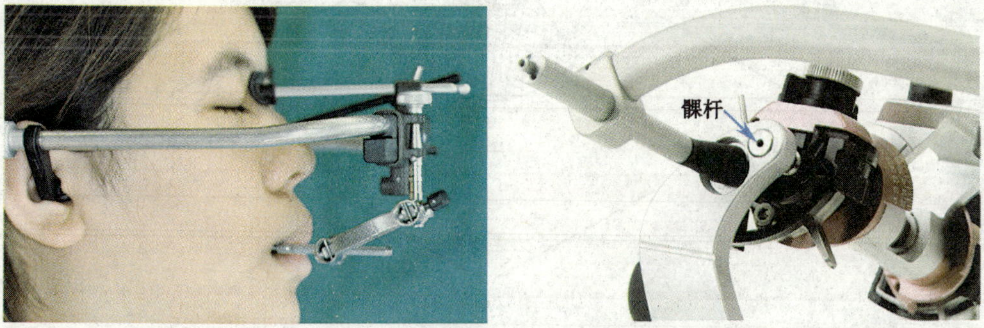

(1) (2)

图 4-33 面弓转移

（1）耳塞式面弓 （2）上𬌗架时，面弓髁梁固定位置与𬌗架髁杆的位置关系是根据外耳道与髁突之间较恒定的解剖位置关系设计

3. 𬌗间记录转移

（1）正中关系记录：是一切颌位关系和运动轨迹特征记录的基本点。如果正中关系颌位记录发生错误，则铰链轴测定、髁道测定和转移就失去了意义。

目前，临床医生常用双手操作法和各种前牙去程序化装置等，来确定下颌正中关系位（髁突的最上、最前位）。这些方法一般适用于牙列完整，或缺失牙不多的患者。对于缺失牙过多，甚至无牙颌的患者，上述方法很难应用。对于此类患者，确定下颌正中关系的常用方法有哥特式弓描记法和𬌗托咬合法。

（2）非正中颌位关系记录：包括利用 Christensen 现象，记录前伸和侧方髁道斜度，以及记录治疗性的颌位（如关节盘可复性前移位时的前伸弹响消失位），以便在𬌗架上制作咬合板或修复体，建立治疗性的牙尖窝嵌合接触关系。记录时，需首先取得正中关系蜡记录，上下颌的蜡分别形成平坦的平面。患者戴着这一记录作前伸运动时，会在上下记录平面之间出现由前向后逐渐增大的楔状间隙。作侧方运动时，也会出现由工作侧向平衡侧逐渐增大的间隙。用烤软的蜡片置于上下平面之间，嘱患者在前伸位或侧方位轻轻咬合，冲凉后即可取得非正中颌位关系的蜡记录。以正中关系蜡记录上𬌗架，再以非正中颌位关系的蜡记录调整𬌗架的髁导机构，将患者的髁道斜度转移到𬌗架上。

上述𬌗间记录转移下颌位的介质有蜡、石膏、硅胶等。

4. 哥特式弓描记　正中关系位是下颌的后边缘位，是个可重复的生理性位置。临床上采用种种方法诱导下颌达到此位置并予以记录转移，哥特式弓描记是其中较简便易行的一种。通过让受测者反复作双侧侧方运动，后边缘位将作为轨迹最后方交叉点的形式显露出来。进行哥特式弓描记时，针、板各置于上、下颌，可置于口腔内也可置于口腔外。在设定垂直距离后，开始让受测者作双侧侧方运动数十次。临床经验表明，即使是有很明显的下颌假性前伸倾向的患者，在反复多次侧方运动后也会因下颌前伸肌疲劳而使运动轨迹趋向后方。最终，轨迹描记显现出清晰的后边界三角形轮廓，三角形的顶点即为下颌正中关系标志（图 4-34）。将描针尖对准三角形顶点来吻合上下颌模型并固定于𬌗架，即转移了正中关系颌位。

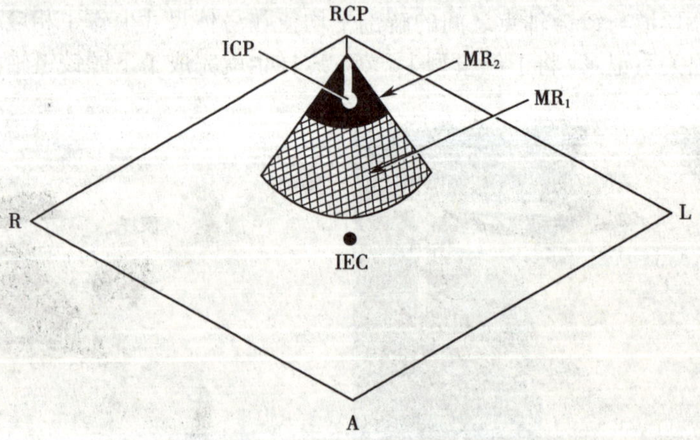

图 4-34　哥特式弓描记

ICP：牙尖交错位；RCP：后退接触位；L：向左侧方咬合运动边缘位；

R：向右侧方咬合运动边缘位：IEC：对刃𬌗位；A：最大前伸位；

MR_1：咀嚼运动前期咬合范围；MR_2：咀嚼运动后期咬合范围

（二）合理选用𬌗架

随着对口颌系统运动规律认识的不断深入，𬌗架的结构也不断改进，渐趋复杂。但这并不是说𬌗架的构造越复杂越好，复杂的𬌗架也较笨重，操作程序繁多，操作不当时更容易造成误差。因此，我们应当在对𬌗架结构功能意义深刻理解的基础上，针对不同的工作目标对象合理地选用适当类型的𬌗架。

1. 个别牙缺损缺失的冠桥修复 在制作个别牙缺损缺失的冠桥修复体时，只需用简单𬌗架准确地重复正中关系位即可。

修复体不改变垂直距离时，就不一定必须转移铰链轴关系。包括制作咬合板等必须改变垂直距离的情况下，也可以利用𬌗架开闭弧与下颌开闭口弧之间唯一的公共点，事先在设定的垂直高度作𬌗记录，依此记录将牙列模型上𬌗架后不再变动垂直高度，则仍可保持一定的接触精度。

2. 曲线式和直线式髁导 在需要形成平衡𬌗的病例，曲线式髁导结构对于减少口腔内调𬌗工作量是有必要的。但在意图实现不平衡（尖牙保护或组牙功能）时，直线式髁导结构反而能通过"过补偿"效应达到预期的接触状况。

3. 全可调节式𬌗架 在临床上主要用于调𬌗前分析和𬌗重建。由于调𬌗属于不可逆性治疗，必须慎重实施。𬌗架上的牙列模型能使医师从各个角度（特别是从舌侧）全面、清晰地观察接触情况，因而常被用来观察分析𬌗干扰点的部位，制订调𬌗方案。这时，要求𬌗架必须能尽可能真实地反映患者的下颌运动个体特征，有关因素包括：髁间距，铰链轴位置，各方向的曲线髁道，侧移的时相、方向、幅度等。必须将这些从个体实测到的参数转移上𬌗架，并通过𬌗架的相应机械结构加以模拟。否则，𬌗架就会提供错误信息，影响治疗效果。

𬌗重建的病例也要求𬌗架能准确的模拟个体下颌运动，减少修复体临床调𬌗量。𬌗重建的病例技工室制作的修复体多，涉及范围大，精度要求高，材料质地坚硬，修复体一旦出现接触误差不易在口腔内调𬌗解除，也应选用对患者下颌运动重现程度高的全可调节式𬌗架。

（谢秋菲）

思考题

1. 下颌运动的感觉传入和运动传出路径是什么？
2. 下颌有哪些反射活动？
3. 如何控制下颌运动？
4. 下颌的基本运动有哪些？它们和边缘运动是什么关系？
5. 你了解哪些下颌运动记录方法？
6. 在 Posselt 图上能看到什么？
7. 研究下颌运动的意义？
8. 如何根据𬌗架的构造和功能分类？

第五章

𬌗 异 常

学习要点

1. 掌握咬合干扰的概念及几种咬合干扰形成的原因。
2. 掌握牙尖交错位异常的病因及临床表现。
3. 熟悉咬合面过度磨损病因、危害。
4. 熟悉咬合面过度磨损对颌位的影响。
5. 了解常见的其他咬合异常。

上下颌牙之间的接触现象称为咬合，咬合是通过下颌运动来实现的。决定下颌运动的因素有颞下颌关节因素、𬌗因素和神经肌肉因素。决定下颌运动的三大要素中，𬌗因素是变化最大、最活跃的因素。咬合终生不断地发生变化，人一生可能要经历牙齿萌出、磨耗等生理性变化；牙齿龋坏、松动、脱落等非生理性的变化以及修复、矫治等治疗性的变化。另外，人类对咬合变化的敏感性非常高，牙周膜接触与压力感受器是快适应感受器，能迅速辨别𬌗面 0.01～0.02mm 咬合高度改变，这是迄今为止任何先进的压力感受仪器都不能辨别的高度变化。当咬合发生改变后，有关咬合的信息可以通过牙周本体感受器传入中枢，经过中枢整合后反馈性地引导咀嚼肌收缩变化，牙周组织以及颞下颌关节承受的咬合负荷也随之发生相应变化，形成一个在现有咬合情况下，危害最小，既能避免咀嚼的疼痛与不适，又能发挥最大咀嚼功能的个体下颌运动型。

但是，个体间对咬合变化的适应能力或生理耐受性有很大的差异，这与不同的个体的健康状况和生理耐受力有关。当机体的健康状况和适应能力强时，即使有较严重的咬合形态不良，口颌系统也能适应，在下颌运动时表现为正常的功能状态；如个体的健康状况下降，机体的适应能力降低时，轻微的咬合变化也可能对咀嚼肌、颞下颌关节及其组织产生病理性的反应或损伤。另外，咬合异常、口腔副功能运动、个体的精神心理状态以及外伤等因素会削弱口颌系统的生理功能潜力，增大咀嚼功能紊乱发生的风险。咬合异常也称为咬合紊乱。咬合处在生理性与非生理性状态之间的个体，在受到外界因素特别是修复、正畸等治疗性因素的影响时，比较容易形成咬合紊乱。由于咬合紊乱导致的口颌系统的功能紊乱，称为咬合病。在临床治疗过程中要十分注意。本章节主要介绍一些常见的咬合异常。

第一节 殆 干 扰

咬合高点阻碍或干扰了下颌在保持牙接触情况下所进行的平滑协调的各向运动，而迫使下颌发生偏斜运动或非功能接触，称为殆干扰(occlusal interference)。咬合干扰常被认为是引起口颌系统功能紊乱的潜在因素。根据下颌运动状态的不同，咬合干扰一般分为前伸殆干扰、侧方殆干扰以及后退殆干扰。

一、前伸殆干扰

前伸殆干扰(protrusive interference)包括前伸殆后牙殆干扰和前伸殆前牙殆干扰。正常情况下，下颌由牙尖交错位出发，下前牙切嵴沿上切牙舌面前伸至上下切牙切刃相对时，上下前牙呈对称性成对接触，后牙不接触，即使后牙有接触也轻于前牙。如果下颌前伸时，前牙无接触而后牙有接触，或前后牙都有接触，但后牙的接触大于前牙，我们把这种咬合称为前伸殆后牙殆干扰；或下颌前伸时，上下前牙不是对称性成对接触，仅个别牙齿接触，则称为前伸殆前牙殆干扰。

下颌前伸运动，是前牙行使切咬食物功能的运动，如果下颌前伸时前牙不接触，而后牙接触，切牙就不能很好地行使切咬食物的功能。为了使前牙能切断食物，升颌肌群和翼外肌必将增加肌电活动，以达到前牙的切刃，长此以往就有可能造成咀嚼肌功能紊乱；同时由于升颌肌群加大收缩，造成后牙殆力增大，且增大的殆力多为侧向力，长期过大的殆力会导致后牙牙周组织创伤。

可能造成前伸殆干扰的原因，有以下几方面：

1. 上颌前牙排列不齐 如上颌侧切牙舌向位，下颌做前伸运动时，上颌侧切牙早接触，其他前牙无接触，形成前伸殆前牙殆干扰。

2. 后牙Spee曲线曲度过大 下颌前伸时，后牙可能接触，形成前伸殆后牙殆干扰。

3. 上颌前牙过度前倾，前牙覆盖过大 下颌前伸时，下前牙失去上颌前牙舌面的接触，后牙接触，形成前伸殆后牙殆干扰。

4. 下颌第三磨牙伸长 下颌第三磨牙萌出后，如果上颌第三磨牙缺如、低位萌出或未及时萌出，未与之形成良好的接触，导致下颌第三磨牙过度萌出，高出牙弓殆平面，下颌由牙尖交错位前伸时，形成前伸殆后牙殆干扰。

二、侧方殆干扰

正常情况下，下颌从牙尖交错位出发，向一侧做侧方运动时，工作侧到达上下颌同名牙尖相对时，仅工作侧牙齿有接触，非工作侧后牙不接触，或非工作侧有接触但轻于工作侧接触。如果工作侧牙齿无接触，而非工作侧有接触；或工作侧非工作侧都有接触，但非工作侧牙齿接触重于工作侧时，我们把这种侧方殆接触称为侧方殆干扰(laterotrusive interference)。(图5-1)

下颌做侧方运动时，在正常情况下，工作侧牙齿的咬合接触形式有两种，一种是工作侧只有尖牙接触，其他后牙不接触，这种咬合状态称为尖牙保护殆；另一种是工作侧有两对以上后牙接触，或一对后牙以及尖牙有咬合接触，这种咬合称为组牙功能殆。在自然牙列中，

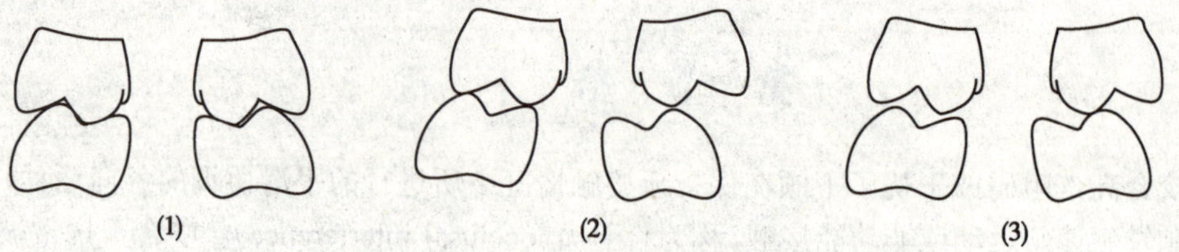

图 5-1 牙尖交错位咬合、正常侧方运动及侧方运动殆干扰

(1)牙尖交错位咬合 (2)正常侧方运动 (3)侧方运动殆干扰

尖牙保护殆多见于刚刚建殆的年轻恒牙列，随着年龄的增长，由于咀嚼运动尖牙慢慢的生理性磨损，组牙功能殆在自然人群中占的比例也越来越高，到了中老年人，侧方殆工作侧的接触形式几乎都为组牙功能殆。

咀嚼功能中食物被磨细的动作主要通过下颌侧方运动，由上下磨牙进行侧方咬合来实现。如果在侧方运动中工作侧的牙齿不接触，那么就不能很好的行使研磨食物的功能。为了使工作侧牙齿咬紧，增大咀嚼效率，机体可能通过两种情况来协调：一是由于非工作侧殆干扰，重点转移至非工作侧，在支点力不变的情况下，成为Ⅱ类杠杆；另一种是非工作侧后牙殆干扰严重，非工作侧升颌肌群增加收缩，力点和重点都转移至非工作侧，形成Ⅰ类杠杆。改变后的杠杆类型，重臂短，重力大，可能超过受力牙齿及其支持组织的承受能力，从而造成殆创伤；同时重点的转移也会影响关节稳定、增加颞下颌关节的负荷。此外，为了克服咬合干扰，咀嚼肌需要过度收缩，易产生强直反射，继而产生咀嚼肌痉挛。因此非工作侧殆干扰对口颌系统健康的影响是非常严重的。

通常侧方殆干扰产生的原因有以下几方面：

1. 上颌后牙排列过度颊向倾斜，造成牙列的横殆曲线曲度过大，下颌在做侧方运动时，工作侧下颌牙失去上颌牙尖斜面的引导、接触与支持，形成非工作侧支持尖早接触。

2. 下颌最后磨牙的远中尖位于上颌最后磨牙的远中，形成远中错殆，在侧方运动中容易产生非工作侧殆干扰。

3. 医源性因素

(1) 下颌第一磨牙早失，未及时修复，导致对颌第一磨牙伸长。在行下颌第一磨牙修复时未调磨伸长的对颌第一磨牙，使得修复后的下颌纵殆曲线曲度过大，殆形态不良。当下颌做侧方运动时，工作侧失去接触，出现非工作侧殆干扰。

(2) 工作侧修复体殆面形态不良，如冠修复体功能尖过度调磨，与对殆牙（对颌牙）咬合差，以致侧方运动时失去接触，出现非工作侧殆干扰（图 5-2）。

(3) 非工作侧后牙殆面龋病治疗时，由于对殆面窝洞充填物修整过度，使对殆牙（对颌

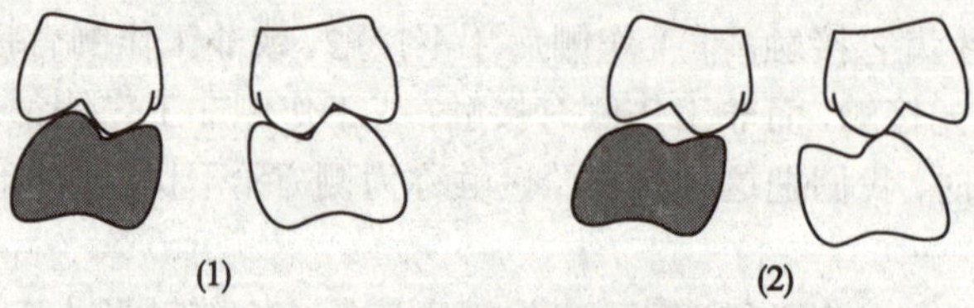

图 5-2 工作侧冠修复体功能尖过度调磨，与对颌牙齿咬合差，侧方运动时失去接触，出现非工作侧殆干扰

(1)牙尖交错位 (2)侧方咬合非工作侧殆干扰

牙）支持尖与之失去接触；或上下颌后牙𬌗面龋病窝洞充填修整不良，使得上下颌牙牙尖斜面过陡，牙尖交错位时，上下颌牙尖相互嵌合，形成非工作侧𬌗干扰。

4. 精神因素 Carlsson 报道，有非工作侧𬌗干扰的人，比正常咬合者情绪高度不稳定，去除𬌗干扰后情绪又倾向于稳定。Helkimo 也报道，非工作侧𬌗干扰具有女性优势，他认为这也是由于心理因素和社会因素造成的。

三、后退𬌗干扰

正常情况下，下颌从牙尖交错位出发向后退，可以达到一个相对稳定的位置，在下颌后退过程中，双侧后牙都有接触，且双侧后牙接触对称无明显偏移或偏移幅度 <0.5mm。如果下颌在后退运动过程中仅一侧后牙有接触，另一侧后牙无接触或其引导的后退运动有明显的偏斜，则这种咬合接触称为后退𬌗干扰（retruded interference）（图 5-3）。

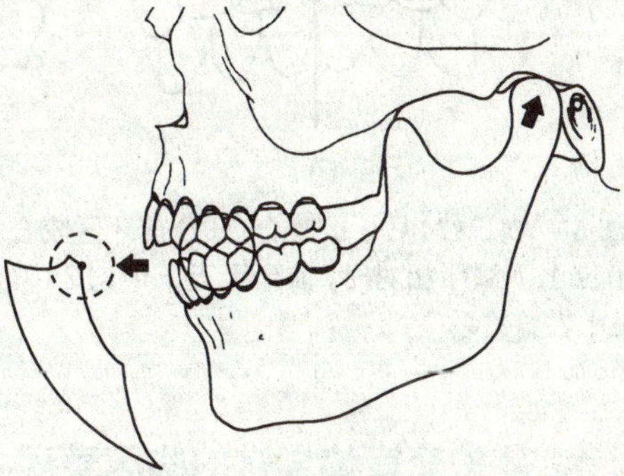

图 5-3 下颌从后退接触位向前到牙尖交错位 𬌗干扰

下颌从牙尖交错位到后退接触位水平向之间的距离大约在 0.5～1mm 范围内，这个距离称为长正中（long centric）。下颌的后退运动是生理性而非机械性的，在这一运动中允许下颌有很小的偏移（<0.5mm）。正常人群中大约 90% 的人具有牙尖交错位与后退接触位二个位置，称为二位。而 10% 的人下颌不能从牙尖交错位后退，换句话说，这些人的牙尖交错位与后退接触位为同一个位置，这种现象称为一位，儿童中一位的比率比较高。对于正常的成年人，一般认为二位更合乎生理的需要，因为牙尖交错位是发挥最大𬌗力的位置，在咀嚼运动过程中，下颌能从牙尖交错位向后做后退运动是正中咀嚼运动中咀嚼压力的重要缓冲，这种缓冲有利于保护牙周组织及颞下颌关节、咀嚼肌等组织的健康。

后退运动受后牙通常是最后的磨牙牙尖斜面的引导，在后退运动中下颌后牙牙尖的远中斜面与上颌后牙的牙尖的近中斜面接触，因此下颌后牙牙尖的远中斜面与上颌后牙牙尖的近中斜面早接触是产生后退𬌗干扰主要原因。临床上引起后退𬌗干扰的最常见原因有内倾型深覆𬌗、上颌第三磨牙伸长。

第二节 牙尖交错位异常

牙尖交错位是上下牙列间达到最广泛最紧密接触时下颌的位置。牙尖交错位依牙尖交错𬌗的存在而存在，随牙尖交错𬌗的改变而改变。正常的牙尖交错位上下颌牙相对时，前牙区上下中切牙中线相对，后牙区上下第一磨牙呈中性殆关系（图 5-4），上下牙列有正常的覆殆覆盖关系，从后退接触位到牙尖交错位有正中自由域；肌位与牙位一致，有良好的正中止接触，后牙殆力基本沿牙体长轴传递。牙尖交错位不正常是指上下牙列牙尖交错时无良好的正中止接触，下颌因接触不稳定而产生前后向、内外向或垂直向滑动。由于牙尖交错殆是下颌最稳定、咀嚼肌发挥最大作用的牙位，因此，长时期牙尖交错不正常，可引起殆创伤，对牙体产生磨损或导致牙折；对牙周产生创伤，导致牙槽骨吸收、牙齿松动；使咀嚼肌过度牵拉，导致咀嚼肌病理性反应；对颞下颌关节可导致髁突、关节盘移位，产生关节内结构不调、关节内微小创伤，导致关节结构退行性改变、咀嚼肌功能过度和颌面疼痛等症状。

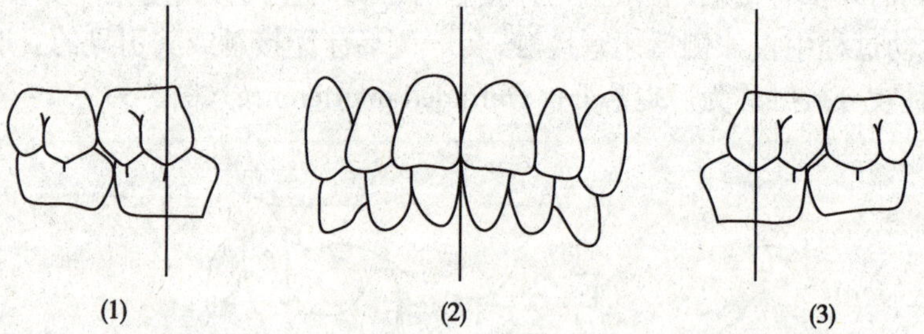

图 5-4 (1)(3)后牙区咬合 (2)前牙区咬合
正常的牙尖交错位上下颌牙相对时，前牙区上下中切牙中线相对，后牙区上下第一磨牙呈中性殆关系

一、牙尖交错位异常的临床表现

1. 上下前牙中线不一致 上下牙列处于中线不一致时，以排列正常的上前牙中线为标准，下前牙中线偏移，其偏向侧上下颌第一磨牙的对位关系是远中关系，对侧是近中关系。相对应的髁突在关节窝内的位置以及髁突与关节盘的位置也会发生移位。用图可以清晰说明中线的偏移与上下第一磨牙的对位关系：如果下颌中线右偏，右侧上下第一磨牙对位关系为远中关系，左侧为近中关系。（图 5-5）

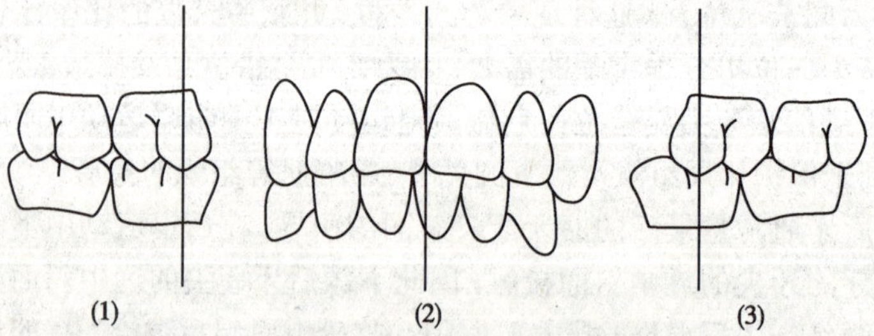

图 5-5 (1)(3)后牙区咬合 (2)前牙区咬合
上下牙列处于中线不一致时，以排列正常的上前牙中线为标准，下前牙中线偏移，其偏向侧上下颌第一磨牙的对位关系是远中关系，对侧是近中关系

这里着重要指出的是上下前牙中线不一致并不代表髁突、关节盘一定有移位。上下前牙中线不一致与髁突、关节盘移位相关的前提是，上下前牙正常排列。若上下前牙排列不正常，如有牙列拥挤、多生牙、个别牙反殆等，其上下前牙的中线不一致时，髁突在关节窝内

的位置可以正常。另外，当双侧髁突出现对称性移位如前移或后移时，上下颌中线不偏移。

2. 牙位肌位不一致 从下颌姿势位出发做开闭口运动，当开口后再闭口时，下颌将随升颌肌作用而向前上运动，下颌在升颌肌收缩作用下所做的闭口运动轨迹称为肌力闭合道，肌力闭合道的终点，即咀嚼肌收缩引导下颌闭口至咬合刚接触的瞬间时（the very first occlusal contact）的颌位，称为肌接触位（muscular contact position，MCP）。肌接触位主要由肌收缩确定，故又简称为肌位（muscular position，MP）。从肌位再重咬使上下颌牙齿紧密接触而到达牙尖交错位，也称为牙位。正常人在端坐体位状态下，肌接触位正好就是牙尖交错位，这一现象称为肌位牙位一致，也就是说肌接触位和牙尖接触位完全吻合，为同一个位置。如果下颌闭合到刚有咬合接触时，仅有个别牙接触，这些个别接触的牙引导下颌运动发生滑动、偏移，也就是说肌力闭合道的终点不在牙尖交错位，这种状态称为肌位牙位不一致（图5-6）。肌位与牙位是否一致是判断牙尖交错位正常与否的重要标志。

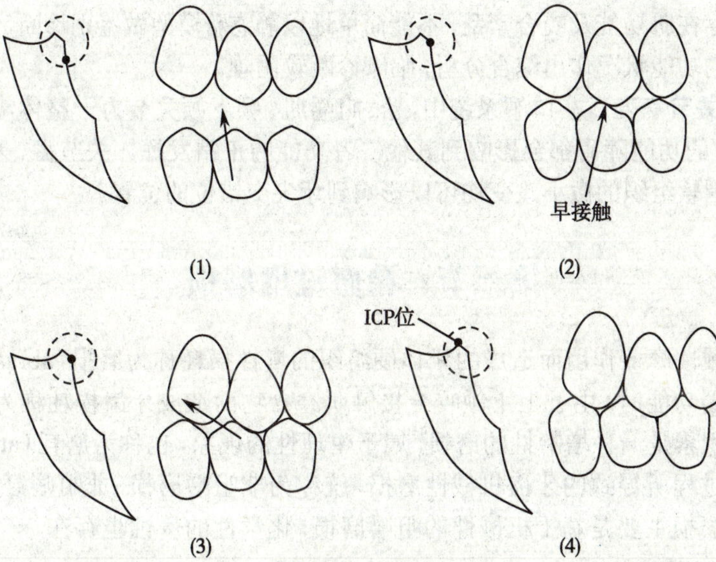

图5-6 牙位肌位不一致

（1）下颌从姿势位开始向上做闭口运动 （2）第一前磨牙早接触

（3）下颌偏移 （4）牙尖交错位

二、牙尖交错位异常的病因

1. 早接触 下颌由姿势位闭合，到上下牙发生最初接触的颌位，如果只有少数牙甚至个别牙接触，而不是牙尖交错广泛紧密的接触，这种少数牙甚至个别牙接触，称为早接触（premature contact）。下颌沿肌力闭合道闭口到牙尖交错位时，由于个别牙或少数牙先接触，则升颌肌需要增加收缩力才能达到牙尖交错接触。长期大力收缩将造成升颌肌功能失调；同时早接触牙齿因承受过大的殆力，可引起不适、疼痛和咬合创伤。在咀嚼运动过程中，为避免早接触牙齿因承受过大殆力引起的疼痛与不适，通过中枢神经系统、周围神经系统以及牙周膜感受器调节，使下颌发生偏移以避开早接触，久之，则形成适应性咀嚼，表现为上下前牙的中线不一致。

2. 肌功能不协调 中枢源性及周围性肌功能紊乱均可影响咬合，引起牙尖交错位的不正常。冷刺激、颌面炎症、创伤、疼痛等因素可能使咀嚼肌产生痉挛、疼痛，引起下颌的偏移、错殆；焦虑、精神紧张可以使得咀嚼肌张力增高；牙体缺损修复、正畸加力、戴用修复体等因素引起的殆的微量的变化，也可能使得咀嚼肌的活动发生变化。下颌姿势位是人在端坐位时，二眼平视前方，不说话、不吞咽、不咀嚼时下颌所处的位置，是在升颌肌群与降颌肌群协同作用下形成的。因此，咀嚼肌功能不协调，可以直接影响到下颌姿势位的确定。所以，如果咬合正常，肌位不正常，也可能形成牙位肌位不调。

由急性肌功能紊乱如下颌第一磨牙阻生、冠周炎引起的咬肌间隙感染而引起的牙尖交错位不正常，一般通过临床检查与患者的主诉不难做出正确的诊断。通过临床取研究模，对模型进行殆型分析可以与早接触引起的牙尖交错位不正常做鉴别诊断。如由急性肌功能紊乱引起的牙尖交错位不正常，口外观察患者的研究模殆型，上下颌咬合关系正常，与患者口腔内检查的结果不一致。慢性肌功能紊乱引起的牙尖交错位不正常，由于病程长，患者口颌系统同时存在肌功能及咬合紊乱，不能简单地以静态殆模型做鉴别诊断，必须结合咬合与颞下颌关节的功能状况作出综合分析，临床诊断较困难。

3. 颞下颌关节病变 在口颌系统中，殆、咀嚼肌、颞下颌关节为一整体，三者之间休戚相关，任何一方的功能障碍都会影响到其他二者功能的正常发挥。关节盘、关节面的结构、关节囊及其周围软组织的微小改变均可以影响到牙尖交错位的位置。

第三节 殆面过度磨损

单纯的机械性摩擦作用而造成的牙体硬组织的慢性损耗称为磨损（abrasion）。牙齿在行使正常的咀嚼功能时，由于上下颌咬合接触研磨食物而造成牙齿损耗称为咀嚼磨损，咀嚼磨损效应的积累是一种增龄性的磨损，属于生理性的现象，也称为磨耗（attrition）。其他的由于非咀嚼过程所导致的牙齿机械性磨损，统称为非咀嚼磨损，非咀嚼磨损是一种病理性现象。牙齿磨损主要是基于机械性的咀嚼磨损，化学性的侵蚀也存在，一般认为是这两方面共同作用形成的。

牙齿从一萌出，就开始了磨耗的过程，生理性的均衡适度的咀嚼磨损对维系口颌系统的健康具有重要的生理意义：在恒牙殆建殆初期，通过磨耗消除早接触点，使上下颌牙建立稳定广泛的咬合接触；中期，随着年龄的增长，牙周组织对抗殆力的能力减小，磨耗使牙尖高度降低，减少咀嚼时的牙周组织所受的侧向压力，使牙尖形态与牙周组织相适应；老年期，牙周组织发生老年退行性变化，临床牙冠增长、牙根暴露，通过磨耗减低牙冠高度，保持协调的冠根比例，减小牙周组织的负担。

咀嚼生理研究证明，在咀嚼运动中，牙齿接触食物的时间十分短暂，24 小时内牙齿接触的时间只有 17.5 分钟，牙齿硬组织的年平均磨耗程度在 50～60μm，因此正常牙齿不会因为咀嚼时食物的摩擦而引起过度磨损。重度磨损一般由牙齿的非功能性运动如夜磨牙、紧咬牙或功能运动过度引起，少部分牙釉质发育不良、酸蚀症的患者也可因釉质硬度不能承受正常的咀嚼磨损而导致牙齿非增龄性变化。重度磨损发病率在中老年中比较高，由于牙齿重度磨损，导致咬合和颌位改变，咀嚼功能下降，对颞下颌关节、咀嚼肌可能产生不利的影响。

一、𬌗面过度磨损的病因

1. 磨牙症 是人在非生理功能状态下咀嚼肌产生不自主的收缩，使上下颌牙齿彼此磨动或紧咬，同时使下颌正常生理休息位中断的现象。磨牙症是口腔的非功能运动。引起磨牙症的病因很复杂，临床上很难判断每个磨牙症患者发生磨牙现象的具体病因，一般认为它与遗传因素、神经心理因素、咬合因素、口颌系统的神经肌肉功能紊乱等有关。（详见磨牙症章节）

2. 牙结构异常 如牙釉质发育不全（enamel hypoplasia）、遗传性乳光牙本质（hereditary opalescent dentin）、四环素牙等，因先天或后天性牙釉质、牙本质发育异常、牙齿硬组织的硬度降低，造成牙齿硬组织磨损过度，临床观察到严重的磨损。

3. 不良咀嚼习惯 喜好咬硬物、进食坚硬粗糙的食物如坚果类食物的患者因食物硬度过大可加快牙釉质牙本质磨耗的过程，同时，为了咬碎坚硬的食物，升颌肌加大收缩，牙面承受过大的咀嚼压力。在二者协同作用下，引起了牙齿硬组织的非增龄性的磨损变化。

有单侧咀嚼习惯的人群，因咀嚼侧功能过度，可造成牙齿𬌗面磨耗严重，临床检查：上下颌左右两侧后牙磨耗不均匀，咀嚼侧磨耗严重、呈非增龄性的变化。

4. 牙列缺损 在部分牙缺损的牙列中，有对𬌗牙齿接触的剩余牙齿，因承受过大的𬌗力都存在严重的牙体组织的磨损。这种情况在老年患者中尤为多见。牙列缺损中后牙缺失的患者，由于佩戴不恰当的义齿或不佩戴义齿，使得牙列的后部缺乏有效的支撑，在咀嚼过程中为了咬碎食物，下颌被迫向前到前伸颌位，使得前牙接触咬合，引起前牙过度磨损。

5. 酸蚀症 酸雾或酸酐作用于牙齿而造成牙齿硬组织的损害称为酸蚀症（erosion）。酸蚀症常常发生在接触酸的人员中，经常食用酸性食物及酸性饮料、消化道胃酸反流患者、厌食症和贪食症患者频繁呕吐也可能出现酸蚀症。典型的酸蚀症患者表现为牙釉质与牙本质均被腐蚀，牙齿表面成白垩色，染成黄褐色或灰色脱矿斑块，质地松软，易崩碎，形成牙齿重度磨损。

6. 医源性因素 牙齿的磨损程度与牙齿接触面的材料有关。患者牙列缺损做固定义齿修复时，修复材料的选择不当也会影响修复体对𬌗牙𬌗面磨损的程度。如果修复材料的硬度、耐磨性大于天然牙，用这种材料做𬌗面修复后可以导致对颌天然牙的过度磨损。

二、𬌗面过度磨损的类型

根据构成牙列的牙的类别，咬合面过度磨损可分为乳牙咬合面过度磨损及恒牙咬合面过度磨损。

1. 乳牙咬合面过度磨损 乳牙咬合面过度磨损常见于有磨牙症、釉质发育不全的患儿，本章节中不做阐述。

2. 恒牙咬合面过度磨损 根据恒牙列磨损的部位咬合面过度磨损可分为前牙过度磨损、后牙过度磨损及全牙列过度磨损。

（1）前牙过度磨损型：咬合面过度磨损仅限于前牙部位，上前牙舌面、下前牙切端磨损扁平，部分磨损严重的患者前牙冠部分完全磨损，切端接近或与牙龈缘齐平。前牙咬合面过度磨损常见于患有酸蚀症的患者、内倾型深覆𬌗以及后牙缺失未修复或修复不良垂直距离过低患者。

(2) 后牙过度磨损型：牙齿过度磨损局限于后牙，前牙磨损不严重。后牙过度磨损型根据两侧后牙磨损的情况又可以分为单侧后牙过度磨损型和双侧后牙过度磨损型。

(3) 全牙列过度磨损型：全牙列过度磨损，常见于非正中磨牙症患者。

三、𬌗面过度磨损的临床表现及危害

(一) 牙体牙髓疾病

牙齿过度磨损对牙体牙髓组织的损害是十分明显的。由于牙齿重度磨损，患者牙齿釉质丧失、牙本质暴露，进食时牙齿酸痛敏感。同时，由于𬌗面牙尖变平，患者在咀嚼时咬不碎食物。因此，牙齿酸痛敏感、咀嚼效率降低成为患者就诊的常见主诉。

1. 对牙体组织的损害 按照磨牙症发生时上下颌牙齿的接触形式，磨牙症可以分为正中磨牙症与非正中磨牙症。正中磨牙症与非正中磨牙症引起的牙齿过度磨损临床表现各不相同。非正中磨牙症引起的牙齿重度磨损，牙体外形变形、临床牙冠变短，前牙牙冠切缘从舌侧至唇侧磨成一平面，尖牙牙尖磨平，后牙𬌗面窝沟不清、边缘锐利。临床检查可见𬌗面呈棕色继发性牙本质形成；正中磨牙症引起的牙齿重度磨损主要集中在前牙舌面及后牙𬌗面窝。上前牙舌面窝磨损，呈光滑面，严重可以致使牙冠在牙颈部折断形成残根。下颌前牙唇面磨损变薄，切缘呈锐利的刃状。后牙𬌗面窝加深，牙尖高陡。牙尖交错位时上下颌后牙咬合关系呈尖窝嵌合型。由于牙尖斜面过陡，不能很好的分散𬌗力，在咀嚼运动过程中，牙体硬组织因承受过大咬合负荷而容易导致牙折。

咬合面过度磨损患者的牙列中，上颌前磨牙的舌尖、第一磨牙近中舌尖以及下颌前磨牙颊尖，是牙折好发部位。同时，由于承受过大的𬌗力，这些牙位也是牙颈部楔状缺损好发部位。部分咬合面过度磨损的患者由于下颌侧方运动幅度减小，造成后牙咬合面磨损不均匀，功能尖即上颌后牙的舌尖以及下颌后牙的颊尖磨损较多，非功能尖即上颌后牙颊尖与下颌后牙舌尖相对磨损较少，形成反横𬌗曲线。在咀嚼运动过程中，过高的上颌后牙颊尖与下颌后牙舌尖，也容易被侧力撞击造成牙折。

2. 对牙髓组织的损害 早期牙磨损，由于牙釉质磨损牙本质暴露，患者在进食冷、热、酸、甜食物时牙齿敏感酸痛。随着磨损的进一步加深，可导致牙髓腔暴露，临床上出现急、慢性牙髓炎症状。牙 X 线检查可见：牙齿咬合面严重磨损，牙髓腔暴露，髓腔钙化，根管变细或因钙化严重闭锁。

(二) 牙周组织的创伤

重度磨损使牙尖斜面丧失、牙齿的咬合面磨平。牙齿失去了正常的咬合面解剖结构，不能很好的分解分散垂直向负载，导致根尖承受较大的𬌗力，出现牙周膜间隙增宽、牙槽骨吸收、慢性根尖周炎症状。牙槽骨对异常咬合力的另一种反应是牙槽骨增生，对部分重度磨损的患者做口内检查时可见在上颌前牙唇侧、后牙颊侧，下颌唇舌侧牙槽骨呈结节样增生。

咬合面重度磨损的牙齿临床牙冠降低，相邻牙之间的接触点丧失，在咀嚼运动过程中，常常引起食物嵌塞。食物嵌塞可以导致牙龈乳头受压萎缩及牙槽骨水平吸收，牙周组织炎症。前牙的唇舌面以及后牙颊面的颈 1/3，后牙舌面的中 1/3 为牙冠轴面外形高点。正常的牙冠轴面突度，可缓冲在咀嚼过程中形成的食物流对牙龈组织的冲击力，使食物经过牙龈组织表面时对牙龈进行按摩，促进血液循环，维持牙龈组织健康。咬合面重度磨损造成牙齿的临床牙冠降低，使牙冠轴面失去正常的突度。食物经咀嚼后形成的食物流从𬌗面流出，对牙龈组织直接撞击，造成牙龈组织的损伤。

（三）咀嚼肌功能的影响

非咀嚼磨损特别是磨牙症引起咬合面重度磨损患者，由于长期的夜间磨牙与白天紧咬牙导致咀嚼肌收缩力增大，收缩持续时间延长。同时，咀嚼肌张力的增大，不利于逆转牵张反射的出现，减少了肌自然放松的机会，患者可以出现咀嚼肌疲劳咀嚼无力、颌面部肌不适或疼痛等症状，进而出现咀嚼肌功能紊乱。

（四）对颌位的影响

咬合面重度磨损可以对殆与颌位产生影响。由咬合面重度磨损而导致下颌的位置变化一般有下列几种状况：（图 5-7、8、9、10）

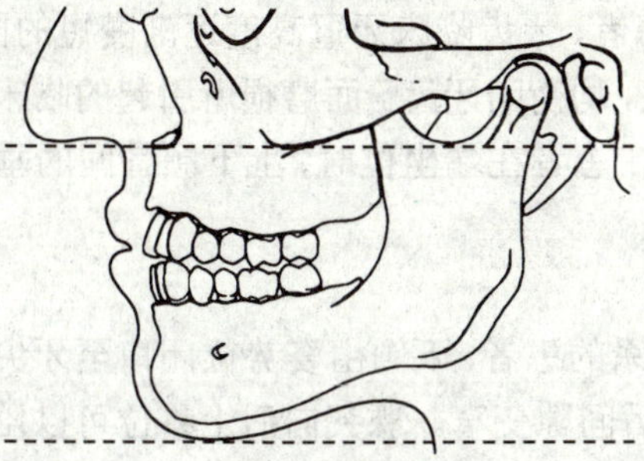

图 5-7　正常垂直距离及殆间隙

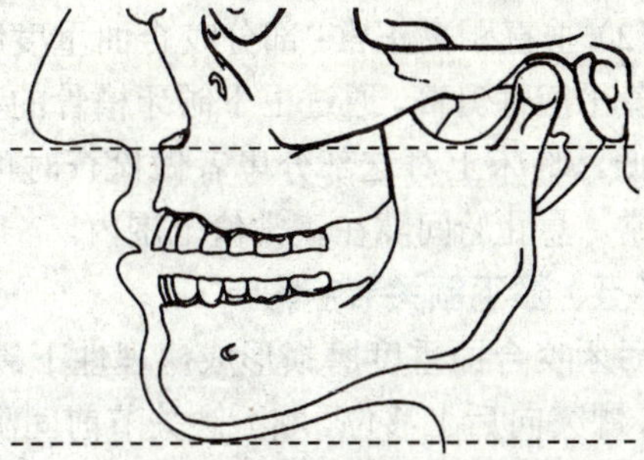

图 5-8　牙齿重度磨损临床牙冠变短。下颌姿势位时上下颌骨间的垂直距离增大、牙尖交错位时面下 1/3 距离缩短

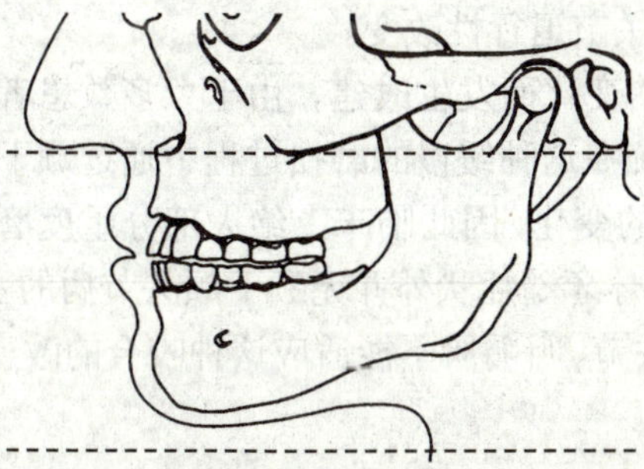

图 5-9　升颌肌群功能亢进，牙齿重度磨损，面下 1/3 距离缩短，息止殆间隙正常

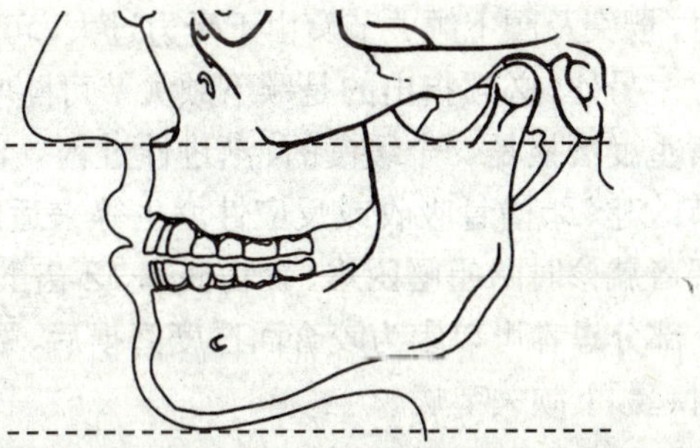

图 5-10　牙齿重度磨损的同时上下牙槽骨殆向增高，均衡因牙齿殆面磨损所引起的临床牙冠的降低，面下 1/3 距离以及息止殆间隙正常

1. 对水平关系影响

（1）病理性的下颌后退关系：后牙殆面重度磨损型患者，前牙切嵴未能相应的磨损，在升颌肌群作用下，下颌向上向后移位，前牙区形成深覆殆。

（2）病理性下颌前伸颌关系：

全牙列重度磨损患者，面下 1/3 垂直降低，在牙尖交错位时，下颌在水平向呈前伸颌位。

双侧后牙缺失未修复、修复不良后牙接触不紧密，咀嚼时下颌后部失去支撑或咀嚼运动靠前牙完成。在咀嚼过程中，髁突向前下移位，下颌前伸至上下前牙接触，前牙呈切刃殆。

(3) 单侧后牙重度磨损型患者，由于偏侧咀嚼，二侧后牙磨损不均衡，下颌向咀嚼侧发生水平向旋转移位，中线偏移。

2. 对垂直距离影响

(1) 病理性垂直距离减小：严重的非咀嚼性的磨损患者大多伴有上下颌骨间垂直向距离的增大。由于磨损，临床牙冠变短，下颌姿势位时上下颌骨间的垂直距离增大、牙尖交错位时面下 1/3 距离缩短。

另外，由于下颌姿势位是在升颌肌群与降颌肌群协同作用下形成的，因此，对因为咀嚼肌功能亢进而引起牙齿重度磨损的患者，由于升颌肌张力过大，临床在做面下 1/3 距离测定时，可以发现患者面下 1/3 垂直距离减小，息止殆间隙却在正常值范围内。对于这种类型的患者在临床治疗中要特别注意。

(2) 垂直距离正常：部分咬合面重度磨损的患者，牙齿临床牙冠高度逐渐变短的同时，牙槽骨平衡性升高，通过上下颌牙槽骨的殆向升高，均衡因牙齿殆面磨损所引起的临床牙冠的降低。临床上对这部分患者做检查时可以发现：患者在端坐位时，上下颌骨间的垂直距离正常。息止殆间隙在正常值范围内。

(五) 颞下颌关节的影响

后牙咬合面重度磨损形成病理性下颌后退关系的患者，下颌由姿势位闭口至牙尖交错位时，髁突向后上移位，颞下颌关节前间隙增大，后间隙变窄。髁突向后上移位可以压迫关节囊以及关节后部的软组织引起不适，甚至疼痛。对这类患者做颞下颌关节许勒氏位片检查时可见患者关节前间隙增大，后间隙减小。

咬合面重度磨损形成病理性垂直距离减小的患者，下颌处于牙尖交错位时，颞下颌关节间隙全间隙减小，因受压关节腔变小，关节内压增高，可能引起关节区疼痛与不适。同时，髁突及颞下颌关节窝由于受力过大，可以形成关节退行性改变。

另外，必须指出的是颞下颌关节可随咬合力的变化而发生改建。由于大多数患者的牙齿重度磨损是一个缓慢的、渐进性过程。口颌系统在这种缓慢的磨损过程中通过颞下颌关节改建、牙槽骨吸收或反应性增生等来适应咬合的变化，因此临床上绝大部分重度磨损的患者就诊时除咀嚼困难、食物嵌塞、牙齿酸敏等牙体牙髓症状外并无颞下颌关节病的主述，小部分患者可以因为咬合面过度磨损后，颞下颌关节、咀嚼肌不能适应这种咬合的改变，而引起颞下颌关节病。

第四节 其他殆异常

错殆是指在生长发育的过程中，由于先天遗传因素或后天的环境因素导致的牙列、颌骨、颅面的畸形。临床上错殆有许多不同的表现。例如：前后牙反殆、后牙锁殆、个别上颌切牙舌向错位、后牙伸长、倾倒等。这些错殆都可以形成早接触及殆干扰，影响下颌运动的正常进行。但错殆与口颌系统功能紊乱无必然的联系，不是所有的错殆都可以影响口颌系统功能的正常。

一、前 牙 反 殆

前牙反殆(cross bite)的临床特征为：在牙尖交错殆时，下前牙咬在上前牙的唇侧，覆盖为负值。上下前牙全为反𬌗时有特殊的面型、上下第一磨牙为近中关系，切牙基本上无切割功能。个别前牙反𬌗对面型和发音的影响不大，牙列两侧第一磨牙的对位关系可以不对称，正常侧为中性𬌗，个别牙反𬌗侧为近中𬌗。

前牙反𬌗的患者，在做侧方运动时，反覆盖的上前牙会干扰下颌向工作侧滑动而使侧方运动受限。个别前牙反导致的𬌗干扰更为严重，不仅可以形成下颌前伸𬌗干扰，也可以形成侧方以及后退𬌗干扰。在前伸运动过程中，从下颌运动轨迹描记仪所测得的前牙反𬌗患者的下颌运动曲线，部分患者显示由后退接触位到牙尖交错位之间的“长正中”较长，过长的滑动距离易于出现干扰，影响颞下颌关节功能运动。

二、单侧后牙反(锁)𬌗

1. 后牙反𬌗 牙尖交错位时，患侧下颌后牙的颊尖咬在上颌后牙颊尖的颊侧。单侧后牙反𬌗的牙列，对侧后牙覆盖可能增大或接近正常，下颌中线多偏向患侧。

2. 单侧后牙锁𬌗 牙尖交错位时，单侧上颌后牙舌尖舌斜面与下颌后牙颊尖颊斜面发生咬合接触（正锁𬌗）或单侧上颌后牙颊尖颊斜面与下颌后牙舌尖舌斜面发生咬合接触（反锁𬌗）。同样，单侧后牙锁𬌗的牙列，对侧后牙覆盖可能增大或接近正常，下颌中线也多偏向患侧。

单侧后牙反（锁）𬌗的牙列在侧方运动过程中，下颌向工作侧滑动会受到反（锁）𬌗的后牙的干扰而使侧方运动受限，个别后牙反（锁）𬌗导致的干扰更为严重；另外，单侧后牙反（锁）𬌗在进行咀嚼运动时，由于是非正常的工作尖接触，上下颌后牙斜面的牙尖斜度与髁道斜度不协调，容易导致颞下颌关节盘-髁突关系紊乱而导致口颌系统功能紊乱。

三、内倾型深覆𬌗

覆𬌗（over bite）是指牙尖交错𬌗时，上颌牙盖过下颌牙唇颊面的垂直距离。上下牙列正常覆𬌗时上颌切牙盖在下颌切牙的切 1/3 以内。上前牙垂直向盖住下前牙冠长超过 1/3 以上，或下前牙的切缘咬合在上颌前牙牙冠舌面切缘的 1/3 以上称为深覆𬌗。深覆𬌗伴随上前牙牙长轴舌向倾者为内倾型深覆𬌗，严重的内倾型深覆𬌗上前牙完全覆盖下前牙，甚至咬伤下前牙唇侧牙龈。

深覆𬌗（deep overbite）是由上下牙弓及颌骨垂直向发育所致的错𬌗畸形，即前牙区牙槽高度发育过度，后牙及后牙牙槽高度发育不足。深覆𬌗的致病机制与其畸形的形态特征有关。下颌正常的前伸及后退运动有赖于颞下颌关节的髁道斜度、上下后牙的牙尖斜度与上下前牙的切道斜度三者互相协调与配合。下颌前伸时，下切牙唇切缘沿上切牙舌面向前向下滑行至切刃相对时，髁突与后牙牙尖也同步向前向下滑行，三者互相协调。深覆𬌗特别是内倾型深覆𬌗患者因上前牙垂直向盖过下前牙冠长超过 1/3 以上，在行使切割功能或下颌前伸运动时，髁突沿关节结节后斜面向前向下滑行时，如果切道斜度与髁道斜度的不协调，就会造成颞下颌关节的功能紊乱与切牙的创伤。内倾型深覆𬌗患者，下颌切缘从上下颌切牙切刃相对开始沿上切牙舌面向上向后滑行至牙尖交错位发挥切咬功能时，因切道斜度过大迫使下颌向后，引起髁突后移，容易压迫双板区、造成关节后部压痛，久之引起盘突韧带剥离，髁突运动与关节盘不协调，导致关节运动弹响，引起颞下颌关节功能紊乱。

四、后牙缺失未修复

牙列中后牙是发挥咀嚼功能的牙齿，双侧后牙缺失的患者，由于牙列的完整性遭到破坏，导致咀嚼运动的生物杠杆系统中，重点（被咀嚼食物所处的牙列位置）发生前移，咀嚼肌发挥的效率受到影响，易导致咀嚼肌功能紊乱、下颌运动失调以及咀嚼效率下降。EMG 研究也表明：双侧后牙缺失患者的咀嚼肌功能储备指数较正常者显著增大，表明该类患者由于后牙缺失导致咀嚼面积明显减小，为了达到磨细食物的功能，就必须调动更多的储备力来参与，肌收缩增强，使肌在咀嚼运动中易处于紧张状态。

双侧后牙游离缺失后，下颌骨后段失去支持，加上伸颌肌群的牵拉而向上向后移位，使关节负重增加，髁突向上向后移位、关节压力加大。一侧后牙游离缺失，缺牙侧因后牙无接触，患者只能在有牙侧咀嚼，由此形成单侧咀嚼。单侧咀嚼使得面部两侧肌张力处于不平衡的状态，同时也破坏了两侧颞下颌关节功能的协调性，可导致患者双侧面部不对称，严重的可能导致口颌系统功能紊乱。（图 5-11）

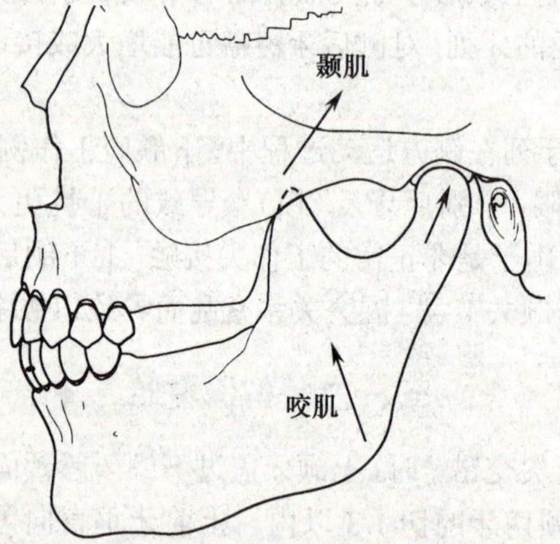

图 5-11　双侧后牙游离缺失后，下颌骨后段失去支持，加上伸颌肌群的牵拉而向上向后移位，髁突向上向后移位

（陈玉琴）

思　考　题

1. 什么是殆干扰？简述殆干扰形成的原因。
2. 可能造成前伸殆干扰的原因有哪几方面？
3. 侧方殆干扰产生的原因有哪几方面？
4. 简述牙尖交错位异常的病因及临床表现。
5. 殆面过度磨损病因有哪些？
6. 试述殆面过度磨损对口颌系统的危害。
7. 简述殆面过度磨损后对颌位产生的影响。

第六章
颞下颌关节紊乱病

学习要点

1. 掌握殆因素和精神、神经因素的致病作用。
2. 熟悉颞下颌关节紊乱病的临床症状。
3. 掌握颞下颌关节紊乱病的治疗程序，熟悉其治疗方法。

颞下颌关节紊乱病（temporomandibular disorder，TMD），原称颞下颌关节功能紊乱综合征（temporomandibular joint dysfunction syndrome，TMJDS），是颞下颌关节病的一种常见类型，也是口腔临床上的常见病、多发病。按不同的人群，用不同的调查方法，在不同的国家统计，约有 20%～60% 的人患有颞下颌关节紊乱病。女性明显高于男性，且多发生在青壮年时期，严重危害人们的健康。颞下颌关节紊乱病的临床表现形式多种多样，主要有颌面部疼痛、颞下颌关节杂音、下颌运动异常、头痛、耳症等。本病发病因素复杂，尚无单一的致病因素，多见的有咬合因素、精神生理及社会心理因素等。由于本病原因尚未阐明，症状复杂，病程迁延、反复发作，治疗方法多采用综合保守疗法。本章将阐述颞下颌关节紊乱病的致病因素、临床表现、检查诊断及治疗原则。

第一节　颞下颌关节紊乱病的病因

颞下颌关节紊乱病是多因素致病，根据致病因素在颞下颌关节紊乱病的发生、发展过程中的主要作用来看，颞下颌关节紊乱病的致病因素又可分为易感因素（predisposing factors）、促发因素（initiating factors）和持续因素（perpetuating factors）。某一种致病因素对一个具体的患者来说可能是易感因素，而对另一个患者又可能是促发因素或持续因素，也可能同时起着三种因素的作用。

易感因素　降低机体对疾病的耐受力，增加颞下颌关节紊乱病的发病率。局部易感因素包括：①咬合紊乱；②口颌系统发育异常（髁突与关节窝大小不协调等）；③不良口腔习惯（磨牙症、偏侧咀嚼等）。全身易感因素包括：机体全身健康不良、心理性易感（焦虑和抑郁等情感因素）等。

促发因素　促使颞下颌关节紊乱病发生。局部促发因素包括：①咬合紊乱，主要指医源性的殆因素；②创伤或口颌系统过度负荷，例如打哈欠或啃切食物所致的开口过度、咬硬物损伤、唱歌或长时间的开口、长时间的牙科治疗、不良口腔习惯、颌面部外伤；③深部疼痛的刺激，如智齿冠周炎疼痛的刺激。全身促发因素包括：环境刺激如寒冷刺激，应激和生活事件等精神创伤等，也可能刺激机体引发颞下颌关节紊乱病。

持续因素　使颞下颌关节紊乱病得以发展，并影响治疗效果。主要包括心理因素、代谢因素和免疫因素等。持续因素是颞下颌关节紊乱病病程迁延的一个重要原因。

颞下颌关节紊乱病的主要病因如下：

一、精神、神经因素

精神、神经因素研究在颞下颌关节紊乱病领域起步较晚且很长时期内发展缓慢，但从20世纪90年代开始随着生物、心理和社会医学模式的兴起，越来越多的学者认为颞下颌关节紊乱病是一种身心疾病。

精神、神经因素对人的躯体起着重要作用。个性心理因素，如紧张、焦虑、抑郁和神经质等，以及社会因素，如突发事件（家庭变故、就业压力、工作压力、经济压力、人际关系压力和法律纠纷等），可作为一种心理刺激，通过神经的中介机制作用于大脑皮质、下丘脑、脑干网状结构，使交感神经——肾上腺髓质轴被激活，释放大量儿茶酚胺，引起肾上腺素和去甲肾上腺素的大量分泌，导致肌收缩，甚至可以引发肌痉挛。例如愤恨时常咬牙切齿，咀嚼肌和表情肌张力增加，心跳加快，血压增高等。还可通过心理—神经—内分泌的机制影响大脑血液循环，加重颞下颌关节紊乱病患者慢性疼痛症状，影响颞下颌关节紊乱病的疗效和预后。临床医生也必须认识到颞下颌关节紊乱病患者所叙述不仅仅只是疼痛，同时伴随着心理反应。它是一个生理和心理因素共同调节的过程和结果。

二、殆　因　素

殆因素在颞下颌关节紊乱病中的作用仍存在争议，目前认为，殆因素不是颞下颌关节紊乱病唯一的致病因素，还有其他一些重要的因素，如创伤、心理因素等。殆因素可削弱口颌系统的耐受力，在一些突发事件（如进一步的殆紊乱、精神或身体创伤等）的作用下可诱发颞下颌关节紊乱病。如殆因素与颞下颌关节紊乱病密切相关，通过咬合治疗能取得满意的疗效；如殆因素与颞下颌关节紊乱病无关，咬合治疗则无效果。常见的引起颞下颌关节紊乱病的殆因素见第五章殆干扰。

三、其　他　因　素

（一）行为习惯

1. 偏侧咀嚼　偏侧咀嚼时双侧肌的张力处于不平衡状态，工作侧髁突常处于转动状态；非工作侧的髁突则处于滑动状态。发育期的患者常影响颌面的发育，出现左右侧颌面不对称现象。

2. 食物癖好　喜食硬食，啃切时张口过大，咬硬物等，往往造成咀嚼过度，致使肌、韧带、关节受到创伤。

3. 职业性劳损　某些职业容易引起咀嚼肌功能紊乱，例如：教师讲课说话过多；演奏家吹奏乐器时间过长；歌唱家练口型练得过久；驾驶员或技术性操作工作，精力集中持续时间较长等。

4. 口腔副功能　如夜磨牙、紧咬牙、不良口腔习惯（吐舌、伸舌吞咽、咬指甲、咬唇颊、咬异物等），可加重关节内负荷，引起关节病变。

5. 不良姿势　用手支撑下颌的不良习惯，睡眠时侧卧对下颌骨的过度压力，都可产生对关节和肌的不良作用，影响青少年的正常发育；长期伏案工作、打字、频繁接电话等的不正确姿势；长时间头背姿势不正确地驾驶汽车，可造成颈部及腰背的肌功能紊乱，影响下颌骨的正确位置。

（二）创伤因素

外伤、车祸所致的颌面部、口腔、颞下颌关节等组织的损伤；咀嚼过程中突然出现的硬性异物，如砂粒等，可引起咀嚼创伤，对牙、牙周组织、咀嚼肌和关节均可造成损伤。

医源性劳损：口腔内手术、治疗性操作、拔牙等，使患者张口过大、时间过长等均可造成肌韧带的损伤。

正畸过程中牙移动出现𬌗障碍，未及时调𬌗，不良修复体咬合不平衡，或有𬌗障碍；𬌗不稳定，缺乏稳定的终止位，全口义齿修复咬合过高或过低，都是引起颞下颌关节紊乱病的可能原因之一。

（三）自然环境因素

突然的寒冷刺激往往引起头面部血管肌收缩，产生肌痉挛和疼痛。寒冷也会使全身肌发抖打颤，牙出现不自主叩击等肌功能异常表现。

（四）代谢因素

关节软骨的合成和降解受到多种化学的、力学的以及免疫学因素的影响，健康的关节软骨处于一种微妙的动态平衡之中。当关节软骨受到不良刺激会导致关节局部代谢失衡，破坏了细胞因子、蛋白酶和蛋白酶抑制物的精细调节机制。当软骨基质降解大于合成时，将引起关节软骨的破坏，其病变过程可能持续性发展。

（五）免疫因素

关节软骨层的血供较差，且软骨细胞深埋于基质中，当软骨表面由于某种原因而破损时，软骨基质被降解后，软骨各成分被暴露，引起免疫反应。免疫反应可进一步引起软骨的破坏，使更多的软骨抗原暴露，也会更强烈地刺激免疫系统，使病程发展和持续。

（六）关节形态发育异常

颞下颌关节的发育异常，如颌骨发育畸形，髁突先天性过大、过小，关节结构不协调，关节囊松弛等。

第二节　颞下颌关节紊乱病的临床表现

颞下颌关节紊乱病的症状比较复杂，主要有颌面部疼痛、颞下颌关节杂音、下颌运动异常、头痛和耳症等，多数患者可有几种症状同时存在，有少数患者也可能只有单一的症状。

一、颌面部疼痛

疼痛是口颌系统功能紊乱症状中最重要的症状，也是患者迫切求治的主要原因之一。疼痛可来源于颞下颌关节和（或）咀嚼肌，并与下颌功能运动直接相关。常表现为颞下颌关节区痛、咀嚼肌痛、头痛、耳痛、眼痛、额痛、枕后痛、甚至颈、肩、臂、背等部位的疼痛，多属钝痛性质，初起时也可能是一种发软无力，酸、胀、牵拉之感，故患者常求治于眼、耳、神经各科；疼痛发作的时间、程度和性质常无一定规律。按其来源可分为以下几种：

（一）肌源性疼痛

肌源性疼痛是来源于肌的疼痛，疼痛变化快且易复发，常伴功能障碍，治疗效果好（炎症除外）。

1. 保护性肌僵直（protective muscle splinting） 这是咀嚼肌对伤害性刺激的最初反应，是由中枢神经系统介导的保护机制引起的不自主的肌张力过高为特征。伤害性刺激包括牙冠过高、异常咬合关系、医源性异常咬合、咀嚼硬物、咀嚼时间过长、开口过大、深部疼痛、情绪紧张等。患者肌无力，静止时无肌疼痛，但运动时肌疼痛，保护性地限制开口度，但缓慢开口，仍可达到正常的开口范围。

保护性肌僵直的症状常常紧随伤害性刺激而出现，当伤害性刺激消除后，症状逐渐减轻或消失，但如果刺激持续存在，症状会进一步发展为局限性的肌痛。

2. 局限性肌痛（local muscle soreness） 是一种常见的非炎症性局部肌疼痛。通常是继发于保护性肌僵直，也可能是由于各种原因造成的肌劳损或直接创伤而产生的。与保护性肌僵直的肌痛不同，局限性的肌痛是由于肌组织的局部环境改变而产生的肌痛，在肌组织中有致痛物质的产生，如缓激肽、P 物质的释放。

患者有肌无力感，局部肌有轻微疼痛和触痛，运动时加重，开口度减小，缓慢开口，不能达到正常的范围，被动开口度可达到正常范围。

局限性的肌痛本身也是一种深部的疼痛，也可引起保护性肌僵直，如此的“恶性循环”不断反复和加强，所以，临床治疗肌痛时，去除引起肌痛的病因和治疗肌痛是同样重要的。

3. 肌筋膜痛（myofascial pain） 是局限性的肌疼痛和肌筋膜疼痛。在紧张的肌或筋膜内，可触及过度敏感点，即扳机点，触压激惹这些扳机点可改变疼痛的方式，并出现牵涉痛，甚至头痛，所以肌筋膜痛又可称为扳机点肌痛（trigger point myalgia）。肌筋膜痛发生的机制不明确，主要是由中枢神经系统介导，可能与局限性肌痛发展、持续的深部疼痛、紧张情绪、睡眠机制紊乱、肌劳损、寒冷刺激、特异性的扳机点机制等有关。

患者局部肌疼痛，运动时加重，有扳机点。有些患者伴有头痛。下颌运动的速度和范围减小。

4. 肌痉挛（myospasm） 是由中枢神经系统介导的，不自主的、急性、紧张性肌收缩，较少见。肌痉挛发生的机制也不明确，可能与肌疲劳等局部肌环境因素、深部疼痛有关。

肌痉挛为一种急性肌紊乱病，表现为肌紧张，肌疼痛，运动时疼痛加重，触诊肌僵硬有触痛。受累肌的运动明显受限。仅有升颌肌痉挛时，咀嚼时疼痛，开口受限，开口型偏斜，但不影响前伸运动；咬肌、颞肌痉挛，下颌向同侧偏斜；翼内肌痉挛，下颌向对侧偏斜。翼外肌痉挛可造成急性错殆，牙尖交错位紧咬时疼痛。升颌肌及翼外肌痉挛，则以上症状均出现。

5. 慢性肌炎（chronic myositis）和肌挛缩（muscle contracture） 慢性肌炎又称慢性中枢介导性肌痛（chronic centrally mediated myalgia），主要是由中枢神经系统影响到外周，即神经炎在咀嚼肌的表现，其临床症状类似真正的组织炎症。一般继发于其他中枢介导的肌痛，也可能是由于肌的直接创伤或感染的扩散引起的肌炎。

慢性肌炎是慢性的、持续性的、局部性的明显肌痛，随下颌运动而加重。有肌紧张感。整块肌有弥散性的触痛，触痛明显。下颌运动的速度和范围明显受限。长期的慢性肌炎可发展为肌挛缩，后者为无痛性的、肌纤维功能长度缩短，也可发生于长期下颌运动限制之后，如颌间固定等，亦常为创伤、感染的结局，肌挛缩后下颌运动明显受限。

（二）关节源性疼痛

关节源性疼痛来源于关节区。在健康的关节表面是没有神经结构的，关节源性的疼痛来源于关节及周围的软组织中，包括关节盘的附着、盘后组织、关节囊，这些结构内有丰富的感受器，受到刺激可以产生疼痛。一般难以区分其具体来源。如果关节疼痛是由于正常结构受到刺激，它的性质是急性的、短暂的，会产生伤害性反射，下颌运动可立即停止。如果关节疼痛是由于炎性改变造成的，疼痛的性质是持续性和钝性，下颌运动时疼痛加重，并引起肌的保护性肌僵直反应，下颌运动受限。

1. 关节盘韧带的疼痛　由于盘突关系不协调，关节盘韧带受到牵拉，产生疼痛。疼痛的性质常是短暂的，与下颌运动有关。关节盘韧带的疼痛说明盘突关系异常，当下颌功能运动时，可表现出颞下颌关节异常的感觉、弹响、运动范围受限和下颌偏斜。若有炎性改变，则为持续性疼痛，也可引起继发性关节囊炎，容易引起进一步的盘突关系紊乱，而关节盘韧带的改变往往是不可逆的。

2. 盘后组织炎（retrodiscitis）　盘后组织具有丰富的神经和血管，不能承受过大的负荷。由于各种原因（例如关节盘前移位）造成的髁突对盘后区的侵占，易形成盘后组织的炎症，并产生疼痛。由于盘后组织水肿和（或）关节内渗出液过量，迫使髁突移位，可造成急性错𬌗，吞咽时疼痛加重。用咬合板分开咬合，可防止其发展。如果是由急性外伤造成关节内血肿，则容易发展成纤维性关节强直。

3. 滑膜炎或关节囊炎（synovitis or capsulitis）　由于外伤、微小创伤等所引起的滑膜炎或关节囊炎，可出现关节区疼痛，其临床表现难以区分。滑膜炎或关节囊炎以关节区直接压痛为特征，下颌运动时疼痛增加，边缘运动略受限。如果囊内渗出液过量，可造成急性错𬌗。关节囊炎牵延不愈易使关节囊纤维化。

4. 骨关节病（osteoarthritis）　亦称为退行性关节病，为非炎症性的退行性病变。表现为关节髁突及关节窝表面的破坏，一般认为与关节负荷过重、关节盘移位和盘穿孔有关。正常的关节表面结构破坏，疼痛来源于关节表面下的骨组织。疼痛持续，下颌运动时加重，关节内有破碎音、捻发音或摩擦音，有典型的影像学改变，如关节窝、关节结节硬化、变得浅平宽大，髁突骨质硬化、破坏、骨赘等。有时伴发关节囊炎，影响关节的运动。

二、关节杂音

下颌运动起始于下颌姿势位，若此时肌张力平衡，关节内压正常，盘突关系协调，关节面被滑液润滑，下颌运动时才能连续而无阻力，平滑而无声响。一旦关节结构发生紊乱，关节面有增生、退变或炎症，滑膜损伤引起滑液分泌的改变，下颌运动时即出现关节杂音。关节杂音常与开口受限交替出现。由于音量和音质不同，可分为弹响音、破碎音、摩擦音、捻发音等。即使轻微的响声，患者本人能感知，医生可用听诊器才能听到，或用手触摸才能察觉；有的响声很大，他人也能听到。弹响发生的原因、性质和过程，不外乎下列几种情况。

（一）关节盘移位（disc displacement）

由于外伤和微小创伤可造成关节盘在髁突上的附着撕裂，导致关节盘移位。双板区上份的弹力纤维被拉长变性、关节表面不光滑、关节表面粘连、滑液降解、关节后斜面的斜度过大、关节囊松弛、翼外肌功能亢进等易造成关节盘移位。

1. 可复性盘移位　由于翼外肌的作用，关节盘移位的方向多为前内向，常常产生开闭口往返弹响声，较清脆。一般开口弹响可发生在开口任意时期，为移位的关节盘恢复正常位置时发生的；闭口弹响的发生接近牙尖交错位时，为关节盘重新移位时发生的。关节盘移位也可能出现开口时的单音弹响，或没有弹响声。下颌运动范围正常，开口型异常。

当关节盘移位进一步的发展，关节盘的附着进一步拉长、关节盘后带变薄、双板区上份的弹力纤维的弹力大大降低，此时的关节盘可完全位于髁突的前内侧，如果在功能运动中，关节盘可以复位也称为可复性盘移位。当下颌开口至某一特定的位置时，有开口受限的感觉，开口型有明显的偏移后，关节盘复位，产生一较大声的弹响，开口范围恢复正常。闭口弹响仍为关节盘重新移位时发生的，一般声响较小。

2. 不可复性盘移位　当关节盘完全位于髁突的前内侧，髁突向前下移动推压关节盘时，盘始终不能反跳复位称为不可复性盘移位。可能无弹响，但往往有弹响史。开口度仅为25～35mm，被动开口不能增加开口度，开口型偏向患侧，下颌向对侧的侧方运动受限。由于不可复性盘移位关节的髁突位于盘后区，所以可能伴有疼痛症状。随着关节盘移位的时间增长，关节盘双板区伸长、纤维化，可改建成类关节盘结构。此时，开口度可逐渐增加，甚至可达到正常的开口度范围。

（二）关节骨质增生破坏伴关节盘穿孔撕裂

由于关节骨面增生破坏而不光滑，若有骨赘，常导致关节盘穿孔或撕裂，当运动时则产生连续的破碎音和粗糙摩擦音。

（三）滑膜病变

滑液分泌减少或滑液浓稠度增加，则会产生细碎的捻发音。

（四）翼外肌上下两头功能紊乱

翼外肌下头在开口时收缩，闭口时松弛；上头开口时松弛而闭口时收缩。若翼外肌功能紊乱，特别是上头功能紊乱时，也会造成盘突关系失调，出现弹响。

（五）肌功能与𬌗形态不调

如果肌功能与𬌗形态不调，当咬合至牙尖交错位时，可出现响声。

三、下颌运动异常

下颌运动与肌和关节的关系非常密切。肌是下颌运动的动力，尤其重要。影响下颌运动的因素可来自关节外、关节内。临床上常见的下颌运动异常有：

（一）运动受限

由于受限的原因不同，其表现的症状也不一致。

最常见的开口受限关节外的原因是升颌肌痉挛、发炎、挛缩。关节外原因造成的开口受限，其受限的程度与肌受累的程度成正变关系。可由轻度受限到完全受限不等。当用力张大时，由于肌纤维受到牵拉而伴发疼痛，被动牵张可使开口度增大。若颞肌、咬肌受累，除开口受限外，前伸及向对侧运动常不受限。

开口受限的关节内的原因有多种，一类是盘突结构紊乱，不可复性盘移位会造成突然发生的、明显的开口受限。另一类开口受限的关节内的原因是盘突复合体与关节窝粘连，形成重度的开口受限。若由于关节囊的炎性水肿或纤维性变，致使囊的大小和可变性减低，也可引起开口受限。关节内原因造成的开口受限多属无痛性，用被动牵张的方法，不能使开口度增大，受累侧的关节前伸及侧方运动受限，但转动运动不受影响，所以开口时，下颌向患侧偏斜。

（二）开口型异常

当患者开口时，可观察到下颌并非直线向下，而是偏向一侧，或向两侧偏摆，或有微小颤抖等。开口时观察下切牙中线的偏移最为明显，手扪髁突也能感知两侧髁突的运动不一致。关节外的原因是由于双侧咀嚼肌的运动不协调。如一侧翼内肌单侧受累，则开口时下颌向对侧偏斜；若一侧颞肌或咬肌受累，开口时下颌向同侧偏斜；如翼内肌伴颞肌或咬肌受累，或双侧肌受累，除开口受限外，不引起下颌偏斜。关节盘移位、脱位也是开口型异常常见的关节内原因。

（三）关节绞锁

开闭口过程中遇到阻碍，如关节盘脱出、破裂等，而不能继续开口或闭口的现象叫绞锁(lock)，是由关节盘的移位或病变引起。绞锁可分为：

1. 闭口绞锁（close lock） 即闭口后有阻碍，不能再张大，多由不可复盘脱位引起，可通过手法或其他治疗手段使髁突越过脱位的关节盘，出现响声后，才能继续张大。

2. 开口绞锁（open lock） 即开口后有阻碍，不能闭口，也称之为特异性脱位(spontaneous dislocation)。可由过大开口引起，如打哈欠或过长时间的口腔治疗，常常伴关节盘的脱位，可用手法复位。

3. 一过性绞锁（transient lock） 即开闭口过程中的短暂停顿，常是由于可复性盘脱位造成的。

四、其他临床表现

头痛也是常见的症状之一，而且表现是多种多样的。颞下颌关节紊乱病的头痛大多表现为紧张性头痛(tension-type headache)，疼痛来源于肌，如肌筋膜痛，性质是持续、稳定的钝痛，多为双侧，患者常诉头部有紧束感，不会明显地影响到日常生活。少数的颞下颌关节紊乱病可诱发偏头痛(migraine)，疼痛来源于神经血管，性质是搏动性、单侧的剧烈疼痛，可伴恶心、呕吐、眩晕等，明显地影响到日常生活。

耳症也常常是颞下颌关节紊乱病的表现。事实上，耳痛可能就是颞下颌关节痛，但由于解剖上的毗邻关系、相同的胚胎来源和神经支配，使患者混淆了疼痛的部位。耳鸣、耳闭、眩晕等症状也可能出现，一般认为这些症状与鼓膜张肌及腭帆张肌功能紊乱有关。鼓膜张肌收缩影响鼓膜的状态，改变内耳的压力；腭帆张肌收缩影响咽鼓管的开闭，也会改变内耳的压力。这两个肌分别或同时作用，出现了一系列耳症。这两个肌的神经支配为三叉神经，因此有三叉神经参与的颞下颌关节紊乱病表现，也会反射性地影响到耳的功能出现耳症。

眼症、神经衰弱、记忆力减退、反射性痛等，也是常见的症状。

第三节 颞下颌关节紊乱病的临床检查

颞下颌关节紊乱病临床检查内容包括：病史的筛查和收集、一般检查、咀嚼肌和颞下颌关节检查、𬌗检查和其他检查等。

一、颞下颌关节紊乱病的病史筛查和收集

主诉是患者就诊的原因，患者准确描述的主诉是获取病史的开端，故应该详细听取并抓住主要问题。

现病史包括此次发病的时间、症状、诱因、病程、治疗经过及主观感受等。

既往史包括系统疾病史、治疗史（尤其口腔方面，如正畸、修复治疗史等）、不良口腔习惯（如夜磨牙、紧咬牙、偏侧咀嚼）及嗜好（如喜咬硬物）等。

同时应注意观察患者的情绪和心理状况，与心理因素相关的疼痛已越来越普遍。急性疼痛一般不需要进行常规心理评估，而慢性疼痛常常需要。

在收集病史的时候要注意以下几个问题：

1. 虽然系统性疾病并不能直接引起口颌系统功能紊乱，但是很多全身疾病可能影响后者的发生和发展，甚至成为其诱发因素。因此，询问病史时，不可忽视系统病史，特别是：心理和情绪状态、神经系统疾病、免疫系统疾病、眼耳鼻喉的疾病以及头颈部四肢的关节疾病等。

2. 是否有由于咬合异常而导致的咀嚼功能障碍的疾病，即咬合病，涉及牙体、牙髓、牙周组织、咀嚼肌、颞下颌关节及颅颌颈部姿势肌等范围。就诊者常有磨损、楔状缺损、牙隐裂、牙根纵折、牙周组织创伤及颞下颌关节紊乱病等的病史。先仔细记录以上病史，再结合检查，排除了咬合异常的其他病因后，可诊断为咬合病。

3. **是否有磨牙症病史** 应特别强调的是，紧咬牙是磨牙症的一种，可以发生在白天或睡眠中，由于紧咬牙不磨动牙齿，没有明显的声音，故容易被忽视，但其危害性甚至大于磨动型，因此，在临床上一定要注意询问检查有无紧咬牙情况。

4. **其他口腔疾病** 很多口腔疾病，如：牙体、牙髓和牙周疾病，可能是咬合病等口颌系统功能紊乱性疾病的诱因，也可能是其表现，所以，一定要仔细检查和询问各种口腔疾病。

5. 有正畸、修复等口腔治疗史的患者，需要考虑其口腔治疗与口颌系统功能紊乱性疾病的发生、发展的关系。

二、一般检查

（一）患者全身情况的检查

1. **观察患者的健康状况和精神状态** 是否为急性病容，观察患者肩、髋是否对称，面型是否对称，面中下份比例是否协调，有无外伤、发育畸形等。

2. **炎症状态** 检查相邻组织有无炎症感染（如智齿冠周炎、间隙感染等）、有无特异性关节炎、肌炎等。颞下颌关节痛并伴有全身其他关节症状，无外伤原因，则应该考虑是否有特异性关节炎，如类风湿性关节炎、莱姆病或其他少见的系统性疾病累及关节。

3. **检查有无深部疼痛** 必要时辅以特殊检查以确认有无占位性病变等。

（二）脑神经、眼、耳、颈部的检查

用口腔疗法治疗脑神经、眼、耳、颈部的病症，不仅不能解决该问题，而且很可能由于错过了治疗时机造成进一步的损害，所以要注意这些部位的检查。

1. 脑神经的检查　特别需要检查的是与口腔关系密切的三叉神经和面神经功能。

2. 眼的检查　询问患者的视野情况和最近的变化，尤其是那些和主诉相关的变化。

3. 耳的检查　大约 70% 的颞下颌关节疼痛伴随耳部不适，其中很少有真正的耳病，但当耳病出现时，发现它并采取适宜的治疗的确很重要。

4. 颈部检查　颈椎疼痛和功能障碍很可能波及口颌系统，因此正确评估颈部的疼痛和运动障碍就显得很重要。

颈后部肌群，包括斜方肌、最长肌（头颈的）、夹肌（头颈的）、肩胛提肌等。虽然颈后部肌群不直接影响下颌运动，然而某些颞下颌关节紊乱病患者确实伴有症状，故应常规触诊。需要注意的是，如果患者有颅颈紊乱症，正确转诊以行进一步治疗就显得很有必要。

三、咀嚼肌和颞下颌关节检查

检查颞下颌关节和咀嚼肌有无疼痛，颞下颌关节有无杂音和下颌运动情况。可通过望诊、听诊、触诊和运动试法四部分来检查。

（一）望诊

观察下颌运动正常与否并记录。具体包括开口度、侧方动度、前伸动度和开口型。

1. 开口度　开口度指上下颌切牙间的距离加覆𬌗。正常开口度为 40～60mm，小于 40mm 为受限，大于 60mm 为开口过大。测量开口度可用双脚规或小米尺直接测量（图 6-1）。亦可以患者手指为标准，以上下切牙间容纳三横指为正常，能容纳两横指为中度开口受限，一横指为重度开口受限，不能放入手指为牙关紧闭，超过三横指则为开口过大。记录最大自由开口度，如果有疼痛，记录疼痛出现时的开口度。如果有开口受限，注意记录被动牵张（在上下切牙区施加开口方向的力）是否能继续增大开口度，记录被动开口度。

2. 侧方动度　以面中线为准在上下牙列的切牙唇面做标记。在上下牙保持接触的情况下，使下颌尽量向左（或右）运动至最大限度，记录下切牙唇面标记至上切牙中线间的距离，是侧向运动的范围（图 6-2、3）；正常范围为 8～12mm，8mm 以下应属受限。

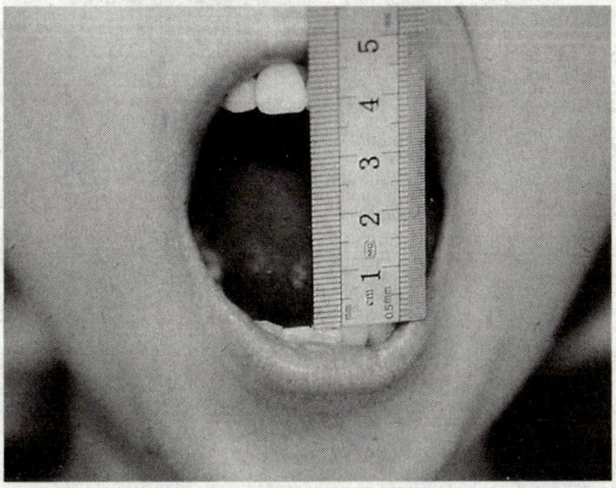

图 6-1　最大开口度测量

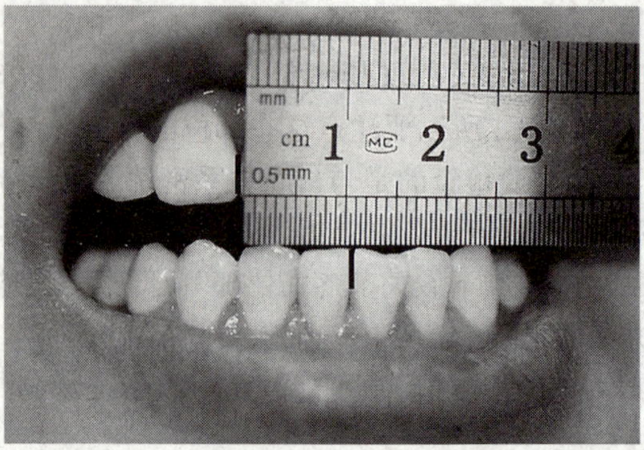

图 6-2　左侧动度测量

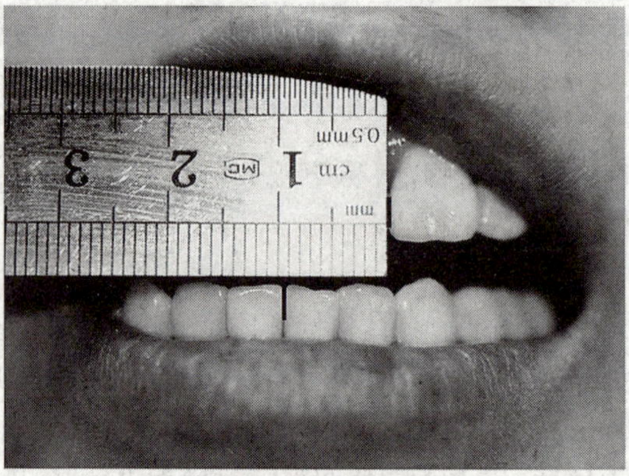

图 6-3　右侧动度测量

3. 前伸动度　在上下牙保持接触的情况下，记录上下切牙切嵴间在下颌前伸至最大限度时的距离，加上前牙覆盖的毫米数，是实际前伸的距离（图 6-4）；正常前伸范围应为 8～12mm，8mm 以下应属受限。

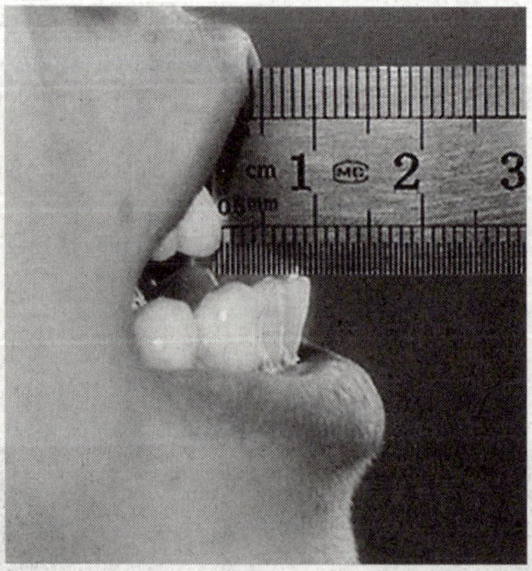

图 6-4　前伸动度测量

4. 开口型　正常开口型由正面观察为直线下降，用“↓”符号表示；开口有偏斜则用“↙”或“↘”符号记载；偏摆则用“⤹”符号记载；开口震颤则用“⇣”符号记载。可以上下切牙中线标记作为参考，以观察下颌运动。另外还可观察张闭口有无绞锁，如有弹跳则表示有一过性绞锁。

（二）听诊

1. 检查下颌运动（开闭口及左右运动）时关节有无弹响、杂音，记录弹响的性质、时程和部位　可用听诊器听取音响，也可用手指感觉弹响时发生的震颤。也可用传感器拾取声响转换成波形在示波器上显示出，常用的有音图，从不同波型中判断声响的性质及稳定性。

2. 检查咬合时产生的响声　可让患者有节奏地叩齿，如叩齿声是清脆、短暂的实响，说明是稳定的；如叩齿声为模糊、沉闷的滑走声音，说明不稳定。

（三）触诊

颞下颌关节囊和肌的触诊，是用食指和中指的指尖，以标准的压力按压完成的。标准的压力如下：以约0.9kg的压力按压口外肌，约0.45kg压力按压关节和口内肌。采用柔和且稳定的压力按压，单次稳定的长达1、2秒钟的按压往往比多次轻按压更好。按压同时询问患者是否有疼痛或不适感。

检查肌或关节有无触痛，可用手指对双侧关节及肌的对称部位同时轻轻按压，检查有无压痛点，有无痛性结节，并对比其肌张力，也可对比髁突运动的协调性。记录疼痛的程度时，可用数字等级评分测量法（numerical rating scale，NRS）记录疼痛指数以评价疼痛的强度，在长度为10cm的线段上标有等距离的0～10的刻度，0表示无痛，10表示最痛，让患者自己指出其疼痛是在此线的什么部位，则可了解疼痛属于何种程度；复诊时可对比痛的程度是增加还是减少，以及减少的程度。疼痛是主观感觉，很难客观记录，以患者自己的标准判断出的疼痛程度，有一定的准确性和自身可比性。

1. 颞下颌关节触诊　触压耳屏前的双侧关节囊外侧，检查有无疼痛，并结合下颌的开闭口运动，比较髁突运动的协调性（图6-5）；触压关节囊后份，可经外耳道向前触压关节后壁，检查有无疼痛（图6-6）。

注意触诊髁突的位置，指尖应触摸髁突前下运动时关节凸起的侧面。如果手指在侧面放置的位置向前了1cm，患者紧咬牙则感知到咬肌深层的收缩。这个放置位置的微小差别

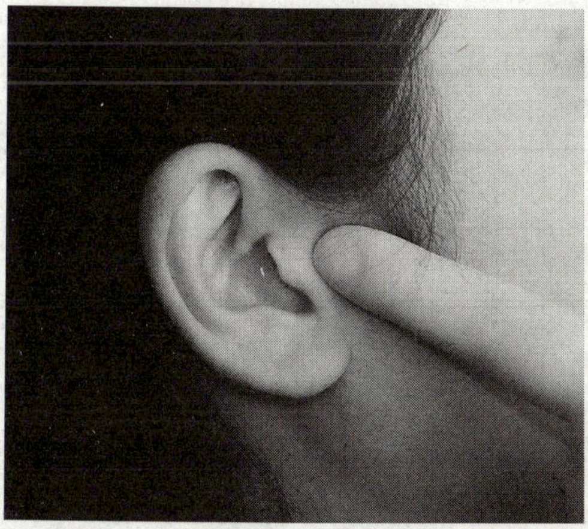

图6-5　颞下颌关节囊外侧的触诊

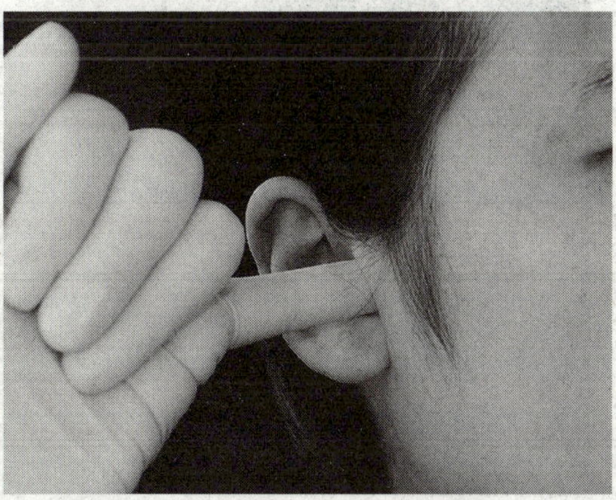

图6-6　颞下颌关节囊后份的触诊

可能会影响检查者对疼痛来源的解释。同时应注意，腮腺有一部分延伸到关节区并能产生腮腺疾病的症状。检查者应对鉴别症状是来自关节、肌还是腮腺予以充分的重视，因为这是治疗的基础。

2. 咀嚼肌触诊　检查咀嚼肌有无触痛、有无扳机点，对比收缩强度和紧张程度。触诊肌时，下颌应处于休息位，牙齿不接触。

（1）颞肌：颞肌前份触诊的位置在颧弓上和颞下颌关节前（图 6-7）。颞肌中份触诊的位置在颞下颌关节的正上方和颧弓上方（图 6-8）。颞肌后份触诊的位置在耳朵的上部和后面（图 6-9）。

口内触诊颞肌腱可用食指带上指套沿下颌支前缘向上触压至喙突（图 6-10）。

（2）咬肌：分别触诊颧弓咬肌浅层附着部位、关节的正前方即咬肌的深层及下颌支下缘咬肌浅层的附着部位（图 6-11、12）。

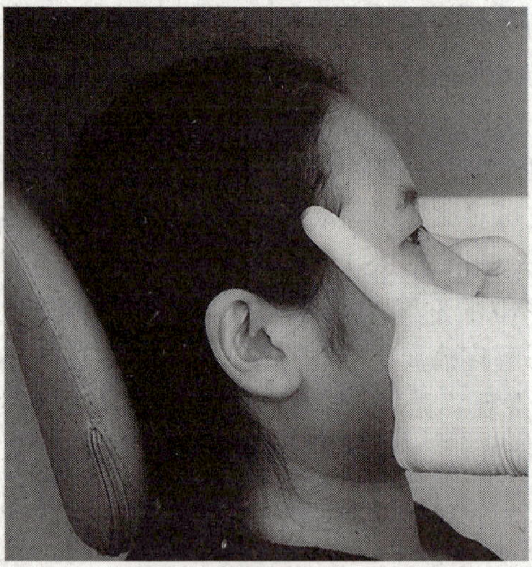

图 6-7　颞肌前份的触诊

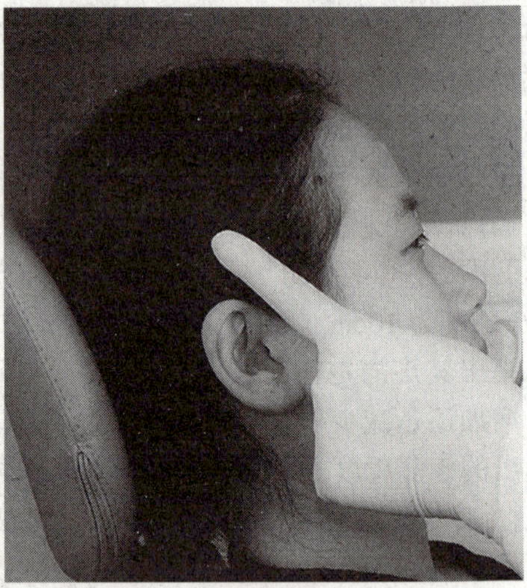

图 6-8　颞肌中份的触诊

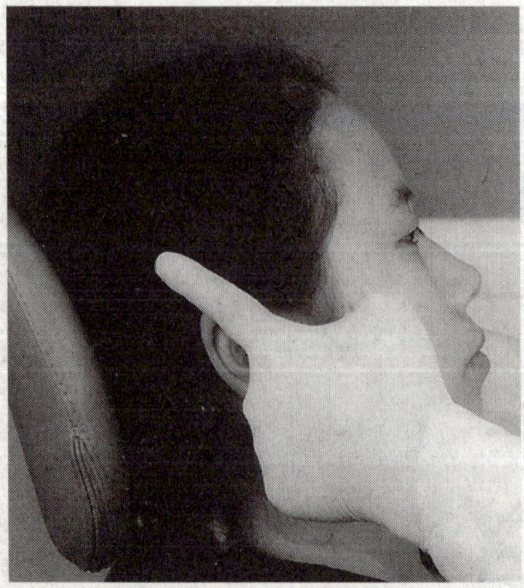

图 6-9　颞肌后份的触诊

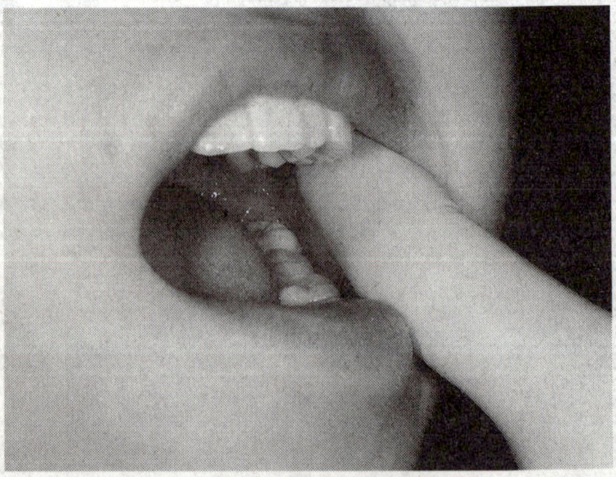

图 6-10　口内触诊颞肌腱

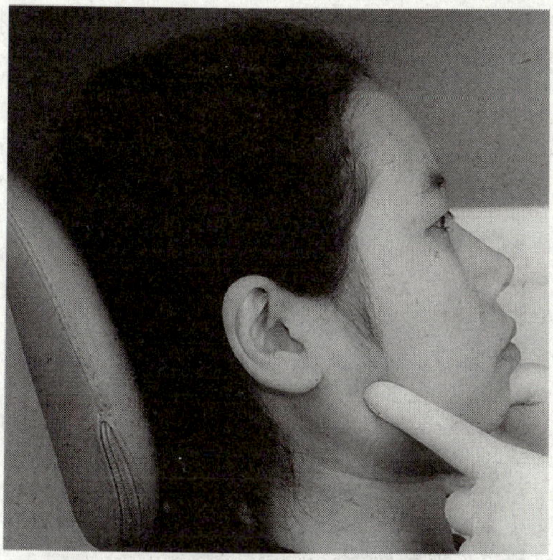

图 6-11 咬肌浅层的触诊

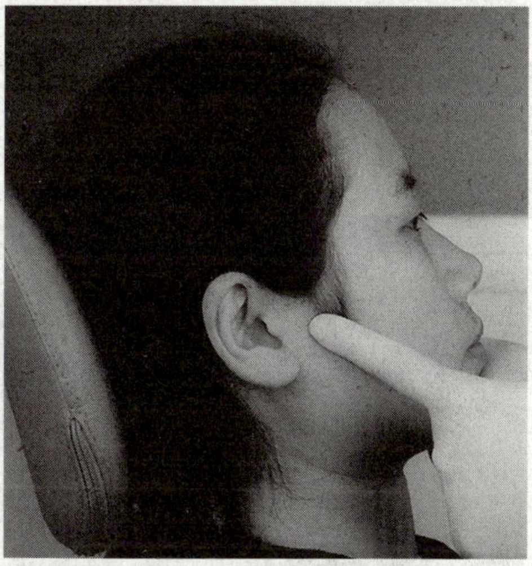

图 6-12 咬肌深层的触诊

（3）翼内肌：用手指扪诊下颌角内侧，检查翼内肌止端（图 6-13）。

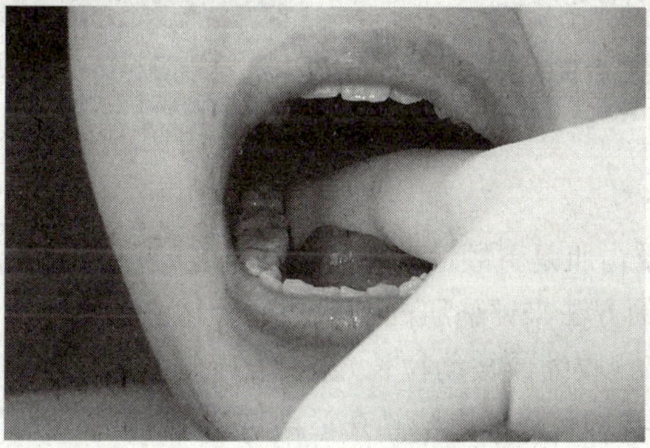

图 6-13 口内扪诊翼内肌

（4）翼外肌下头：口内触诊翼外肌下头，让患者下颌偏向检查侧，中度开口，沿上颌结节向后向上触压翼外肌下头（图 6-14）。

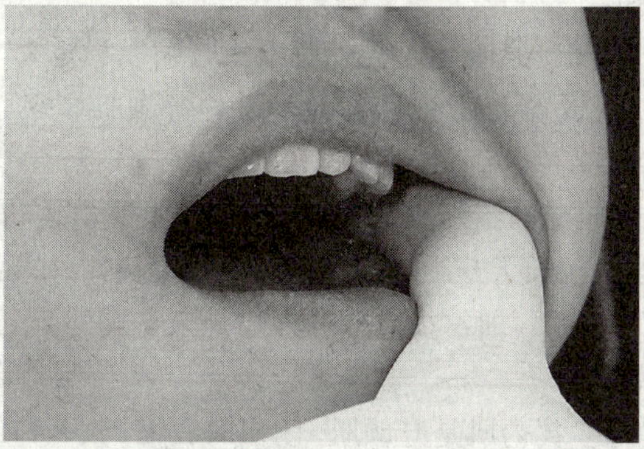

图 6-14 口内扪诊翼外肌

（5）二腹肌后腹：将手指放在下颌角与胸锁乳突肌之间，从下颌角后内向上内触诊可扪得二腹肌后腹（图 6-15）。

（6）胸锁乳突肌：检查时在耳后乳突下，沿其行径进行（图 6-16）。

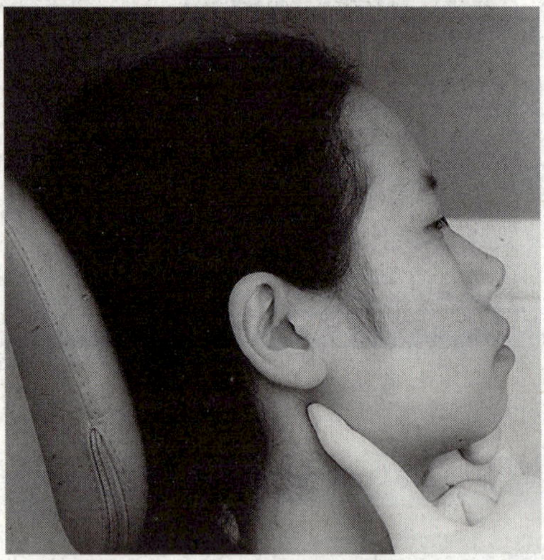

图 6-15　二腹肌后腹的触诊

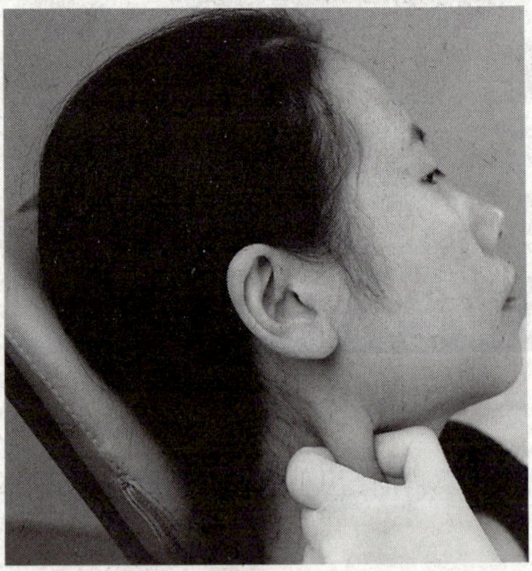

图 6-16　胸锁乳突肌的触诊

（四）运动试法

翼外肌上、下头和翼内肌是下颌运动中的主要肌之一，但它们不可能或很难被触诊到。鉴于此，采用运动试法的方法来评估肌的症状。运动试法依据的原理是：当肌疲劳或有症状时，进一步的功能运动（收缩或被动拉长）会引发疼痛。在这些难以触及的肌中，运动试法是唯一评估是否确有深部疼痛的方法。在运动试法中，如果该肌确实是疼痛真正来源的话，肌收缩或拉长都会增加疼痛。

1．翼外肌下头运动试法　当翼外肌下头肌收缩时，下颌作前伸或开口运动。牙尖交错𬌗时翼外肌下头被拉长。如果翼外肌下头是疼痛的来源，下颌在对抗阻力下前伸和紧咬牙时，疼痛增加。将舌板置于后牙间，由于不能达到牙尖交错，翼外肌下头不会被拉长，疼痛反而可能减轻或消除疼痛。

2．翼外肌上头运动试法　紧咬牙时翼外肌上头收缩以稳定关节盘。如果翼外肌上头是疼痛的来源，咬牙和将舌板置于后牙间，疼痛增加。升颌肌（颞肌、咬肌、翼内肌）也有同样的检查结果。

翼外肌上头痛与升颌肌痛的鉴别方法为：如果下颌大开口运动没有引发疼痛，则咬牙痛来自于翼外肌上头（这时拉长了升颌肌而不是翼外肌上头）。如果开口使疼痛增加，则翼外肌上头和升颌肌都可能受累。通常很难区分疼痛是来自翼外肌上头还是升颌肌，除非患者自己能分辨疼痛肌的位置。

3．翼内肌的运动试法　翼内肌是升颌肌，闭口时收缩，大开口时被拉长。如果翼内肌是疼痛的来源，紧咬牙、大开口和将舌板置于后牙间咬合时，疼痛都会增加。

四、颞下颌关节紊乱病影像检查

（一）普通平片

1. 许氏位　又称为薛氏位、颞下颌关节25°侧位。由于此种方法简单易行，至今仍然在临床上广泛使用。

2. 后前位　对于颞下颌关节的外伤如髁突颈部骨折判定、了解颞下颌关节内侧结构时或颞下颌关节造影时通过造影剂的分布了解关节盘移位情况时会使用这种拍摄方法。

3. 颅底位　为了准确了解髁突的位置关系，通过颅底位的拍照，获得个性化的髁突长轴的方向和角度，再根据这个角度来校正许氏位的投照，从而获得比较准确的髁突与关节凹的位置关系。

4. 曲面体层片　在口腔临床工作中用得最多的一种检查方法，它不仅适用于颌面部外伤、肿瘤、炎症等的检查，也可用于颞下颌关节的常规检查。

5. 斜侧位　可以清楚地观察到升支部和髁突的骨质情况和相对的位置关系，尤其在髁突骨折和颞下颌关节强直时有很好的诊断价值。

（二）体层摄影

由于平片检查所显示的影像是一个平面重叠影像，对于影像的解释和分析存在一定的分歧。临床上要进一步了解颞下颌关节中1/3和内1/3的结构时，就需要体层摄影才能完成。

（三）电子计算机体层摄影（CT）

CT的出现促进了医学事业的快速发展，20世纪70年代末开始应用于颞下颌关节的检查。但CT不能显示关节盘的变化，只能了解关节骨性结构，拍片时体位的选择也常常影响照片的质量。其诊断价值只能达到或稍高于普通平片，而照射剂量远远大于普通平片摄影。

（四）锥形束CT

锥形束CT（Cone Beam CT）也可以称为牙科CT，是20世纪末出现的一种新的检查方法，利用锥形束投照原理及曲面体层摄影的原理，经过180°或者360°旋转，同时利用其影像各向同性的优势，最大限度减少失真度，可以清楚获得颞下颌关节的影像。其图像质量远优于传统平片。

1. 对于关节间隙改变的判断　从矢状位上观察可以清楚地看到髁突在不同层面上与关节凹的位置关系及关节间隙的大小的变化，准确度远远超过传统的关节侧位片上的影像，同时也可以在冠状位看到关节间隙变化情况。

2. 对于关节骨质变化的判定　由于锥形束CT是3D图像，不仅可以从3个方向观察骨质的变化，了解骨质吸收或者增生的状况，而且可以通过重建获得立体的图像，更加直观可靠。

锥形束CT的不足是对于软组织显示较差。随着技术的发展，相信会得到改善，成为口腔医学领域不可或缺的诊断技术。

（五）关节造影

关节盘检查的方法主要为关节腔单腔碘水造影。可反映关节软组织病变，如关节盘穿孔，前移位，内移位，外移位，旋转移位及关节盘附着松弛；关节囊扩张，关节囊撕裂；粘连及骨膜炎等。

（六）磁共振检查

本方法对人体无任何放射损害，对患者无侵犯性操作，并能直接清晰地显示关节盘和翼外肌的影像，如关节盘的各种移位（可复或不可复前移位，侧移位，旋转移位等）；关节腔内积液，翼外肌病变和关节盘穿孔。在颞下颌关节矢状位或斜矢状位闭口磁共振 T1 加权像上，可清晰地显示关节盘本体部呈双凹状低信号结构，位于关节结节后斜面与髁突前斜面之间，盘前中后三带清晰。关节盘双板区为高信号结构，位于髁突后上方，其与关节盘后带之间有比较清晰的分界线。

第四节　颞下颌关节紊乱病的分类诊断

颞下颌关节紊乱病的症状复杂，病因也非单一因素，对颞下颌关节紊乱病的分类也不一致，有的从症状表现着眼，有的则着重结构变化，因而出现了各种不同的分类。分类的目的不仅助于诊断，也有助于疾病的治疗，现对常用分类介绍如下：

一、颞下颌关节紊乱病研究诊断标准分类

颞下颌关节紊乱病研究诊断标准（Research Diagnostic Criteria for TMD，RDC/TMD）分类是 1992 年 Dworkin 及 Le Reche 提出的颞下颌关节紊乱病双轴诊断概念，一个轴为躯体因素，另一轴为精神心理因素。该诊断标准有利于颞下颌关节紊乱病的研究，该分类的标准较有效和具有临床意义。情绪压抑、焦虑等与慢性肌痛关系密切；精神心理性因素可能为慢性颞下颌关节紊乱病疼痛的主要因素。在评价颞下颌关节紊乱病疼痛时，必须考虑两个轴的因素，才可以诊断明确并选择适当的治疗。

（一）轴 I—颞下颌关节紊乱病状况评估

1. 肌紊乱（muscle disorders）

（1）肌筋膜痛（myofascial pain）

诊断标准：肌痛主诉；肌触诊检查可出现三处以上有触痛；至少有一处压痛位于主诉疼痛侧。

（2）肌筋膜痛伴开口受限（myofascial pain with limited opening）

诊断标准：症状同肌筋膜痛；无痛开口度 40mm；最大被动开口度要大于无痛开口度 5mm 以上。

2. 关节盘移位（disc displacement）

（1）可复性盘移位（disc displacement with reduction）

诊断标准：开闭口往返性关节弹响，连续检查 3 次出现 2 次以上；开口或闭口和侧向或前伸运动有关节弹响。

（2）不可复性盘移位伴开口受限（disc displacement without reduction with limited opening）

诊断标准：有开口受限病史；最大自由开口度小于 35mm；有一定的被动开口，但一般仅增加 4mm 以内；对侧侧向运动受限（<7mm）和（或）开口时下颌偏斜，偏向病变侧；无关节弹响或有关节弹响但完全不同于可复性移位诊断的关节弹响。

（3）不可复性盘移位无开口受限

诊断标准：明显的开口受限病史；最大自由开口度 >35mm；有被动开口，且开口度可增

加 5mm 以上；向对侧运动度大于 7mm；出现关节弹响但不符合可复性移位的诊断标准；如果有影像诊断（MRI 或关节造影术）可明确诊断。

3. 关节痛（arthralgia）、骨关节炎（osteoarthritis）、骨关节病（osteoarthrosis）

（1）颞下颌关节痛

诊断标准：一处（或两处）关节部位[关节外侧和（或）后附着区]触痛；至少有以下一条的疼痛主诉：关节区疼痛、大开口关节痛、被动开口关节痛、侧向运动关节痛；如果诊断为单纯的关节痛，必须没有关节杂音。

（2）颞下颌关节骨关节炎

诊断标准：符合关节痛诊断；有下列之一或二者兼有：①关节杂音（摩擦音或破碎音）；②影像学明确的骨关节病 X 线表现：皮质骨破坏等。

（3）颞下颌关节骨关节病

诊断标准：没有关节痛的任何临床表现；有下列之一或二者兼有：①关节杂音（摩擦音或破碎音）；②影像学明确的骨关节病 X 线表现。

（二）轴Ⅱ与疼痛相关的功能丧失和心理状况评估

1. 疼痛强度和功能丧失（慢性疼痛严重程度分级）

0 级，前 6 个月内无颞下颌关节紊乱病疼痛；

Ⅰ级，轻度功能丧失、轻度疼痛；

Ⅱ级，轻度功能丧失、重度疼痛；

Ⅲ级，重度功能丧失、中度下颌运动受限；

Ⅳ级，重度功能丧失、重度下颌运动受限。

2. 抑郁（用 SCL-90-R 作为抑郁和症状躯体化症状分级）

正常；

中度（大于普通人群分值均数的 70%）；

重度（大于普通人群分值均数的 90%）。

二、马绪臣、张震康颞下颌关节紊乱病双轴诊断分类

随着我国颞下颌关节病学科的发展，以及愈来愈多的不同级别、不同专业的口腔科医师正确面对颞下颌关节紊乱病，马绪臣、张震康结合国内外的研究成果以及中国颞下颌关节紊乱病临床工作的实际情况提出新的颞下颌关节紊乱病双轴诊断方法，即从躯体轴和心理轴两方面去对颞下颌关节紊乱病患者进行全面评估。

（一）轴Ⅰ躯体疾病评估

1. 咀嚼肌紊乱疾病　①肌筋膜痛；②肌痉挛；③肌纤维变性挛缩；④未分类的局限性肌痛。

2. 结构紊乱疾病　①可复性盘前移位；②不可复性盘前移位伴开口受限；③不可复性盘前移位无开口受限；④关节盘侧方（内、外）移位；⑤关节盘旋转移位。

3. 关节炎性疾病　①滑膜炎（急性，慢性）；②关节囊炎（急性，慢性）。

4. 骨关节病或骨关节炎　①骨关节病或骨关节炎伴关节盘穿孔；②骨关节病或骨关节炎不伴关节盘穿孔。

（二）轴Ⅱ与疼痛相关的功能丧失和心理状态评估

1. 疼痛强度及功能丧失分级

Ⅰ级，轻度功能丧失—轻度疼痛；

Ⅱ级，轻度功能丧失—重度疼痛；

Ⅲ级，重度功能丧失—中度活动能力受限；

Ⅳ级，重度功能丧失—重度活动能力受限。

2. 精神心理状况（SCL-90症状自评量表分级）

正常，SCL-90分值小于普通人群分值均数加1倍标准差；

中度，SCL-90分值大于普通人群分值均数加1倍标准差，但小于普通人群分值均数加2倍标准差；

重度，SCL-90分值大于普通人群分值均数加2倍标准差。

第五节 颞下颌关节紊乱病的治疗

一、颞下颌关节紊乱病的治疗程序

颞下颌关节紊乱病的病因复杂，为多因素致病，故治疗也采取综合治疗。治疗方法有多种多样，究竟怎样选择，则根据患者情况，通过对病史的详细了解，结合患者的咬合情况，全面系统地作出正确分析和诊断，根据病因和症状，作出治疗计划。在对病因判断不清的情况下，可先对症治疗。颌面部疼痛的治疗，要能分清是肌源性痛还是关节源性痛。要明确的是颞下颌关节杂音不是必须治疗的症状。开口受限的症状，准确判断病因是治疗的关键，它可能由于咀嚼肌的疼痛、痉挛、挛缩，也有可能是关节盘移位、关节内粘连及纤维化等原因造成的。

正确的治疗程序应该是先从温和的、保守的、可逆性治疗开始，逐渐作对症处理，然后作对因治疗，如仍不能解决问题，最后采取不可逆性治疗，因此手术常在保守治疗无效时采用。一般治疗方法如下：医嘱及医疗教育；对症治疗；控制或减少易感因素，如咬合板、调𬌗、拔牙、修复和正畸等口腔治疗方法；心理与行为学治疗；评价治疗效果，遵从或改变治疗方案；外科手术治疗。

治疗程序对疗效非常重要。如果程序颠倒，尽管方法正确，也不能取得治疗效果。例如患者有头痛、咀嚼肌疼痛、开口中度受限等症状，病史询问中有磨牙症，临床检查有𬌗干扰存在，肌位与牙位不协调。考虑去除𬌗干扰的治疗方案是正确的，但治疗程序应当是先调整肌紊乱[可通过理疗和（或）咬合板等治疗]，在肌恢复生理状态的条件下调𬌗，才能达到良好的治疗效果。但是，如果治疗程序错误，在肌功能异常的情况下进行𬌗调改，那么，待肌功能异常消除后，又会出现新的𬌗干扰，甚至会比治疗前的情况还要严重。

二、颞下颌关节紊乱病的治疗方法

（一）医嘱及医疗教育

这种治疗对口颌系统不产生任何破坏性干扰，是可逆的，不去医院在家也能办到。

1. 医疗教育　解释该病可能的原因和机制，让患者了解所患的病是可控制的，了解医生拟采取的措施、步骤、估计的疗效和预后，并提醒注意事项，以减轻其精神负担，消除患者的恐惧心理，可缓解肌张力。

2. 嘱患者减轻劳动强度，劳逸结合。

3. 注意用软食，勿啃咬大而硬的食物。

4. 湿热敷痛区。

5. 双手轻按摩颞区、咬肌区、耳后及颈部，用手指从前经头顶向后梳至枕后区。

6. 可嘱患者有节奏地放松与紧咬咀嚼肌，以调节咀嚼肌的张力。

7. 保护关节，限制过大开口，如打哈欠等。

8. 教患者用正确的咀嚼方式，建议用双侧交替咀嚼。

9. 治疗性肌锻炼，通过肌体育锻炼以恢复肌的生理功能。

（二）颞下颌关节紊乱病的对症治疗

对症治疗目的是改变患者的症状，对病因并无作用。

颞下颌关节紊乱病对症治疗主要包括物理治疗、药物治疗、关节腔内注射治疗和肌封闭治疗等。

1. 物理治疗

（1）电物理疗法：电物理疗法包括超声波治疗、超短波疗法、激光治疗、经皮电神经刺激疗法等，是临床经常使用的治疗方法。

其原理是：电物理疗法可以减轻炎症、促进肌放松，并能通过改变毛细血管通透性提高血流量。在颞下颌关节紊乱病早期采用电物理治疗可以有效地减轻症状。同时，电物理疗法可以有效提高开口度和侧方运动范围。

1）超声波疗法：可以提高组织界面的温度，它可以作用于深层组织，不仅能提高深部组织的血流量，也可分隔胶原纤维，这改善了结缔组织的弹性和延展性。超声波有机械作用，如小剂量的超声波对细胞有细微按摩作用；理化作用有弥散、空化、触变等作用。

2）超短波疗法：超短波是一种高频电磁波，穿透性极强，作用部位较深，可作用于肌和骨组织交界处，产生明显的温热效应，使关节局部血液循环得到改善，温热效应还使神经肌肉的兴奋性降低，痉挛的肌得以松弛而止痛。超短波产生的内生热对机体神经系统、内分泌系统、心血管系统、新陈代谢都有影响，具有镇痛、镇静、消炎作用。

3）经皮电神经刺激疗法（transcutaneous electrical nerve stimulation，TENS）：利用肌监测仪通过表面电极将电刺激透过皮肤到达面神经和三叉神经，将使其所支配的肌产生节律收缩，从而放松肌肉，减轻疼痛，改善开口度。

4）激光治疗：近年来，激光已被广泛应用于促进伤口愈合和减轻疼痛等方面。激光照射可调节机体免疫功能。低能量激光还能促进局部微循环，可释放内源性阿片样物质，故有很好的止痛作用。

现在应用较多的有氦氖激光和半导体激光。氦氖激光照射治疗对开口受限和疼痛有较好的疗效。半导体激光为低能量激光，它波长较长，可穿透组织50～70mm，加之功率稳定可靠，生物刺激十分有效。半导体激光刚好与代谢过程的能量特征相近，所以这种激光照射生物组织时引起共振效应，使导区发生量子移动，离子体恢复稳定，从而使生物场能恢复平衡，疾病得以康复。

其他疗法，如磁疗、电离子透入疗法、红外线等，均有消炎止痛的作用。

(2) 热疗：热疗的理论依据是热量提高接受区域的血液循环。方法是用热毛巾湿敷疼痛区域，上面放热水袋来维持温度，持续10～15分钟，不要超过30分钟。

(3) 冷疗：冷疗已被证明是一种简单但常常有效的止痛方法。理论依据是冷使痉挛的肌肉放松，因此减轻了相关的疼痛。患者初始有不舒服的感觉，然后感到疼痛减轻，接着出现麻木感。常用氯乙烷喷雾剂。

(4) 针灸治疗：针灸治疗颞下颌关节紊乱病较为有效，尤其是对于那些慢性疼痛的患者。过去一段时间，针灸治疗颞下颌关节紊乱病这一方法没有得到应有的重视。临床医生，只需学习少量相关知识，即可有效使用针灸治疗患有颞下颌关节紊乱病慢性疼痛和沮丧的患者。因此，在颞下颌关节紊乱病治疗方面，针灸疗法非常值得推广。

针灸可以减少或代替药物治疗。它是一种简单、保守和几乎没有副作用的疼痛控制方法，与其他的刺激疗法相比有效，其中包括经皮电神经刺激疗法（TENS）。针灸也可以使焦躁的患者平静下来，因此能使患者进一步接受其他的治疗方法。

电针灸疗法是通过改良传统针灸治疗师所应用的技术以适应现代的治疗需要。这样不再需要使用银针来治疗患者。针灸治疗和电针灸疗法工作原理相同。电针灸疗法应用电流（这一点与TENS在许多方面相同）对穴位进行刺激，诱导释放β-内啡肽进入外周循环。电针灸疗法与TENS的不同之处在于，电流的强度与频率。电针灸疗法电流强度能使肌产生疼痛并作低频率的节律性收缩。穴位是皮肤表面电阻最低的区域，该疗法必须和传统针灸治疗的穴位相同。

2. 药物治疗　是一种有效的对症治疗方法，但是同时应该看到药物治疗通常不能治愈或解决患者的问题。然而，药物治疗结合恰当的物理治疗和对因治疗则相当有效。

非甾体类抗炎药对大多数疼痛疗效甚佳，对于轻中度炎症和急性术后疼痛有效。肌松弛剂用来阻止肌过度的活动。

3. 关节腔内注射疗法　透明质酸、糖皮质激素等是临床上常用的关节腔内注射药物。糖皮质激素对关节软骨有损害，尽管其有抗炎和免疫抑制作用，也不宜反复使用。

透明质酸临床上应用最为广泛。透明质酸是关节滑液的成分之一，由滑膜B型细胞分泌，关节液的许多特性和生理作用与之有关。由于颞下颌关节发炎时滑液中透明质酸浓度降低，黏稠度减小，故在退行性关节病变早期于关节腔内注射高分子透明质酸常有较好疗效。一般认为关节腔内注射透明质酸钠对颞下颌关节不可复性盘前移位患者是有效的。

4. 肌封闭疗法　局部注射麻醉药物可以立即起到止痛效果，同时能阻断通过中枢神经系统的反射。当疼痛是局限性的，尤其是肌疼痛，局部麻醉能有效止痛，这对于肌筋膜扳机点的治疗很有意义。局部封闭的作用可以是治疗性的，也可以是诊断性的。

（三）暂时性𬌗治疗

用咬合板进行矫治，详见咬合治疗一章。

以上都属于可逆性治疗。

（四）恒久性𬌗治疗

属于不可逆性的治疗，详见咬合治疗一章。

1. 调𬌗　当肌功能调整后，治疗所要求的颌位与原来的牙尖交错位有差别，如差别不大，可调改咬合使治疗性颌位与牙尖交错位一致；有明显的早接触也可调改牙尖及牙的外形。调𬌗的原则以不降低牙尖高度为准，调改牙尖的斜面及对𬌗的窝，注意保持稳定的正中止接触，并避免减少咀嚼面积。

2. 拔除无法调改的𬌗障碍牙，如伸长的第三磨牙。

3. 咬合重建　如治疗性颌位与原来牙尖交错位的差别不能用调改咬合来解决，则可用冠或嵌体来重建咬合，使治疗性颌位与牙尖交错位一致。

4. 修复失牙　修复缺失的牙齿要根据治疗的要求，使牙位与肌位一致。

5. 正畸治疗　如治疗性颌位与原牙尖交错位差别过大，修复方法也不能解决时，可采取正畸方法矫治。

（五）心理及行为治疗

随着颞下颌关节紊乱病的诊断由单纯的生物医学模式向生物心理社会医学模式转变，也鉴于精神心理因素在颞下颌关节紊乱病的发生、发展、转归和预后各个阶段都起到十分重要的作用，因此对相应的颞下颌关节紊乱病患者应配合以心理与行为治疗。

主要方法包括：咨询、压力管理、生物反馈疗法、认知行为纠正疗法（如放松训练、自我监测、认知可视化训练、认知疗法、教育疗法、引导疗法等）、心理疗法、催眠疗法、行为纠正疗法、药物疗法（如抗抑郁药和抗焦虑药的使用）

（六）外科手术治疗

外科手术治疗属非保守性治疗。

1. 颞下颌关节镜治疗　关节镜治疗成为一种创伤小、操作方便、疗效肯定的重要外科治疗方法。适应证包括可复及不可复盘前移位、关节盘穿孔、骨关节病、慢性滑膜炎、纤维性关节强直等。

2. 正颌外科治疗　𬌗畸形较严重的成年人，用外科手术配合正畸方法矫治畸形，可达到良好效果。

3. 关节开放手术治疗　如关节发生不可恢复的器质性损害，且对关节功能有严重影响者，保守治疗无效时，可考虑外科开放手术治疗。

（七）其他

其他治疗方法如组织工程、基因、免疫疗法等。

三、颞下颌关节紊乱病的预后

颞下颌关节紊乱病咀嚼肌紊乱一般预后良好，一般对症治疗即可。但是，𬌗紊乱的潜在因素未除，有复发的可能。

颞下颌关节紊乱病结构紊乱和骨关节病，用保守疗法可减缓病变发展，或制止病变发展，有时可使病变好转；若有进行性病理改变，则预后较差。

（易新竹　李晓箐）

思　考　题

1. 颞下颌关节紊乱病的𬌗因素有哪些？
2. 颞下颌关节紊乱病的临床表现有哪些？

3. 产生颞下颌关节杂音的可能因素有哪些?

4. 如何区别肌源性和关节源性疼痛?

5. 颞下颌关节紊乱病的治疗原则和方法是什么?

第七章

磨 牙 症

学习要点

1. 熟悉磨牙症的主要病因。
2. 了解磨牙症的临床表现及对口颌系统的危害性。
3. 掌握磨牙症的诊断与常用治疗方法。

磨牙症(bruxism)是指人在非生理功能状态下咀嚼肌产生不自主的收缩，使上下牙产生(节律性、间断性的)牙齿紧咬或磨牙，进而中断下颌正常生理休息位的现象，属副功能运动。根据发生时间可分为白天(日间)磨牙和夜磨牙(sleep bruxism)，白天磨牙主要与生活及工作压力状态密切相关，又称正中磨牙症，主要表现为紧咬牙(clenching)、轻咬牙齿、咬唇颊舌、咬指甲、舌体外推前牙、舔嘴唇、舌外伸、咀嚼口香糖、咬异物(如烟、管、铅笔)等，唾液分泌增多，吞咽次数增多，前伸、后仰、偏头等姿势；夜磨牙是目前研究的热点和难点，主要表现为夜间非自主性磨牙，常常与睡眠觉醒(sleep arousal)有关。磨牙症属于非生理性牙齿接触，被公认为最为有害的口颌系统非生理性运动，可以导致牙齿磨损、牙周组织损伤、咬合创伤、关节和肌损伤以及头痛等神经系统症状等。

通过询问本人、亲属或客观记录磨牙症的群体调查结果，夜磨牙的发病率为 8%～10%，以青少年(18～29 岁发病率为 13%)多见，女性偏多；儿童磨牙症的发病率(14%～20%)高于成人，常发生于乳前牙萌出后。磨牙症的发病率随着年龄的增长呈下降趋势，65 岁以上人群的发病率为 3%。因此，磨牙症是自然人群的最常见疾患之一，也是现代口腔科的常见病及多发病。

第一节　磨牙症的病因及危害性

磨牙症的发病因素复杂，其病因机制至今尚无确切的结论，目前的理论主要包括精神因素、中枢神经递质因素、𬌗因素、口颌系统的神经 - 肌肉功能紊乱和其他如内分泌紊乱、遗传等，随着研究的不断深入和医学模式向生物 - 心理 - 社会模式的转变，多数学者都认为磨牙症是由多因素协同致病，并且，越来越多的研究者认为精神因素与中枢神经因素在磨牙症的发病中起着更重要的作用。

一、磨牙症的病因

（一）精神、神经因素

1. 精神因素 口腔是获取食物的器官，并且与情感表达如满足、挫折、焦虑、愤怒等密切相关，这种原始的联系非常紧密并且相伴一生，也是为什么在精神紧张时会出现口腔行为的反馈如抽烟、嚼物、磨牙等。当今人们的生活节奏不断加快，竞争也越来越激烈，每一个人都试图驱散生活或工作中的种种压力，其中一个有效的方法就是体力运动和精神转移，有些人则表现为磨牙。另外，随着人类文明的不断发展，愤怒、紧张等情绪往往被压抑，白天紧咬牙是其一种表达形式，夜间磨牙则属另一种精神释放。Tischler（1928）首先提出磨牙症与精神因素有关，并称之为口腔习惯性神经症（oral habit neurosis）后，越来越多的研究结果支持精神（心理）+ 神经变化的病因模式，认为磨牙症最初是与精神紧张有关的中枢神经问题，性格内向、压抑、情绪不稳定、易紧张等个性是磨牙症发病的重要因素。

基于对咀嚼肌肌电图（EMG）的研究，人们认识到磨牙症与升颌肌，特别是咬肌紧张有密切联系。咬肌功能亢进、紧咬牙使牙磨耗加重，进而颞下颌关节的关节间隙减小甚至接触，关节内压增高，关节盘受力增大，从而提出磨牙症的"口颌系统的神经 - 肌肉功能紊乱"理论。由此，心理应激作为夜磨牙的重要诱因 / 病因逐渐受到重视。患者长期处于心理应激状态时，对外界反应敏感，易受环境因素的影响而有紧张、焦虑等情绪反应，作为一种特殊的刺激方式，首先作用于人类的中枢神经系统，被识别并被感知，随后会引发主要包括杏仁核在内的核团功能改变，表现为神经元兴奋性改变、功能异常、相关递质和受体浓度及分布的变化，杏仁核的改变通过复杂的纤维投射网络，一方面影响正常睡眠周期及各阶段时相，导致睡眠障碍，另一方面通过异常的神经冲动影响三叉神经运动核的正常神经调节活动，诱发或加重咀嚼肌紧张，出现神经肌肉功能紊乱，磨动牙齿是紊乱的结果。焦虑程度越高，口腔副功能运动出现的可能性越大，发生的频率越高，并伴随着机体功能的下降。例如，考试复习期间，大脑长时间处于高度集中和紧张状态，各种情绪难以得到及时地发泄，在睡眠状态下大脑会下意识地通过磨牙表现出来，因此，学生考试或女性月经期间磨牙症发病率会升高；精神紧张的人群，其紧咬牙、夜磨牙、咬颊、咬唇、咬舌等口腔副功能运动的发生率也显著增高。

2. 神经因素 近年来的大量研究结果表明，磨牙症与中枢神经特别是自主神经系统功能紊乱有关。对磨牙症患者的大脑皮质脑电图（electroencephalogram，EEG）观察，夜磨牙多发生于浅睡眠期和快速动眼睡眠期，伴有大脑皮质电活动增加，同时表现出呼吸不规律和脉搏加快；快速动眼睡眠期每 90 分钟出现一次磨牙，持续约 5～20 分钟，梦和不愉快、恐惧的回忆常常在该期出现。由于这一阶段的神经冲动来自中枢神经，提示磨牙症可能为中枢起源，其理由是三叉神经运动核与脑干网状核接近，在快速动眼睡眠期，脑干网状结构的易化活动，使神经传出系统活动增加，从而引起咀嚼肌肌紧张及牙齿磨动。另外，磨牙多发生于因为要排尿而觉醒前，膀胱的机械性刺激感受器感受的神经冲动传入中枢，刺激中枢神经而发生磨牙。

睡眠结构的调查发现，磨牙发作中伴有明显升高的短暂觉醒，磨牙事件尤其在慢波睡眠 1 相与 2 相（浅睡眠期）中好发，并呈发作与觉醒的交替循环模式；在磨牙症相关下颌运动出现之前，心脏节律和大脑皮质活动出现一系列变化，这也提示中枢以及 / 或者自律性神经系统在磨牙症的发生中起决定性作用。外周感觉因素可以通过与睡眠 - 觉醒机制的相互作用对磨牙症的发生产生影响。

国际上根据脑电图的不同特征，将睡眠分为两种状态，即非快动眼睡眠（又称慢波睡眠）和快动眼睡眠（又称快波睡眠），二者主要以是否有眼球阵发性快速运动及不同的脑电波特征相区别。非快动眼睡眠的临床表现为全身代谢减慢，呼吸平稳，心率减慢，血压下降，体温降低，全身感觉功能减退，肌张力降低，无明显的眼球运动，可进一步分 4 期：第 1 期为入睡期，第 2 期为浅睡眠期，第 3 期为中度睡眠期，第 4 期为深度睡眠期。快动眼睡眠的临床表现为自主神经系统活动不稳定，呼吸浅快而不规则，心率增快，血压波动，瞳孔时大时小，体温调节功能丧失，各种感觉功能显著减退，肌张力显著降低呈完全松弛状态，不能维持姿势，但支配眼球运动、中耳听骨运动和呼吸运动的肌持续活动，也会出现阴茎或阴蒂勃起等表现。正常人睡眠首先进入非快动眼睡眠期，并迅速由 1 期依次进入 2 期、3 期、4 期并持续下去。在非快动眼睡眠期持续 80～120 分钟后出现第一次快动眼睡眠，持续几分钟后进入下一次非快动眼睡眠，形成非快动眼睡眠与快动眼睡眠循环周期，平均每 90 分钟出现一次快动眼睡眠，越接近睡眠后期快动眼睡眠持续时间逐渐延长，每次可持续 10～30 分钟。在成人每昼夜总睡眠时间中快动眼睡眠时间占 20%～25%，非快动眼睡眠：1 期占 2%～5%，2 期占 45%～50%，3 期占 3%～8%，4 期占 10%～15%。整个睡眠期间这种非快动眼 - 快动眼睡眠周期反复循环 3～5 次，每个周期的各期不一定齐全，但都是从 1 期开始，凌晨时每个周期中的睡眠深度变浅不再达到 4 期，从非快动眼睡眠与快动眼睡眠的循环转换可以看出，睡眠过程并非一入睡就由浅入深并持续到天明，而是深一阵，浅一阵，深浅睡眠不断交替。

肾上腺素、多巴胺、5- 羟色胺等中枢神经递质及相关药物与磨牙症显著相关，能够诱发或加重磨牙症。夜磨牙患者静注特异性多巴胺 D2 受体拮抗剂，采用单光子发散计算机断层造影术成像发现，大脑 D_2 受体呈现双侧不平衡表达现象，证实中枢多巴胺能系统参与磨牙症的病理发生。亦有研究证实口服低剂量 L- 多巴胺有效减缓夜磨牙，降低肌电水平。应用 5- 羟色胺受体抑制剂丁环诺酮可治愈由特异性 5- 羟色胺重摄抑制剂如舍曲林诱导的磨牙症。

某些神经及精神类疾病也会导致磨牙症的发生，如癫痫、帕金森氏病、伴有或者不伴有迟发性运动障碍的精神分裂症。服用某些精神类药物时也会导致磨牙症的发生，如乙酰胆碱类药物，L- 多巴胺、精神安定类药物、选择性 5- 羟色胺摄取抑制类抗抑郁药物等，它们都是通过调节下丘脑进而影响睡眠和运动行为发挥作用。

（二）𬌗因素

咬合紊乱是磨牙症的主要发病因素之一，任何形式的𬌗障碍、任何原因引起的咬合不协调，即使是一微小咬合创伤，如一尖锐牙尖，便可引起神经敏感者的过分注意，导致磨牙症。研究证实，有咬合紊乱的人群中，夜磨牙发生率明显高于正常咬合者，去除咬合紊乱因素之后，磨牙症发生率则降低，与正常咬合者无明显差异。

第二个引发磨牙症的因素是平衡侧的𬌗干扰，侧𬌗运动时工作侧与非工作侧均有较多的咬合接触（平衡接触）；在治疗中，不去除非工作侧接触，就难以使磨牙症消失，因此，纠正非工作侧接触已成为一种有效的治疗方法。咬合的早接触也是重要的诱发因素，Ramfjord（1971）的实验证实，采用制作高修复体，人为制造𬌗干扰可诱发猴的磨牙症，因为咬合加高可以引起人或动物的一种下意识动作，企图通过不断磨动牙将咬合高点磨去，恢复原来的咬合关系。下颌前伸运动的𬌗障碍、长期缺牙导致邻牙倾斜及对𬌗牙过长、不良修复体产生的早接触、偏侧咀嚼使两侧牙列磨耗不均导致的𬌗干扰等均可引起咬合紊乱，诱发磨牙症。

通过计算机光𬌗图形分析也可看出，磨牙症患者前牙区、前磨牙区𬌗接触力过大，两侧𬌗接触力分布明显不对称等。

发生机制：在中枢神经系统和下颌骨的本体感受器之间存在反馈机制，如果某种因素干扰了反馈机制，使中枢神经应激阈下降就可能导致磨牙症发生。咬合障碍作为异常刺激引起的不适或疼痛传入中枢神经系统，刺激反射系统的中心，降低神经系统的刺激阈继而增强传出活动，从而增加肌张力、引发下颌运动，导致磨牙症和创伤；反过来磨牙症使肌疼痛不适，再降低应激阈，于是形成磨牙症阳性反馈圈。此种自身加重的恶性循环会升高咀嚼肌对牙体、牙周膜、颞下颌关节的张力，若在精神紧张的基础上，任何咬合异常只要与精神紧张有关系均可引起磨牙症。另外，𬌗干扰可引起睡眠紊乱，改变自主神经系统功能，从而引起磨牙症。

𬌗因素与精神因素共同作用下产生磨牙症的病因学观点如图所示（图 7-1）。

在临床上采用调磨𬌗干扰的方法，纠正咬合紊乱可以消除磨牙症，或使其有所减轻；去除咬合紊乱后，肌张力可恢复正常。

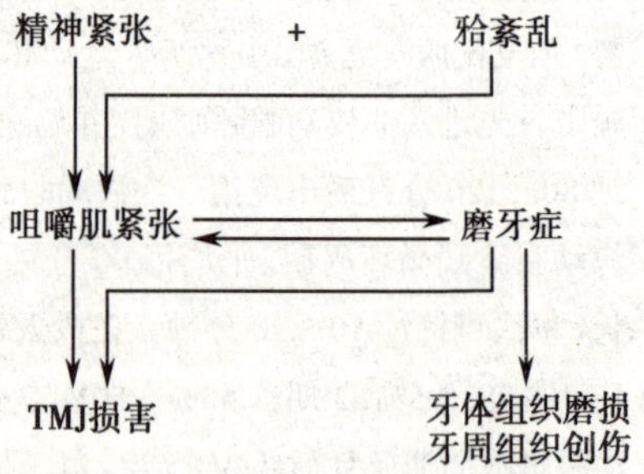

图 7-1　磨牙症的病因学观点

（三）其他因素

1. 遗传因素　人种调查发现，非洲裔发病率最低，欧洲裔和拉丁裔次之，而亚洲裔发病率最高。对单卵双生及双卵双生双胞胎的磨牙症发病率进行跟踪调查，结果发现：女性发病率高于男性；儿童磨牙症与成年磨牙症的发生呈显著相关，儿童磨牙症往往在成年后持续存在；具有家族遗传性，有的家族中 3 代人患有此症，发病不受性别影响，根据遗传学分析，应属常染色体显性遗传。因此，遗传因素应是磨牙症的病因之一。

2. 局部刺激因素　牙周疾病与磨牙症的关系十分密切，牙周炎患者中磨牙症的发生率为 50%，在治疗牙周炎的同时磨牙症症状也随之消失或改善。虽然引起磨牙症的原因尚无定论，但可以说牙周炎症是磨牙症发生的重要原因之一。

解剖上中枢神经系统与下颌骨本体感受器之间存在生物反馈，来自口腔内局部的机械、理化刺激如牙龈增生可引起中枢的紊乱，增强升颌肌的反射活动，成为磨牙发生发展的触发因素。在临床治疗中，不良修复体引起的异常咬合接触以及不规范咬合重建等也会引起非自主性肌紧张，最终导致磨牙症的发生。

3. 其他躯体疾病因素　磨牙症与变态反应、血压改变、血糖和血钙浓度的改变、胃肠功能紊乱、竞技性职业、睡眠通气障碍类疾病、吸烟、酗酒及咖啡饮用史等有关，但具体途径和机制尚不清楚。

肠道寄生虫感染以儿童多见，寄生虫的活动及其分泌的毒素、代谢产物进入人体内，刺激熟睡者大脑的相应部位，引起咀嚼肌痉挛或持续收缩，反射性地引起夜磨牙。

综上所述，可以认为：①磨牙症源于中枢神经系统的紊乱，中枢神经递质分泌异常与磨牙症密切相关；②精神因素、𬌗干扰与磨牙症密切相关，在磨牙症的发生发展过程中发挥协同作用；③情绪不稳定型个性与磨牙症的发生有关；④口颌系统的神经 - 肌肉功能紊乱是磨牙症发生的关键；⑤今后仍需大规模的流行病学普查及多学科的共同探讨，以明确病因。

二、磨牙症的危害性

牙周膜内有本体感受器，能感受咬合力，当咬合力超过牙周组织所能承受的最大咬合力时，通过本体感受器产生痛觉，从而减少咀嚼肌力，保护整个口颌系统。磨牙症患者的夜间防御性反射功能不健全，其咬合力远远超过有意识下的咬合力，使口颌系统承受持续异常的咬合力，扰乱正常的生理功能，进而引起牙体、牙周、咀嚼肌、颞下颌关节等口颌系统的组织损伤，同时给磨牙症患者带来精神负担。

磨牙症的危害大小取决于其发生频率、强度、磨牙习惯持续的时间长短及不同患者个体调节能力的差异。

（一）对牙体组织的损害

磨牙症的直接危害是造成牙体组织的丧失。磨牙症患者夜间 8 小时睡眠中，肌收缩次数从几次到两百余次，牙与牙直接接触的时间比正常人多出数倍，长期的磨牙导致大量牙体硬组织丧失。前牙常表现为牙冠短小，牙尖磨平，切嵴消失，切缘被磨成尖锐的边缘，从切缘向舌侧形成一个磨损面，切缘尖锐不齐；上后牙颊尖斜坡磨成平面，咬合面明显增宽，严重者咬合垂直距离降低；有的患者由于不均匀的牙体组织磨损形成薄壁弱尖，使侧向受力增大，导致牙折。严重磨损的牙齿出现冷热酸甜敏感、穿髓和牙髓炎等。

严重的磨牙症还可使固定修复体过度疲劳进而造成崩瓷、金属冠或金属基底冠破损、基牙松动脱落；磨牙症会加重种植体负荷，降低骨结合率，进而增加种植体的失败率；磨牙症也会加重活动义齿的磨耗，进而减少其使用寿命。

（二）对牙周组织的损害

牙周组织对沿牙体长轴方向的力量耐受性最好，而对侧向咬合力量的耐受性最差。磨牙症患者在磨动牙齿或紧咬牙时的𬌗力特点为力量大、时间长，并且有侧向𬌗力，加之牙齿不均匀磨损形成创伤𬌗，产生异常𬌗力，使在咀嚼过程中牙周组织受到的侧向力量增大，导致牙周创伤，出现牙周膜腔增宽、组织坏死、非特异性龈炎等，甚至引起牙周萎缩、牙槽骨吸收、牙齿松动甚至移位等；另外，咬肌收缩愈强，牙根下沉愈多，牙周受力愈大，如果超越其耐受力，可引发牙周炎症。牙周组织对异常咬合力的另一种反应是牙槽骨的增生，在牙槽骨颊侧可见异常结节。

（三）对颌面部肌的损害

正常咀嚼运动中咀嚼肌的作用力适当并且呈交替、节律性的紧张和松弛，从而使牙接触呈间歇性短时间接触；磨牙症患者的咀嚼肌收缩是在无意识下活动，肌力比正常功能大得多，持续时间很长，并缺乏节律性（即不是接触→分开→接触……，而是长时间紧密接触）。因此，夜磨牙患者可因用力过度使咀嚼肌过分疲劳，常常在晨起时感觉颌面部肌紧张或疲乏。紧咬牙时升颌肌为等长收缩，长时间收缩导致肌组织内压力增大、血液循环受阻，使液体渗出、组织肿胀，从而刺激组织内疼痛感受器，产生肌痛和触压痛。

因此，长期紧咬牙和磨牙会造成咀嚼肌功能紊乱，表现为咀嚼肌紧张度增高，即使在放松时咀嚼肌张力也显著高于正常。当肌紧张度超过肌骨骼结构的承受能力时，就会引起颌面部慢性疼痛和下颌运动受限；另外，长期磨牙的机械刺激会增加面部和咀嚼肌伤害性感受器的兴奋性，活化患者的传入伤害性感受器，使其疼痛敏感性增加，从而对伤害性和非伤害性刺激均产生疼痛。

由于神经肌肉交互作用的结果，磨牙症患者常同时感到其他部位的躯干肌出现相似症状，如颈背部的肌痛等。研究表明，76% 的磨牙症患者伴有其他部位肌的反射痛；同时患有磨牙症及颞下颌关节紊乱病的患者中，有 37% 的患者曾作过其他肌痛的治疗，而对照组（无磨牙症病史）仅有 6% 以往有肌痛史。

（四）磨牙症对颞下颌关节的损害及与颞下颌关节紊乱病的关系

磨牙症对颞下颌关节的损害主要表现在以下几个方面：①咀嚼肌功能亢进，使关节周围肌发生疼痛而出现关节局部疼痛；②咀嚼肌功能紊乱继而引起下颌运动、关节运动异常以及关节结构紊乱；③咬肌紧张、强力收缩导致牙体重度磨损，咬合垂直距离降低，使关节间隙减小、关节腔压力增大，在下颌运动中组织间的摩擦加大、导致关节组织损伤、颞下颌关节双板区穿孔等；④全口牙列的重度磨损，前牙覆𬌗覆盖消失，上下前牙呈对刃𬌗关系，出现平衡𬌗接触，形成Ⅰ类杠杆，对关节造成损害；⑤磨牙症是一种不对称的下颌运动，持续性磨牙对关节反复施加异常压力，使关节盘承受不同的负载分配，特别是由于受到关节盘前面颞骨表面的压缩作用，工作侧盘突复合体的侧方发生很大的形变，导致关节盘侧方穿孔，关节韧带损害，关节盘移位；⑥磨牙症也是一种异常的功能活动，这种异常活动改变了关节的润滑特性，使关节盘和髁突产生摩擦，导致关节结构的退行性改变。

颞下颌关节紊乱病患者中，常有磨牙症并存，它们之间的相互关系如何呢？颞下颌关节功能正常与否是关节、肌功能与咬合三者之间关系的体现，其中，肌功能为颞下颌关节运动的动力，起主导作用。磨牙症的病源，主要是咀嚼肌特别是咬肌功能亢进，长期的肌功能紊乱可导致关节病变。但在临床上，由于磨牙常常是在无意识状态下发生，患者自己只感觉颞下颌关节、面颊部疼痛、弹响、张口受限或偏向一侧，而并不感觉咬肌紧张，也就不会提出咬肌功能亢进之主诉。因此，咀嚼肌功能紊乱是磨牙症患者的特征，同时是颞下颌关节紊乱病的基础，就颞下颌关节紊乱病发病机制而言，磨牙症亦属颞下颌关节紊乱病，肌功能紊乱为其突出表现。

为什么不是所有磨牙症患者都出现颞下颌关节紊乱病呢？Mehta 等（1994）提出了口颌系统破坏的弱链理论（the weak link theory），该理论认为，口颌系统的各个器官如牙、牙周组织、咀嚼肌、颞下颌关节等组成一条生物链，并且都是链上的一个环节。功能性𬌗力如咀嚼力小且持续时间短，不会导致咬合的崩溃和口颌系统的破坏；夜磨牙或紧咬牙产生的力量不仅大、持续时间长，而且产生侧向𬌗力，当超过机体的适应能力时就会导致口颌系统链中某一环节的破坏，其中，最薄弱的环节首先崩溃，以使系统中其他器官继续适应那些有害力量。对于不同的个体，其最薄弱的环节不同，如果牙是最薄弱的环节则表现出严重的牙磨损，如果牙周组织适应能力差则会引起牙周病，如果咀嚼肌或颞下颌关节是最薄弱的环节则会导致颞下颌关节紊乱病的发生。

（五）对患者精神、工作与生活的影响

磨牙症与精神紧张等因素有关，它代表一种心理状况，特别是在生气、焦虑、愤恨、悲观时显得更为突出，这些人潜意识所表现的心理状况是受挫和不满意。偶尔在睡梦中磨牙，对健康影响不大，但如果长期磨牙或磨牙时间过长，则会产生或加重心理和生理的障碍。

白天磨牙的患者比夜磨牙者在精神、生活、工作中遭受的痛苦更大，由于患者在白天发病，而且不能自控，常常导致患者长期头痛、心烦意乱等，为了避免上下颌牙齿接触，有的患者甚至采用咀嚼甘蔗皮等自我防护性措施。

磨牙症也会对其他人造成影响。在集体生活中，夜磨牙对同寝室其他同学的休息和睡眠有不同程度的影响，其中对一部分同学影响明显。磨牙时发出的嘎嘎声在夜深人静时特

别刺耳，会使一部分同学产生恐惧感和烦躁。在这方面，由于女生相对胆小，对心态、情绪的调控能力相对较弱，所以对她们的影响明显高于男生。对其他人的睡眠干扰反过来可加重夜磨牙患者本人的心理负担。

第二节　磨牙症的临床表现

一、磨牙症的临床症状

磨牙症患者到医院求治的主诉有三种类型：一是父母夜间听见患儿在睡梦中磨动牙齿，来院求治；二是患者被同室居住者告知，入睡后常常出现非自主性磨牙，影响他人睡眠；三是颞下颌关节紊乱病（temporomandibular disorders，TMD）患者，到口腔医院诊治，被医生询问有无磨牙症史而发现；另外，也有的患者因为牙齿的过度磨损来院求治。白天磨牙的患者在白天不由自主的紧咬牙或磨牙，夜间睡眠时没有磨牙发生。应特别强调的是，紧咬牙是磨牙症的一种，可以发生在白天或睡眠中，由于紧咬牙不磨动牙齿，没有明显的声音，故容易被忽视，但其危害性甚至大于磨动型，因此，在临床上一定要注意询问有无紧咬牙情况。

磨牙症患者的症状表现不一，部分患者没有任何自觉不适症状；有的患者仅晨起时出现面部酸困感，特别是咬肌部位；偶有患者出现张口困难，按摩面部或活动下颌可逐渐缓解；伴有颞下颌关节紊乱病的磨牙症患者可出现关节弹响、疼痛、面部肌疼痛、下颌运动异常等症状；牙齿磨损严重的患者会出现明显的冷热酸甜过敏症状，甚至自发性牙痛；有的患者出现牙龈出血、肿胀等牙周炎表现；部分患者还出现头痛、睡眠不佳、情绪低落甚至精神抑郁等全身和精神症状。

二、磨牙症的临床体征

（一）牙体形态、牙列与咬合（图 7-2、3）

牙列的生理性磨耗只发生在食物吞咽时及唾液咽下的一刹那，正常情况下，24 小时上下颌牙的直接接触时间仅约 17 分钟；而磨牙症患者的上下牙接触时间可高出数倍，造成牙的严重磨损并形成一定特征：①牙齿磨耗面超过功能区范围，如下颌牙唇颊侧出现非功能性磨耗斜面，轮廓清楚、光亮，上颌后牙颊尖边缘薄而锐利；②磨耗不均匀，前牙磨耗重，表现为牙冠磨短明显，切缘尖锐不齐，上颌牙舌面亦重度磨耗；③长期磨牙患者的全口牙均重度磨损；④如果是紧咬牙型，由于持续过大的垂直向𬌗力作用，咬合面磨成杯状，四周𬌗缘峭高而陡。这种牙列咬合面形态并非食物的压力所形成，而是在上下颌牙列直接接触的情况下、咀嚼肌用力的结果，肌力愈大，磨耗愈重。牙磨损的形态体现了磨牙症患者下颌运动的特点，即左右、前后运动幅度大，咬合力量大。牙列的不均匀磨损可导致 Spee 曲线异常，如出现反向 Spee 曲线，使牙体受力不均匀而易出现牙根折断。

磨牙症患者的咬合接触点的分布与自然牙列有明显区别。自然牙列咬合接触点的分布为：前牙不接触，前磨牙每牙的接触约 2 点～3 点，磨牙每牙的接触约 6 点～7 点；磨牙症患者因磨损严重，前后牙均接触。另外，由于磨牙运动主要以侧方运动为主，侧方磨动所致的磨损远远大于前伸磨动所致的磨损，造成尖牙、牙弓中段的磨损最严重。

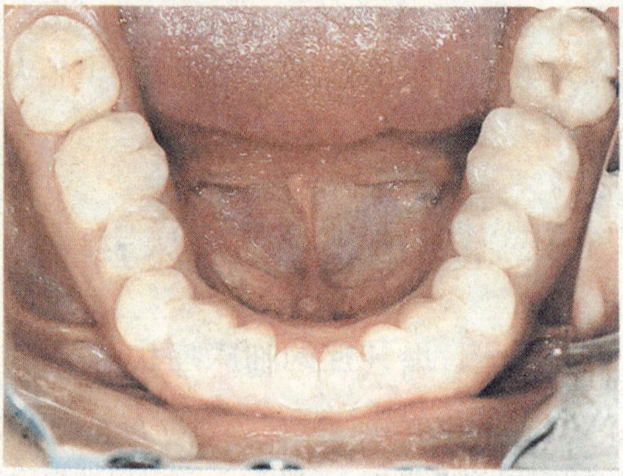

图 7-2 牙列重度磨损

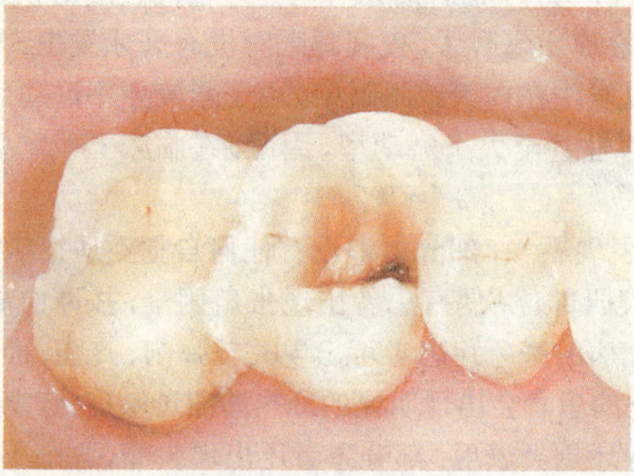

图 7-3 牙杯状磨损

（二）颌面部肌

双侧咬肌发达，上下牙紧咬时肌不易放松，双侧面颊区中部发硬，有时一侧更明显，外貌形似发胖。咬肌、颞肌与翼内肌可有触压痛。牙齿长期不正常磨动或紧咬可引起牙槽骨增生，可见牙槽骨唇颊侧增长呈结节状（图 7-4）；手术切除结节后，如磨牙症未治愈，则仍可复发。

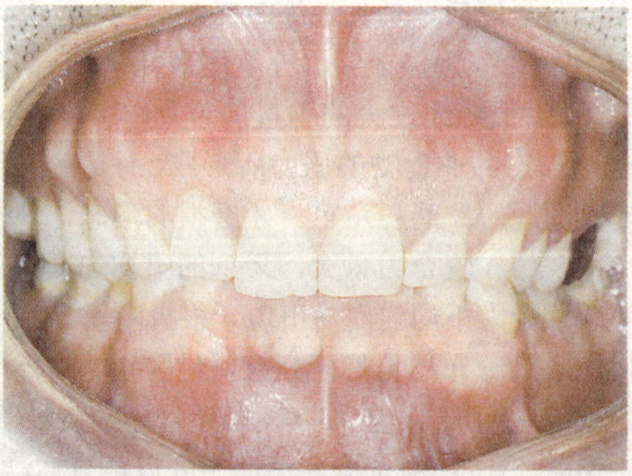

图 7-4 唇颊侧牙槽骨结节样增生

（三）颞下颌关节

磨牙症使上下牙紧咬，关节腔内压力增大，导致组织间摩擦异常，进而引起关节组织损伤、关节结构紊乱以及器质性破坏，因此，部分发磨牙症患者常常出现颞下颌关节紊乱病的关节症状。升颌肌功能亢进，可使关节周围的肌发生疼痛，从而出现关节区局部疼痛。

第三节 磨牙症的诊断及治疗

一、磨牙症的诊断

磨牙症为下意识的异常动作，常不为本人所知，夜磨牙患者往往是同室的人听见磨牙声后，告知其有磨牙症，在白天，患者并不能重复夜间磨牙的动作；紧咬牙可以发生在夜间或白天，没有明显的磨牙声，他人不能发现。白天磨牙的患者，在与其交谈、为其检查及张口时磨牙动作停止，也可强迫性停止磨牙动作，但很快出现不自主的、不能自控的上下颌牙齿摩擦，无夜磨牙史。

因此，磨牙症的诊断主要通过：①夜间或日间直接观察到磨牙或紧咬牙动作的发生，这是最可靠的诊断依据；②对于不确定者，单纯根据问诊不能确定是否存在磨牙症，应通过患者的主诉、病史询问（或者问卷调查）和临床检查做出初步诊断，并通过辅助检查手段的客观记录确诊磨牙症。

（一）临床询问及检查

患者主诉症状主要包括严重的磨牙，甚至磨牙声音可以吵醒其他人；颞下颌关节疼痛；咀嚼肌和颈部肌酸痛；晨起头疼，特别是颞部区域；牙齿敏感；牙齿非生理性松动；睡眠质量差。

病史询问（或者问卷调查）主要包括：有无他人告知夜间有磨牙现象，睡眠清醒时是否感觉上下颌牙咬合在一起，晨起时是否感到面部酸困，有无明显的诱发因素如戴口腔修复体、矫治器等，磨牙情况何时较重、何时较轻。问卷调查方法是以调查问卷的形式搜集患者磨牙症资料，是临床病史询问的有效辅助手段。

临床检查项目主要有：①牙齿的非功能性磨损；②𬌗型：由于牙的重度磨耗，前牙牙冠变短，基本上呈对刃𬌗，前后牙均接触，出现平衡接触；③牙槽骨增生情况；④牙体牙周损害情况；⑤咬肌触诊；⑥舌体边缘齿痕；⑦咀嚼肌敏感度增加；⑧咀嚼肌肥大；⑨唾液分泌减少；⑩自然牙列或修复体损坏。

另外，患者的精神比较紧张，上下颌牙总是紧紧地咬着，很难放松，很少处于下颌姿势位。

Molina（1999）等提出磨牙症严重程度分级的标准：共有 15 条指标，每条记 1 分，积分 3 分～5 分者为轻度磨牙症，积分 6 分～10 分者为中度磨牙症，积分 11 分或以上者为重度磨牙症。

1. 牙存在磨损小面。
2. 近 6 个月内有朋友、亲戚、配偶反映听见夜间磨牙的噪音。
3. 记忆中有白天紧咬牙的情况。
4. 白天感觉肌紧张和僵硬。
5. 醒来时感觉肌紧张和僵硬。

6. 睡眠时经常因磨牙或紧咬牙而苏醒。
7. 咬肌和(或)颞肌肥厚。
8. 醒来时感觉咬肌疲劳。
9. 白天感觉咬肌疲劳。
10. 夜间或清晨醒来时关节锁结。
11. 醒来时颈部疼痛。
12. 清晨醒来时感觉咬肌和(或)颞肌疼痛。
13. 清晨醒来时感觉疲劳和(或)睡眠不佳。
14. 醒来时感觉牙疼痛或不适。
15. 近期出现修复体缓慢松动(chronic dislocation)。

(二)辅助检查

1. 上下牙接触的记录 利用口内装置如无线电传送器记录睡眠时牙齿接触的时间。磨牙症患者上下牙接触的时间和正常人相比明显增多。

Nishigawa(2001)在夜磨牙患者上下颌分别戴入硬树脂平面咬合板,其中,在上颌咬合板左右第一磨牙区放置微型压力应变传感器,下颌咬合板的相应位置放置薄金属片,当受试者戴板适应一周后,记录白天自主最大紧咬和在睡眠状态磨牙时的咬合力,其中,低于2秒的咬合接触和低于5公斤的咬合力被认为是非磨牙状态咬合接触而排除。研究结果,最大夜间咬合力与磨牙的次数、持续时间以及咬合力峰值大小有显著关系;磨牙时最大咬合力可以超过白天自主最大紧咬的𬌗力值。该方法的优点是:咬合力信号稳定、可信度高且可以定量检测。

2. 颌面部EMG检查 记录磨牙症患者夜间两侧咬肌、颞肌的电位活动,可发现磨牙症患者两侧咬肌最大紧咬电位很高,可达正常人的2倍以上,颞肌的电位也高于正常。睡眠状态节律性咀嚼肌活动(rhythmic masticatory muscle activity,RMMA)的每小时发生率比正常人高6倍以上。

通过记录咀嚼肌肌电观察夜磨牙情况是一种比较简单的方法,常用磨牙时肌电幅值与最大自主紧咬电位幅值之比来评价睡眠时咀嚼肌的活动大小,但该法的影响因素较多,如受试者本身的最大自主紧咬电位水平较低,则可导致肌电幅值比例增大,得出夜间咀嚼肌活动增大的错误结论;另外,电极位置、睡眠姿势、皮肤阻抗、紧张、焦虑、肌体积、信号放大程度等都可影响肌电信号的准确性。

3. 多导睡眠记录法 磨牙症患者在睡眠状态下的脑电图可表现出慢波睡眠减少;同步记录发现,多数磨牙症患者在节律性咀嚼肌活动出现前有明显的大脑皮质电活动增加并伴有心率加快。

多导睡眠监测通过监测一整夜睡眠脑电、眼电、肌电,可以客观评价患者睡眠质量,进行睡眠时间、睡眠效率及分期的监测,排除睡眠认知错误观念,使患者正确认识自己的睡眠问题,对自己的睡眠质量有一个客观的评价和认识。同时,可以监测口鼻气流、血氧饱和度及鼾声,对睡眠呼吸紊乱患者进行分期、分级的检查。此外,针对患者不同的睡眠障碍事件设置不同的导联,对其进行相关监测,以充分认识引起失眠的病因。

多导睡眠监测是当今睡眠医学中的一项重要新技术,是磨牙症诊断的"金标准",但由于其价格昂贵进而影响到其普及。

多导生理记录仪可以同时采集患者睡眠状态下的许多生理信号，经过信号放大器放大后，再输入到记录装置，将信号图同步描记在记录纸上，以备分析，即称为多导图。

多导生理记录仪监测患者的睡眠呼吸情况时，采集的信号主要包括以下三个方面。

(1) 睡眠情况：记录脑电图、眼电图、肌电图，可以准确反映患者的睡眠状况和分期。多导记录仪也是通过记录患者的这三种生物电信号来了解睡眠情况的。电极一般都采用银盘电极，贴在头面部皮肤上。

1) 脑电图：与一般在神经科检查中应用的脑电图检查不同的是，睡眠呼吸监测中只需了解睡眠结构紊乱的程度、各睡眠期如快速动眼期所占比例如何、患者是睡眠还是醒觉。

2) 眼动图：可以了解睡眠时眼球是否运动，以区分快动眼睡眠期、非快动眼睡眠期、醒觉。

3) 肌电图：通过表面电极记录下颌部位的肌活动产生的变化，对区分快速眼动及非快速眼动睡眠有帮助，还可以记录打鼾时肌电活动。

(2) 呼吸情况

1) 鼻气流：多用对温度敏感的热敏电阻感知呼出气及吸入气的温差变化，以了解气流的有或无，判断是否发生了睡眠呼吸暂停。由于患者睡眠时有时可出现张口呼吸，有必要同时监测口和鼻部气流。监测呼出气体中二氧化碳的含量也可以达到同样的目的，如果想准确测定呼出的气体量，须用密封的鼻面罩，将呼出的气体全部收集起来进行分析。从气流消失到气流再次恢复的时间就是睡眠呼吸暂停所持续的时间。

2) 胸部及腹部运动：通过胸腹带中的电阻或其他导电物质感受胸腹部活动的存在或消失，是区别中枢或阻塞型睡眠呼吸暂停最常用的办法。在口鼻气流消失的同时，胸腹运动消失者即为中枢型睡眠呼吸暂停；气流消失时仍伴有剧烈的胸腹部"挣扎"活动者即为阻塞型睡眠呼吸暂停。阻塞型睡眠呼吸暂停患者还可以出现胸部及腹部呼吸运动不同向的矛盾运动，呼吸效率下降。应用录像记录患者睡眠时的呼吸运动变化、直接观察及应用小气囊测定食管内压力估计呼吸暂停发生时的胸腔内压，也可达到同样目的。

3) 血氧测定：要测定整个睡眠过程中血液中氧气的变化，不可能通过一两次抽血化验来完成，通过夹在手指头上的传感器可持续采集血氧饱和度变化，应用十分广泛，如将探头放在耳垂上，反应速度更快捷。经过特殊的计算机技术处理采集到的生理信号，还可以估计患者在全夜睡眠中缺氧的时间和程度，对判断睡眠呼吸暂停综合征病情的轻重、估计治疗效果很有帮助。

(3) 心脏变化：睡眠呼吸暂停引起的心脏功能改变是多方面的，一直备受重视。多导生理记录仪通过监测整个睡眠过程中心电图的变化，可以发现睡眠中出现的各种心律失常，分析它的发生与睡眠呼吸暂停的关系、考察治疗效果，同时监测动态心电图更有价值；有的还同时将睡眠时的动态血压监测结果描记在多导图上，对于分析血压波动及睡眠呼吸暂停发生的关系，很有意义。

其他有关生理指标监测：通过麦克风将鼾声记录下来，可以区分单纯打鼾与睡眠呼吸暂停综合征患者的鼾声，分析鼾声的频率谱；体位传感器可记录患者睡眠过程中的体位变化，了解睡眠呼吸暂停的发生与睡觉姿势的关系。

4. 其他 颞下颌关节的许勒位片显示髁突前斜面磨损，与关节窝相对应的部位形成一斜向平面；可伴有盘穿孔、盘移位等。

二、磨牙症的治疗

(一) 磨牙症的治疗原则

由于磨牙症的病因不明确、机制复杂，其治疗方法也种类繁多，目前还没有公认的能够完全停止磨牙的特异性治疗方法。现有的治疗手段大多是为了消除磨牙症状，降低肌张力，保护口颌系统的功能。因此，从病因学理论及对口颌系统的影响考虑，磨牙症的治疗应遵循消除磨牙症、降低肌张力、保护口颌系统功能健康的原则，采用综合治疗方法从以下几方面入手：①消除精神紧张，缓解情绪压力；②降低咀嚼肌的肌张力，消除咀嚼肌的过度活动；③消除异常咬合刺激，建立稳定的咬合关系，改变原有的神经反馈型；④保护牙齿免受磨损，减轻颞下颌关节的负担，预防颞下颌关节紊乱病的发生。

儿童及青少年磨牙症患者是一个特殊的病患群，高发病率和严重的不良影响使人们日益重视。但由于其正处在牙齿、颌骨和面部的发育期，常用的成人治疗方法可能会影响其正常的生理发育，因此，其主要的治疗原则是病因治疗：①纠正不良睡姿，养成良好的睡眠习惯；②进行口腔宣教，培养儿童养成良好的口腔卫生习惯，积极进行乳牙龋病等的早期治疗，避免乳牙过早缺少造成的恒牙萌出紊乱；③积极进行过早缺失乳牙及替牙期紊乱的早期正畸治疗，纠正异常咬合关系；④调节青少年期的日常紧张压力（如学习），保持良好心态和生活习惯；⑤保持良好的饮食习惯，纠正偏食挑食现象，早期排除胃肠道等疾病；⑥慎用咬合板。

（二）磨牙症的治疗方法

1. 心理与行为学治疗 精神因素与磨牙症的关系近年来受到越来越多的医生和学者的关注，治疗也越来越强调采用心理疏导方式消除精神紧张、缓解情绪压力等。部分患者存在忧虑、担心、恐惧心理，应细致观察，慎重判断，通过对患者进行口腔宣教和交谈，与其建立信任，通过多种方法使其摆脱心理压力，解除顾虑，鼓励他们合理安排工作、学习、娱乐和休息时间，尽量做到睡前休息放松，避免各种兴奋大脑的饮食和活动，降低精神紧张，充分调动患者进行自我放松，从而缓解肌紧张和磨牙症。心理治疗加身体放松锻炼、按摩、热敷或辅以肌松弛治疗可取得更好的效果。心理方面的自我暗示和催眠对磨牙症均有一定的疗效；由患者进行自我监护，改善睡眠、改正不良习惯也有良好的疗效。

2. 肌松弛治疗 肌松弛治疗的方法较多，如理疗、咀嚼肌局部喷雾、肌痛点封闭、生物反馈疗法、药物如肌松弛剂治疗等。肌松弛训练是一种对症疗法，通过让患者进行各种姿势时身体肌和呼吸习惯的放松训练或采用生物反馈法可降低咀嚼肌张力和呼吸频率，有效减轻磨牙程度。一般认为，对于有咬合异常和明显肌紧张的磨牙症患者应首先采取肌松弛措施，降低肌张力，然后再进行咬合调整等治疗，在正确的颌位重建正常的咬合关系。

生物反馈疗法是利用现代生理学仪器，通过人体内生理或病理信息的自身反馈，使患者经过特殊训练后，进行有意识的“意念”控制和心理训练，从而消除病理过程、恢复身心健康的新型心理治疗方法。从20世纪20年代开始，医生就通过监测到的肌电活动帮助患者进行放松训练；现在已由肌电反馈发展到皮肤温度反馈、脑电反馈、心电反馈、血压反馈等多种生物反馈技术，将肌电活动、脑电、心率、血压等生物学信息进行处理，然后通过视觉和听觉等人们可以认识的方式显示给人们，训练人们，使人们能够有意识地控制自己的心理活动，以达到调整机体功能、阻断磨牙症的目的。该方法安全有效且副作用小，越来越受到医生的欢迎。

具体方法是让患者处于安静的诊疗室里，躺在生物反馈仪旁，首先进行肌感练习：让患者一边注意听仪器发出的声调变化，一边注意训练部位的肌系统，逐步让患者建立肌感；同时在进行训练时，要采取被动注意的态度，患者利用反馈仪会很快掌握这种技巧，迅速打破长期紧张的疾病模式而进入放松状态。然后，为了逐步扩大放松成果，将仪器灵敏度减低，使患者适应性提高。这就是所谓的塑造技术，此技术能将放松水平提高到一个新的水平上。最后，患者学会在没有反馈仪的帮助下，也能运用放松技术来得心应手地处理所遇到的各种事件。这就是将技能转换成完全适应日常生活的技术，可以使患者完全自觉地运用放松技术，达到治疗目的。

3. 咬合板 在对磨牙症病因不十分清楚的情况下，目前，咬合板仍然是最常用的方法之一，其目的在于阻断磨牙症、降低升颌肌特别是咬肌的紧张度，避免牙咬合面磨损和对牙周组织的创伤。详见咬合治疗一章。

（1）稳定性咬合板：目的在于机械地阻挡上下牙接触和磨动，从而治疗磨牙症。临床经验所显示的结果有三种：①咬合板有效，可以减少以至终止磨牙症的下颌异常活动；②效果不明显；③无效，戴用咬𬌗板后，继续磨动牙齿，甚至将咬合板磨穿或折裂。如该咬合板无效，则应考虑其他类型咬合板或其他治疗方法。

（2）松弛咬合板：即前牙接触型咬合板，目的在于稳定前牙，后牙不接触，使其无法继续磨动牙齿（主要是后牙）；另外，该型咬合板具有良好的降低升颌肌（特别是咬肌）紧张度的作用。国内有学者提出，新型改良 Hawley 氏活动保持器和带颊翼的活动矫治器治疗夜磨牙可以取得良好的效果。

（3）尖牙高𬌗型咬合板：这是一种专门针对磨牙症设计的咬合板。在模型上制作上颌前牙接触型咬合板，第一前磨牙上置单臂卡辅助固位，基托前缘稍包过六只上前牙唇侧，基托后缘不超过第二前磨牙区，热凝塑料制作。试戴合适后，再在口内制作尖牙高𬌗部分，用自凝塑料将尖牙区加高，让患者 ICO 咬合时仅有尖牙接触。嘱患者睡觉时戴用，定期复诊，半年内一月复诊一次，半年后每三月复诊一次。复诊时检查高度和咬合板上的磨痕，高度降低者重新加高。待咬合板上无新的磨痕出现后可改为间隔使用，并逐渐停戴观察，如有反复可再度戴用。因仅在睡觉时戴用，对成年人来讲一般不会改变其颌位和咬合关系，但对正处于发育期的 16 岁以下的年轻患者可能导致继发性开𬌗；若及时发现，停戴咬合板，开𬌗可能消失。因此，该咬合板最好应用于 16 岁以上的患者。

（4）软弹性咬合板：软弹性咬合板可以缓冲咬合压力，减轻牙周膜感受刺激后的反馈机制，降低肌张力，持续发挥松弛肌张力的作用，保护牙体牙周组织免受损害，避免戴用硬塑料咬合板对基牙、对𬌗牙及牙周组织带来的可能损伤和青少年牙𬌗发育的影响。同时，由于其解剖形态清晰、准确、透明度高，有弹性，不会因为牙列不齐及倒凹而引起就位困难，戴取方便。据报道，采用弹性咬合板治疗磨牙症的有效率达 97.92%，显著高于硬塑料咬合板治疗组，其中疗程最短者半个月，最长者 6 个月。

近年来，有研究者提出重新评价运用咬合板治疗夜磨牙的效果，认为虽然咬合板可以减少夜磨牙患者牙齿的磨耗，但并不能停止磨牙活动，只是在一定程度上降低了磨牙的密度和强度，其副作用是会带来晨起咀嚼肌痛。因此，戴用咬合板后一定要定期复诊，检查：①咬合板高度及咬合板的磨痕，如出现咬合降低则在相应位置使用自凝塑料加高，如出现咬合接触不平衡则要进行调磨；检查咬合板是否破损或折裂，破损小者可进行自凝塑料修补，如无法修补则重做；②基牙及对𬌗牙是否松动、牙周情况是否健康；咬合板与口腔软组织接触区域是否有软组织红肿压痛或软组织破损；③双侧咬肌区是否有压痛，张口型及张口度是否正常；双侧关节区是否出现关节疼痛、弹响及异常摩擦音；④髁突斜面与关节窝接触情况，是否有磨损、盘穿孔及盘移位等；如有条件者，可使用 EMG 进行肌电监测及使用 EEG 监测在睡眠状态下磨牙现象是否减轻或消失；⑤对于儿童和青少年，要慎用咬合板，如需要戴用咬合板则建议使用软弹性咬合板，定期复查并且特别要注意戴板后反应，如果出现咬合改变如开𬌗或者口颌系统异常，应暂停戴用并及时查明原因。

4. 咬合干预

(1) 调𬌗：当临床检查发现个别牙齿出现早接触、咬合干扰等破坏咬合、咀嚼肌、颞下颌关节三者之间生理平衡的𬌗紊乱情况，可以通过调𬌗建立天然牙的𬌗平衡关系，以帮助磨牙症的消除；𬌗面的高尖陡坡不仅阻碍下颌的侧向运动，而且可能造成牙尖、牙冠折裂，也应给予调整。

调𬌗作为治疗磨牙症的一种方法，其效果不一定是永久性的，完成一段时期后可能又出现新的咬合异常，应定期复查（详见咬合治疗一章）。

(2) 咬合重建：如果存在牙体组织的重度磨损、咬合垂直距离过低等情况，常需要进行咬合重建，适当地恢复咬合高度，咬合重建后仍须密切观察，并配合其他必要的治疗。

(3) 正畸治疗：当临床检查发现咬合干扰是由于牙列拥挤、错𬌗、扭转等情况，或者通过单纯调𬌗无法纠正咬合时，可以通过正畸治疗建立新的𬌗平衡，通过矫正装置来调整上下颌骨之间、上下牙齿之间、牙齿与颌骨之间以及神经肌肉之间的异常关系（详见《口腔正畸学》）。

5. 局部病因治疗 伴有口腔炎症的磨牙症患者，例如第三磨牙冠周炎、唇颊部炎症患者，予以恰当处理均可以取得良好疗效。针对伴牙周炎的夜磨牙者进行牙周综合治疗，其磨牙症也随之消失或改善，因此，牙周治疗是消除磨牙症的有效措施之一。

6. 其他 药物治疗是近年来学者们探索的治疗磨牙症的途径之一，一种是将肉毒杆菌毒素注射入咬肌和颞肌，降低肌的兴奋性，达到治疗磨牙症的目的；另一种是采用中枢神经系统抗惊厥、抗焦虑药物，治疗由抗抑郁药物引起的磨牙症。但是，医生们担心的问题就是药物治疗副作用对患者的影响，特别是肉毒杆菌毒素，一般仅用于顽固性磨牙症的治疗。可以选用安定、谷维素、维生素 B 等药物，以改善睡眠质量、降低大脑中枢兴奋性，调整患者的心理状态，让咀嚼肌在睡眠时充分松弛；同时这些药物对患者基本没有明显的副作用，患者也比较容易接受这种价廉物美、经济实惠的治疗方法。

针对睡眠通气障碍类疾病、吸烟、酗酒、咖啡成瘾等病因的治疗也可以缓解磨牙症症状。中医的针刺治疗对磨牙症也有一定疗效。

上述治疗方法都有其局限性，任何一种疗法都不会适用于所有的患者，因此，在对症治疗的同时，应详细询问患者病史，努力查清病因，针对可能的病因综合考虑患者的各方面情况，采用多种方法进行综合治疗；心理和行为学方法应该贯穿在整个治疗过程中。

（陈永进）

思 考 题

1. 什么是磨牙症？常见病因是什么？
2. 磨牙症主要的临床表现及危害有哪些？
3. 磨牙症常用的临床治疗方法有哪些？

第八章
咬合治疗

学习要点

1. 掌握咬合板的作用特点、适应证和戴用注意事项。
2. 掌握调𬌗的适应证、目的和调改方法。
3. 了解调𬌗的注意事项。
4. 熟悉颞下颌关节紊乱病患者的治疗目的。
5. 了解颞下颌关节紊乱病正畸治疗的注意事项。

咬合治疗是指通过改变𬌗的接触状态和颌位关系，以改善口颌系统各部分之间的协调与稳定、功能和美观而采取的所有治疗措施的总称，一般分为可逆性的咬合治疗和不可逆性的咬合治疗两类。可逆性的治疗是指暂时性地改变𬌗的接触状态，但治疗后仍可恢复到治疗前的𬌗接触特征的一类方法，如应用咬合板的治疗。不可逆性的咬合治疗会永久性地改变𬌗的接触状态，治疗后不能恢复到原有的状态，如咬合调改、冠桥修复、𬌗重建、正畸治疗等。

对于口颌系统已经有明显损害，如存在颞下颌关节紊乱病的情况，治疗的目的在于通过𬌗的协调与稳定，恢复受损组织的健康，原则上要先经过可逆性的治疗阶段，在取得明显疗效并确定了治疗性颌位后，再进行永久性的治疗。选择永久性咬合治疗的方法可以用肌接触位与治疗性颌位之间上下颌后牙颊舌向位置关系作初步判断，以确定在调𬌗、冠桥修复、正畸或外科治疗之间做出选择，如图 8-1 𬌗的三分法规则所示（图 8-1）。如果早接触点出现在支持尖内侧斜面上内 1/3 者，适于用调𬌗方法进行选择性磨除；早接触点出现在牙尖斜面中 1/3 者，适于用固定修复体（冠桥、嵌体等）进行位置的适当调整；若早接触点位于牙尖斜面外 1/3（接近牙尖顶）者，则需通过正畸的方法使牙整体位移以建立稳定的接触。对于疑难病案，可以在研究模型上进行诊断性试验以进一步明确治疗方案。

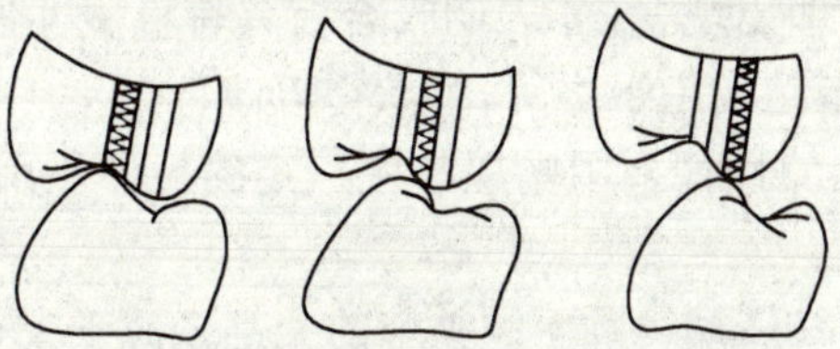

图 8-1　𬌗问题处理的三分法规则

鉴于𬌗紊乱的病因和病理机制尚未完全明了，临床上尚缺少设计完善的对照试验来证实咬合治疗的确切疗效，除非有其他明显的治疗指征，如影响下颌前伸后退和侧向运动的第三磨牙伸长，缺牙后继发性咬合紊乱，个别牙反𬌗、锁𬌗、闭锁𬌗，不良修复体，个别牙龋坏导致的不良接触，创伤𬌗，以及特殊美观要求等可以进行明确的咬合治疗外，不主张做预防性处理。同时对于需要修复和正畸治疗的颞下颌关节紊乱病的患者应遵循修复学和正畸学的原则，在𬌗学原则的框架下进行治疗，以维持和巩固治疗效果。

第一节 咬合板治疗

咬合板是一种可摘式矫治器，可由硬质树脂或者软弹性树脂材料制作而成，覆盖在一侧牙弓𬌗面和切缘的表面，同对𬌗牙（对颌牙）弓保持一定的接触关系，也称为𬌗夹板（occlusal splint）、咬合板（bite plate）、𬌗护板（occlusal guard）、矫形器（occlusal appliance）等。咬合板治疗就是将咬合板置于上下颌牙弓之间，不改变𬌗的形态，而是通过调节颌位关系和𬌗的接触状态来治疗口颌系统的功能紊乱，是一种可逆性的无损伤性的治疗方法。咬合板治疗作为咬合治疗的常用方法，在口颌系统疾病如咬合创伤、颞下颌关节紊乱病、磨牙症以及作为口腔修复、正畸、牙周治疗、颌面部外伤、种植术后的辅助治疗手段等方面有着较为广泛的应用，但目前对咬合板治疗作用机制还缺乏一致的认识。

一、咬合板的作用及其机制

（一）咬合板的作用

1. 减少异常的肌活动，缓解由于𬌗紊乱的刺激所诱发的咀嚼肌功能亢进与高张力状态。改变原来咀嚼肌的习惯记忆型，重新建立符合肌生理状态的下颌闭合型。同时，通过增强开口反射，使提颌肌群松弛而降颌肌群活跃，改善咀嚼肌的功能状态。

2. 暂时性地提供一种使颞下颌关节更稳定的矫形位置。戴入咬合板后，下颌髁突前移，关节后间隙和上间隙增宽，减轻了髁突对关节后部软组织的压力；同时，使关节的负荷减小，关节内压下降，有利于恢复关节各组织之间的协调关系和保持关节位置的稳定。

3. 保护牙齿不被磨耗，保护牙周组织免受异常力的损害。

4. 减少紧咬牙和夜磨牙等副功能活动的频率。

5. 前牙松弛咬合板有一定的矫治深覆𬌗的作用。

6. 建立适当的垂直距离和适度的切导关系，作为咬合重建前有效的和可逆的评价手段。

（二）咬合板的作用机制

1. 机械性调位 咬合板以其厚度占据一定的空间，或以其设定的𬌗面形态，或提供生物杠杆支点，诱导下颌位置发生改变，进入预期的治疗性颌位。X线观察到咬合板戴入后髁突在关节窝中的位置立即出现变化，表明咬合板具有机械性调节作用。咬合板能诱导髁突发生位移，使颞下颌关节结构趋于协调，症状得以改善。

2. 咬合板通过升高垂直距离对咀嚼肌产生一定的拉伸作用，对缓解肌疲劳、改善张口度有一定意义。

3. 神经-肌肉肉反射性控制 颞下颌关节的紊乱多源于咬合、咀嚼肌和（或）颞下颌关节的不协调而导致各种症状的出现，对于口腔医生来说，𬌗形态较关节和咀嚼肌易于修改和调整，其中最方便且较安全的方法就是可逆性的咬合板治疗。例如，戴入稳定咬合板后，其平滑的𬌗面能消除牙尖斜面对颌位的机械性导向作用，均匀而广泛的𬌗接触能改变因𬌗干扰形成的异常传入冲动，从而使下颌调整为比较适宜的新颌位，该颌位主要通过牙周、咀嚼肌和颞下颌关节中的感受器所发出的传入信号反馈性调节而成，对减少咀嚼肌和颞下颌关节内部的应力状态和改善其功能有利。肌电图研究表明，戴用咬合板后患者咀嚼肌姿势位肌电活动幅度显著下降，静息期出现频度降低且持续时间缩短，双侧同名肌的活动趋向对称平衡，这些都是咀嚼肌功能改善的客观指标。而肌功能的改善对调节关节结构、合理分配关节内的应力是有益的。

4. 咬合板可能还存在一定的精神安慰作用。

不过也有研究认为，戴入咬合板后疼痛减少的原因并不是由于颌位的改变或者感觉运动的反馈机制，而是由于非特异的行为反应。即口颌系统症状的改善可能是由于安慰剂效应和症状随时间而自然回归的结果，咬合板只是作为对局限性肌痛或者关节痛治疗的一种补充手段。

二、咬合板的类型及适应证

根据戴用时间的长短，可以将咬合板分为暂时性咬合板和永久性咬合板两类。根据治疗作用的不同也可将其分为松弛咬合板、稳定咬合板、再定位咬合板、枢轴咬合板、调位性咬合板、后牙咬合板、软弹性咬合板、流体静力咬合板、NTI-tss 咬合板九类。临床上最为常用的咬合板是稳定咬合板、松弛咬合板和再定位咬合板，现将各种咬合板的类型介绍如下。

（一）稳定咬合板

稳定咬合板（stabilization splint）覆盖全牙弓𬌗面，表面光滑、平坦，便于颌位的自由调整（图 8-2）。稳定咬合板能消除𬌗与颌位之间的不稳定性因素，同时消除有关颞下颌关节紊乱病致病因素的伤害作用，待症状消除后可逐渐降低咬合板𬌗面的高度，直至𬌗面磨穿，最后调改天然牙的早接触，使肌位与牙位保持一致。稳定咬合板如果作为一种长期的治疗方法，应该定期进行评价，根据修复、正畸或者其他治疗的需要进行调整。

稳定咬合板可用于上颌或下颌，一般做在𬌗紊乱较为明显的一侧，但上颌多用。在上颌应用稳定咬合板，固位和稳定效果好，容易达到同对𬌗牙（对颌牙）的点状接触，便于关节窝、关节盘和髁突之间形成稳定的位置关系，也便于医生调改，但戴入后影响美观和发音。下颌稳定咬合板戴用舒适，对患者的发音和美观影响较小，但不容易达到合适的前牙接触

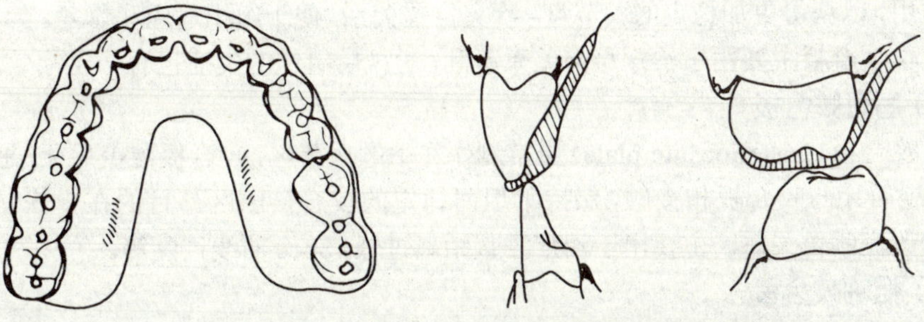

图 8-2　具有良好咬合接触的稳定咬合板，有明确的尖牙引导区

和便利的切导关系，初学者不易掌握。

1. 适应证 稳定咬合板通常用于治疗肌功能亢进、肌痉挛以及颌位关系的调整；也可以用于减少与压力有关的副功能活动如紧咬牙与夜磨牙等；有局限性肌痛或者慢性中枢介导性肌炎者也可采用这种方法治疗；对继发于外伤后的盘后组织炎症也有一定疗效，有利于创伤组织的愈合。

2. 咬合要求 戴入咬合板后，要求所有的支持尖顶同咬合板保持同时、广泛、均匀的点式接触关系，前牙呈轻接触状态。前伸运动中，切牙均匀地接触，切导不宜过大，以第一磨牙中央窝区能够分开 1～2mm 为宜；侧方运动中，保持尖牙同咬合板保持接触，形成尖牙导。咬合板𬌗面应尽可能平坦，而没有明显的牙尖锁结关系。

3. 使用方法 根据不同的治疗类型指导患者戴用稳定咬合板。肌源性疼痛和磨牙症的患者主要在夜间戴用，盘后组织的炎症、关节内功能紊乱以及进行咬合重建过渡治疗的患者应全天戴用。在戴用咬合板期间应指导患者维持好口腔卫生，保持咬合板的清洁和咬合板的保存方法。如果戴用咬合板后疼痛加重，应停止戴用并对咬合板进行重新评价和调整。

（二）松弛咬合板

松弛咬合板（relaxation splint）也称前牙平面咬合板或者小平面导板，类似 Hawley 氏保持器，戴在上颌，由腭侧基托、固位卡环和覆盖在两侧尖牙之间的平板构成。前牙区有宽 3～4mm 的平面，咬合板的𬌗平面区只与下颌前牙呈点状接触，后牙不接触（第一磨牙区域脱开咬合 1～2mm），借以消除𬌗因素对口颌系统功能的影响（图 8-3）。松弛咬合板主要用于治疗𬌗状态的突然改变所造成的肌功能紊乱和颌位的不稳定，如张口受限、咀嚼肌痉挛、下颌偏位等的治疗，也可以用于副功能活动的控制，如紧咬牙、夜磨牙、咀嚼肌震颤患者的治疗以及作为改善深覆𬌗的治疗手段。

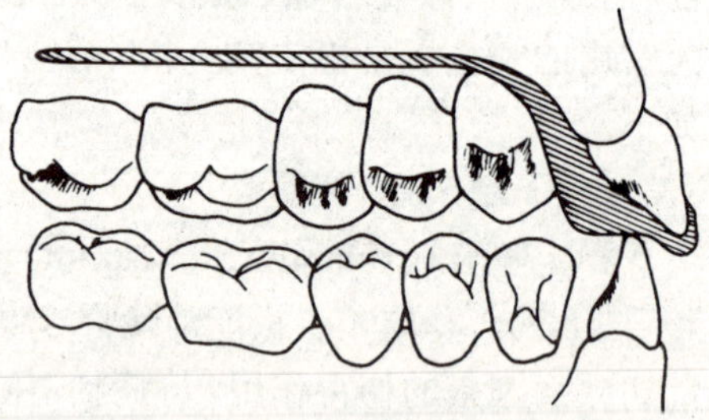

图 8-3 松弛咬合板及戴入后的情况

（三）再定位咬合板

再定位咬合板（repositioning splint）覆盖全牙列，多用于上颌，也可用于下颌（图 8-4）。要求咬合板与对𬌗牙（对颌牙）有明显的尖窝锁结关系，使下颌位于关节弹响减轻或者消失的位置，此时下颌的位置常位于牙尖交错位的前方，又称为前位咬合板（anterior positioning appliance）。再定位治疗中一旦组织适应或者症状缓解，应逐步将咬合板的𬌗面磨改为稳定咬合板戴用，以获得更加稳定的关节盘 - 髁突位置关系，便于组织适应和修复。

再定位咬合板主要用于治疗盘突关系紊乱，对盘后组织的炎症也有一定疗效。

（四）后牙咬合板

后牙咬合板（posterior bite plate）通常制作在下颌后牙区，咬合板覆盖后牙，通过舌杆相连，使上颌后牙与咬合板相接触，保持平坦而稳定的咬合接触区。目的在于恢复较大的垂直距离和改变颌位关系。主要用于治疗垂直距离过低，Spee 曲线过陡等。

（五）枢轴咬合板

枢轴咬合板（pivot splint）制作方法与稳定咬合板相同，覆盖全牙弓，但只在最后磨牙

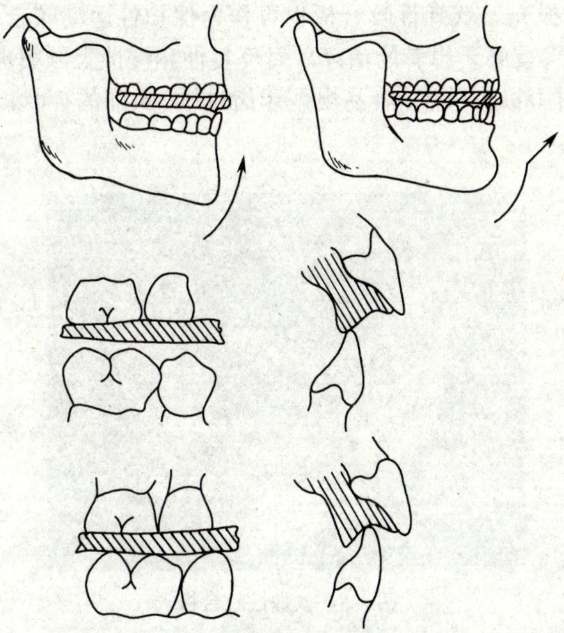

图 8-4　再定位咬合板

借助引导区的作用，下颌牙进入所建立的前伸位，同时，所有牙齿达到同时稳定接触

（枢轴点）上有接触关系，即枢轴点的位置应该尽可能建立在最后磨牙上，单侧或者双侧，并通过颏部的牵引力，在前牙闭合时产生髁突向下的旋转（图 8-5）。枢轴咬合板的作用在于减轻关节内压，卸载关节面上的负荷，但是由于升颌肌群的合力点主要在枢轴点的后方，枢轴效应并不明显。主要用于急性不可复性关节盘脱位伴有张口受限或闭口绞锁症状的患者。

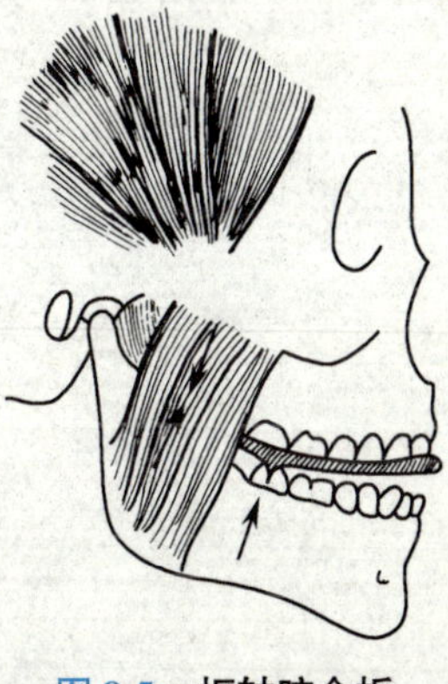

图 8-5　枢轴咬合板

只有第二磨牙区有骀接触，借助颏兜牵引产生枢轴效应

（六）软弹性咬合板

由于采用硬质塑料制作的咬合板无弹性，无论是夜磨牙还是紧咬牙者，均可因用力过度对基牙、对骀牙（对颌牙）及牙周组织造成一定的伤害，同时可持续压低对颌的牙列。另外，对青春发育期的青少年有可能会影响牙骀的发育。Cochrane 分析报告建议在采用稳定咬合板或者再定位咬合板这一类很费时的治疗方法之前可以先采用软质咬合板治疗，是一个较好的替代方法。

软弹性咬合板（soft resilient splint）是用富有弹性和韧性的弹性义齿材料在真空压膜机上制作而成，戴在上颌或者下颌使用，要求达到与对骀牙（对颌牙）均匀同时接触（图 8-6）。软弹性咬合板可使过大的力得以缓冲和释放，降低了对牙体、牙周组织的创伤性应力，从而保护了牙齿和牙周组织。软弹性咬合板可以根据患者的个体特征以及牙列结构的特点专门制作，佩戴时感觉舒适，制作方法简单，成本也低。但软性材料具有不易调改的缺点，要达到咬合的均匀接触也比较困难。在调磨软弹性咬合板时，宜先选用金刚砂石磨头粗磨，再改用硅橡胶金刚砂石磨头，由粗到细进行磨改，然后采用专用抛光砂、布轮、专用蜡抛光。软弹性咬合板也可作为保护性运动咬合板用于口腔组织的防护，也可用于有紧咬牙、夜磨牙患者的治疗。对反复性和慢性上颌窦炎，由于部分牙根进入上颌窦内，后牙牙根对力极为敏感，容易出现牙齿过敏、头痛的症状，软弹性咬合板也有一定的效果。

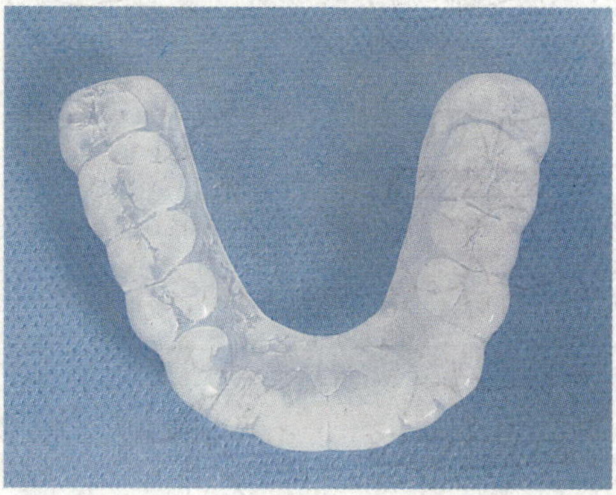

图 8-6 软弹性咬合板

（七）𬌗调位性咬合板

𬌗调位性咬合板（occlusal level adjusting splint）主要用于颌位调整后的咬合重建或者作为全牙列咬合重建前肌关节适应性能力判断试验的依据。特别适用于因咬合距离过低而需要升高颌间距离进行咬合重建的患者，上下颌都适用。制作方法与稳定咬合板相同，但𬌗面有适当的尖窝咬合关系（图 8-7）。

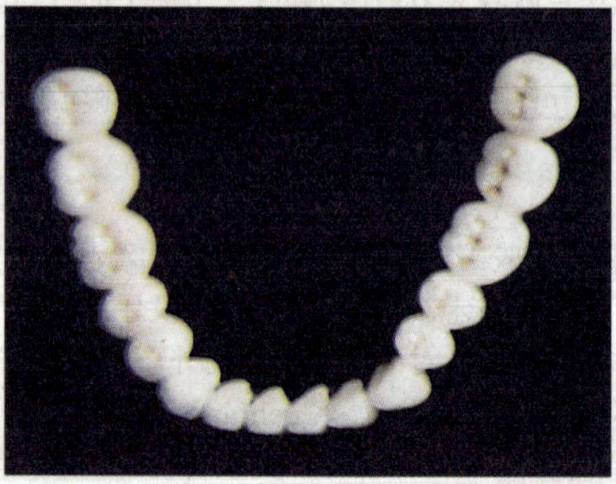

图 8-7 𬌗调位性咬合板

（八）流体静力咬合板

流体静力咬合板（hydrostatic splint）类似“水床”，外部由薄而光滑的弹性材料形成囊状，囊内充满液体，左右两端较宽，置于双侧上下后牙之间，中间通过狭长的通道连接，囊内的液体可自由流动（图 8-8）。流体静力咬合板可消除𬌗干扰或早接触，减轻患者的临床症状和体征，使患者感觉舒适。咬合板戴入后，上下后牙与咬合板之间达到均匀的咬合接触，同时上下前牙之间形成 1～2mm 的间隙。这样咬合力与牙齿长轴一致，通过牙周组织、肌和关节的本体感受器反馈调节，使下颌回到对关节最有利的颌位。流体静力咬合板可用于治疗顽固性颞下颌关节疼痛、肌筋膜疼痛、辅助调𬌗治疗等。

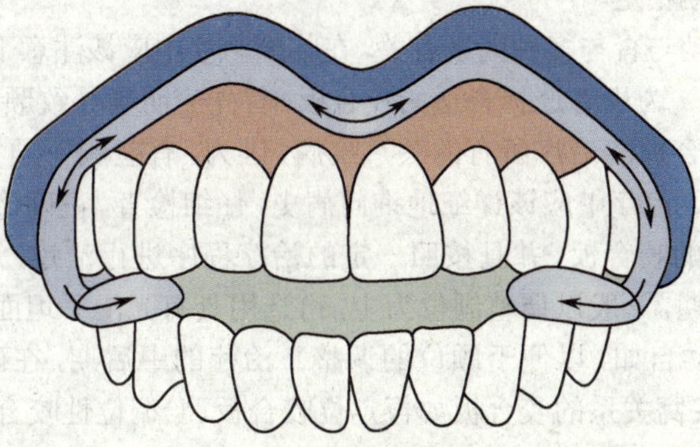

图 8-8 流体静力咬合板

（九）NTI-tss 咬合板

NTI-tss 咬合板（nociceptive trigeminal inhibition tension suppression system splint，NTI-tss splint）是一种新型已经商业化应用的咬合板，它仅覆盖上颌中切牙，接触面近远中径约为 3mm，戴入后仅下颌中切牙与咬合板接触，其余牙齿无咬合接触（图 8-9）。NTI-tss 咬合板具有异物感小，舒适美观的优点，但 NTI-tss 咬合板与下前牙的咬合接触面积小，对于青少年患者有导致开𬌗的危险。该咬合板可用于缓解肌紧张，增加张口度，减轻关节痛和头痛，但对其疗效和副反应尚须进一步观察。同时，由于体积很小，夜间戴用时需要用线绳固定以防误吞。

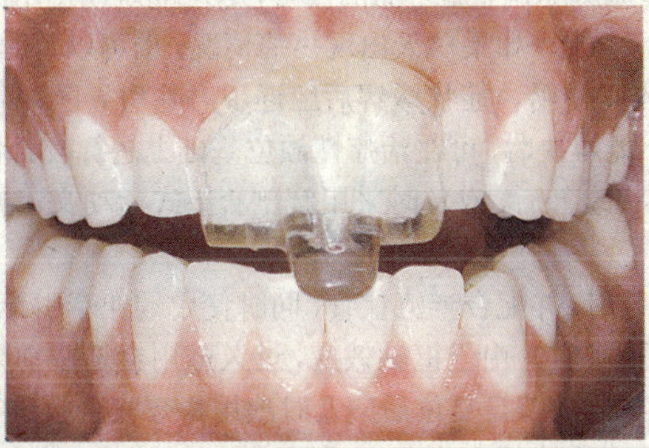

图 8-9 NTI-tss 咬合板

三、咬合板治疗应该考虑的问题

对多数颞下颌关节紊乱病患者来说，由于病因和结果之间相互关系的复杂性，最初的治疗应该是可逆和无损伤性的。咬合板治疗是暂时改善口颌系统功能状态的一种比较好的方法，如果咬合板特定用于消除某种颞下颌关节紊乱病的病因学因素，即使是暂时的，症状也会明显改变。这种情况下，咬合板便具有诊断意义。比如某种错𬌗与颞下颌关节紊乱病有关，咬合板治疗则能很快建立一种合理的口颌系统的功能状态。如果症状不能改善，错𬌗可能不是颞下颌关节紊乱病的病因学因素，应该慎重考虑是否需要进行不可逆性的治疗或者结合其他的方法进行治疗。在不可逆性治疗开始以前，应该认识到其间准确的因果关系，以维持治疗效果的长期稳定。

咬合板治疗的成功与否与多种因素有关，在临床治疗中应该注意下面的问题。

1. 咬合板的类型 为患者选择合适的咬合板，首先应明确导致颞下颌关节紊乱病的主要因素。没有一种咬合板能治疗所有的关节疾病，因为，有些颞下颌关节紊乱病患者对咬合板的治疗并不敏感。治疗中应该详细地询问病史，仔细检查，正确诊断，根据不同的治疗目的和需要选择适宜的咬合板，并且按照一定的治疗程序进行治疗，这是咬合板治疗成功的保证。在治疗的初期，一般以调整颌位为主，可选用具有光滑平坦面的稳定咬合板、松弛咬合板，保证下颌运动自如，以便于颌位的调整。治疗的中后期，在确定了治疗性颌位以后，应及时选用具有尖窝关系的咬合板如再定位咬合板、𬌗调位性咬合板等，以保持和巩固疗效，便于最后阶段进行咬合重建。

2. 咬合板的调改和戴用时间 一旦选择了合适的咬合板，必须按照一定的要求进行制作和调整，按照已经制订的治疗计划和目标，建立咬合板与软组织之间的协调关系，并且提供精确的功能性𬌗接触关系。一般咬合板的治疗期限为3～6个月，若过期后仍然无效者多应考虑有严重的器质性病变存在，应改用其他方法治疗。

大部分咬合板需要全天戴用，如稳定咬合板、松弛咬合版、再定位咬合板、枢轴咬合板、后牙咬合板、软弹性咬合板、流体静力咬合板，有些则不需要，如治疗紧张性头痛、紧咬牙和夜磨牙症时使用的稳定咬合板、松弛咬合板和NTI-tss咬合板，根据治疗需要也可以将全天戴用的咬合板改在夜间戴用。

由于松弛咬合板戴用时间过久会造成前牙开𬌗，后牙咬合板戴用时间过久会导致后牙开𬌗，治疗期间必须随时监测和调整𬌗平面的高度，尽可能短期使用。

再定位咬合板应全天戴用，如果白天出现疼痛情况，也可以暂时停止戴用咬合板，一旦疼痛消失，应及时改在夜间使用。症状缓解后应逐步磨除引导区，调改成稳定咬合板使用。若颌位变化较大，调𬌗不能解决时，可在治疗性颌位基础上进行咬合恢复或者重建。

戴用后牙咬合板症状改善后，应及时采用解剖𬌗垫式活动义齿修复或者采用固定义齿进行咬合重建。

枢轴咬合板应全天戴用，并配合半流饮食，同时使用颏兜牵引配合枢轴咬合板使用，但对枢轴咬合板的疗效并不肯定。由于枢轴效应，过久戴用会造成前牙的过萌及后牙的压入移动，戴用事件不超过1周，关节盘复位后应及时改用稳定咬合板进行治疗。

戴用咬合板的初期，多数患者会出现咀嚼困难、唾液增多，发音改变等现象，适应一段时间即可。进食后应及时取下用水和牙膏（粉）冲洗，保持好咬合板的清洁卫生。1周后应进行第一次复诊，重新检查咬合接触、咀嚼肌和关节症状改善的情况。待肌松弛和症状减轻后，调改咬合板使髁突处于最适功能位。在随后的复诊中，应随时检查咀嚼肌和关节症状是否改善和消失。不适当地调整咬合板，会降低治疗效果甚至加重病情，例如，戴入咬合板后，没有调改不稳定的正中止，存在正中止接触点的滑动或者早接触等，这些情况应尽量避免。采用再定位咬合板和𬌗调位性咬合板进行治疗时，应特别注意因颌位改变带来的组织反应，如咀嚼肌的反应、盘突位置关系的改变、全身症状的改变等，仔细检查戴用期间患者对治疗的反应，及时进行调整。对咬合板戴用时间把握不当，有时会造成较为严重的并发症，出现新的𬌗紊乱，应该引起临床医生的重视。因此，在患者戴用咬合板治疗期间，强调按时复诊非常重要。

3. 患者的合作 由于咬合板治疗是可逆的，只有当患者戴用时才会起作用，因此必须指导患者正确使用。戴用咬合板的患者有时会因为口腔异物感和不适感而停戴，或者没有按照医生的要求坚持定期复诊，等出现并发症时才来复诊。必须强调咬合板治疗的同时也需要患者的密切配合，对治疗无反应的患者同时应该考虑是否存在依从性较差的问题。

4. 安慰剂效应 颞下颌关节紊乱病的发病与心理和精神因素有关，同任何治疗一样，咬合板治疗也存在安慰剂效应问题。尽管缺乏实验的证据，但是对戴用咬合板的患者，建立良好的医患关系，对减轻患者的精神压力，促进病变组织的恢复都是有益的。

5. 咬合板戴入后会在一定程度上通过外周神经冲动传入的改变，减少中枢性夜磨牙症和紧咬牙症的发生频率。但尚无证据表明咬合板可以治愈磨牙症。

最新的系统回顾和Meta分析显示合理调改硬质稳定咬合板对治疗颞下颌关节紊乱病疼痛有效，有证据表明其他类型的咬合板包括软质稳定咬合板、再定位咬合板、松弛咬合板也有一些减少颞下颌关节紊乱病疼痛的功效，但其潜在的负效应也存在。实际应用过程中要根据患者的临床症状和体征选择恰当的咬合板，精心制作，定期复诊，仔细检查患者的反应，进行恰当的调改。在临床上咬合板治疗颞下颌关节紊乱病虽有一定的疗效，但目前缺少设计完善的临床试验来证实咬合板的确切疗效，需要推行临床试验透明化，实施临床试验注册制度和高质量的前瞻性随机对照试验，便于总结咬合板治疗颞下颌关节紊乱病的临床证据，提高颞下颌关节紊乱病的临床治疗水平。

所以，无论咬合板是一个治疗仪器还是一种生物反馈的行为干预方式，只要能够让患者放松，使病变的咀嚼肌和关节组织恢复自然状态，咬合板的效果就应该被肯定。

第二节 天然牙列的调𬌗

调𬌗（occlusal adjustment）是一项在牙周病学、正畸学、牙体修复学等临床操作中经常涉及的改变牙体硬组织表面的治疗程序，通过调改牙齿表面的一些选择性区域，改善牙齿和牙列上力的传导分布，以维持牙列和颌骨的稳定性。自然牙列的𬌗调整和义齿修复学中调平衡𬌗的概念不同，它有明确的指征和目的，是一种直接的、不可逆性的使𬌗面形态发生恒久改变的方法。通过调𬌗，消除那些妨碍咬合关系的牙尖、斜面和沟窝或者重新塑形一个或几个牙齿以降低或者改变不合理的𬌗接触或者牙齿斜面，纠正由于异常咬合力导致的口颌系统功能紊乱，建立稳定的正中止接触，恢复良好的咬合功能。但是，由于缺乏衡量临床研究的标准化途径，颞下颌关节紊乱病诊断亚型不明确以及随访期短等原因，调𬌗在慢性口颌面痛治疗中的具体作用还存在不同观点。本节重点介绍用于颞下颌关节紊乱病治疗的调𬌗治疗，对于牙周病和义齿修复中的调𬌗问题请参见《牙周病学》和《口腔修复学》中相应的章节内容。

一、调𬌗的适应证

由于调𬌗需要磨除一定量的牙体组织，是一个不可逆性的过程，因此必须考虑调𬌗的适用范围：

1. 凡没有明确的原因(如创伤等)而出现的颞下颌关节弹响、颌面部疼痛、张闭口功能异常等颞下颌关节紊乱病症状者，通过调殆能够改善局部咬合受力环境者，可以进行相应调殆治疗。对口颌系统造成明显的病理改变或损伤的殆因素包括深覆殆、开殆、反殆、锁殆等错殆，如通过调殆不能达到局部咬合关系的明显改善，则不适于调殆治疗。

2. 缺牙后久未修复造成的邻牙倾斜、对殆牙(对颌牙)伸长的部位；由不均匀磨耗导致食物嵌塞或影响修复治疗的撞击尖(plunger cusp)与楔形牙尖、不均匀的磨耗小面；存在锁结效应、影响下颌向前或者向侧方运动的个别牙尖和斜面；创伤殆。

3. 修复和正畸治疗中，为保持殆关系的稳定，维持殆与口颌系统其他部分的协调性，对个别牙的早接触和存在的殆干扰进行调殆。

4. 对因年龄等因素不适于作正畸治疗者的个别牙反殆、锁殆以及覆殆覆盖关系较差的部位可进行姑息调殆治疗以消除不良的咬合接触。

由于殆形态的异常在人群中普遍存在，对某一个体的殆型而言，如果不存在对口颌系统的组织产生病理性损害的成分，并非所有的殆形态异常都需要调改，原则上不主张预防性调殆。

二、调殆的目的

通过调殆，应达到以下目的：

1. 髁位稳定，髁突-关节盘-关节结节后斜面保持紧密接触。

2. 牙尖交错位稳定，后牙支持尖同对颌的牙窝或者边缘嵴保持稳定的正中止接触，殆力趋于轴向。

3. 后退接触位-牙尖交错位一致或者协调。

4. 肌接触位与牙尖交错位一致，前伸殆无后牙殆干扰，侧向殆无非工作侧的殆干扰。

对于无法采用调殆方法解决的口颌系统功能紊乱，需要在获得稳定的颌位后，采用修复或者正畸手段进行口颌系统的功能重建。

三、调殆的步骤

1. 首先检查患者的肌功能状况，经过保守治疗后，应明确无明显的肌功能紊乱的表现。

2. 向患者说明和解释调殆的必要性和步骤，说明调殆的程序和调磨后的注意事项，获得患者的知情同意。在下颌姿势位下，训练患者的正中咬合、前伸后退和侧方运动。

3. 复杂病案可通过面弓转移颌位关系，在可调式殆架上进行分析和调殆设计，仔细定位牙齿调整的区域，以保证调殆的准确性。然后在口内进行调殆。

4. 对磨耗不均的个别牙尖、嵴、斜面作初步调殆。包括开沟(grooving)、修圆(spheroiding)和磨尖(pointing)三项基本内容。开沟就是对严重磨耗变平的殆面重新进行修整，通过加深发育沟、修整外展隙、扩大溢出道来提高咀嚼效率。修圆是对上下颌牙唇颊面的外形凸度、殆面牙尖形态、大的磨耗平面进行修改，可用柱形或者小轮形车针修圆牙面，恢复凸度，减小磨耗面。磨尖是将严重磨损后导致的殆面的面式接触修改，以重塑牙尖外形的方法，可采用刀边石、柱形车针、锥形车针进行调整。调殆过程中也可将三种方法结合应用。

5. 在牙尖交错位检查早接触并调改。

6. 在非正中位检查殆干扰并调改。

7. 再次确认早接触与𬌗干扰已消除，抛光调磨过的牙齿硬组织。

四、早接触和𬌗干扰的调改方法

按照前面叙述的方法和步骤，利用牙线、咬合纸、色带、喷雾剂以及借助触觉检查和仪器如 T-Scan 等的反复核查确定早接触和干扰部位，遵循以下顺序进行调𬌗。

（一）调改早接触点

在肌功能正常的情况下，嘱患者先轻咬至肌接触位，再重咬至牙尖交错位，若两者颌位不一致，则表示有早接触点存在。观察下颌偏移情况，判断咬合干扰点位于哪一侧。也可用蜡片确定有早接触的牙齿，然后用脱色纸或者牙线置于有早接触点的牙上，先轻咬再重咬，即可显示早接触点的部位。早接触的部位可发生在前牙区也可能发生在后牙区。调改牙尖还是牙窝，应根据早接触点造成的偏移方向判定，一般情况下，如果在牙尖交错位某点有早接触，此时应检查该点在非正中运动时（前伸、工作侧、非工作侧运动）的接触情况，如果在非正中运动时该点有接触，则调改牙尖顶的干扰点区域，降低牙尖的高度；若该点在非正中运动时都无接触，则调改相应对颌的牙窝和斜面[图 8-10（1）、图 8-10（2）、图 8-10（3）]。

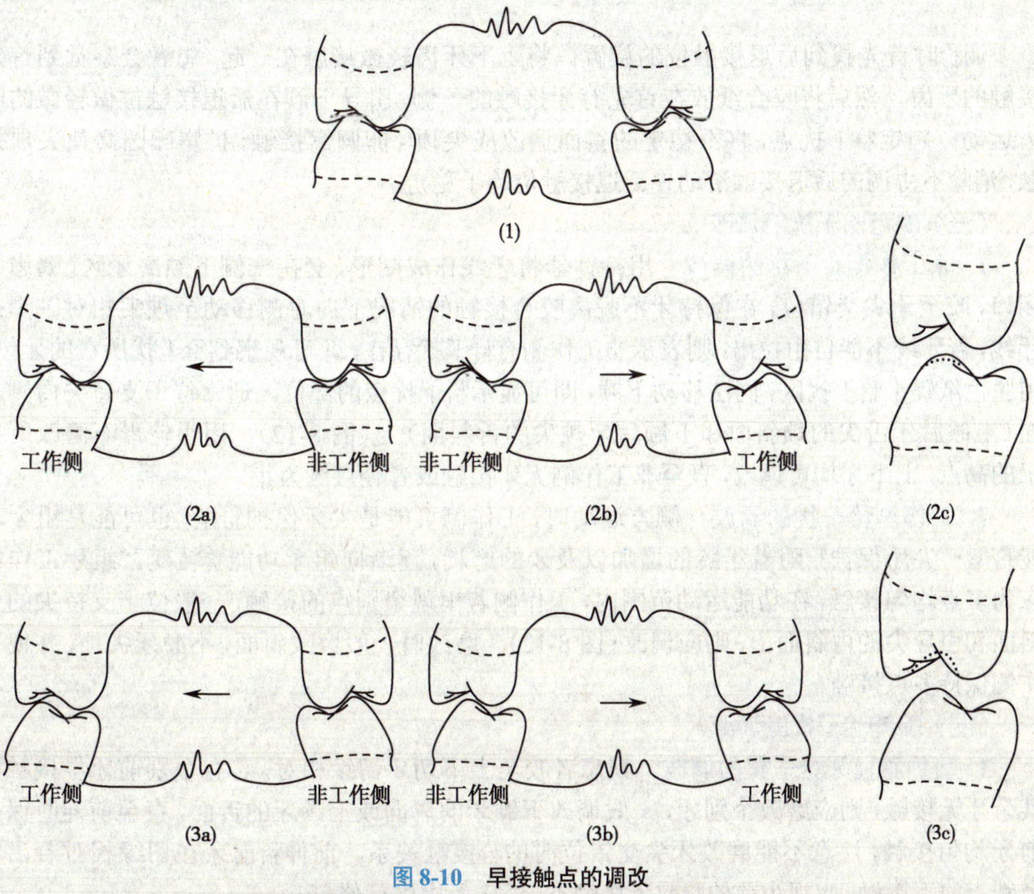

图 8-10　早接触点的调改

（1）牙尖交错位早接触点
（2a，b，c）工作侧和非工作侧运动时都有接触，调改牙尖，降低牙尖高度
（3a，b，c）工作侧和非工作侧运动时都无接触，调改对颌牙窝

（二）后退𬌗干扰的调改

后退𬌗干扰的调改在于形成稳定的后退接触位或者协调的后退接触位 - 牙尖交错位接触关系（具有长正中）。许多患者在后退接触位存在不稳定的接触，如单侧后牙接触或者后牙斜面上不稳定的后退接触位接触，会因相对牙斜面之间的不稳定接触产生向一侧滑动的现象，需要对其进行调改（图 8-11）。

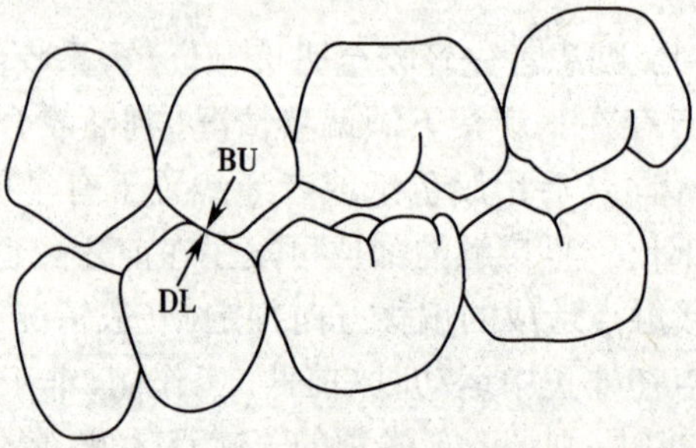

图 8-11 后退𬌗干扰的调改

消除相对牙斜面之间不稳定接触产生的向一侧滑动的现象。
BU 上颌颊尖的近中斜面；DL 下颌颊尖的远中斜面

调𬌗时首先找到后退接触位的位置。将上下牙齿轻微接触在一起，患者会察觉到首先接触的牙齿。然后将咬合纸放在首先有牙接触的一侧，引导下颌在后退接触位做轻微的叩齿运动。判定𬌗干扰点，将不稳定的斜面调改成尖顶 - 卵圆窝接触，扩宽卵圆窝使尖顶接触，消除不协调的后退接触滑动使后退接触位趋于稳定。

（三）侧方𬌗干扰的调改

1. 非工作侧𬌗干扰的调改 用持针器将牙线作成圈形，套在一侧下颌磨牙区，嘱患者闭口，咬至牙尖交错位，在保持牙不脱离咬合接触的情况下向对侧移动至颊尖相对。牵拉牙线，若牙线不能自由拉出，则表示非工作侧有𬌗干扰存在，并可观察到𬌗干扰所在的牙位。用脱色纸置于𬌗干扰区，同法移动下颌，即可显示𬌗干扰点的部位。通常位于支持尖内侧斜面（上颌后牙舌尖的颊斜面和下颌后牙颊尖的舌斜面）上（图 8-12）。用小轮形石磨改所显示的高点，上下牙均可调改，直至非工作侧无牙接触或者轻接触为止。

2. 工作侧𬌗干扰的调改 侧方运动时，工作侧可能是尖牙保护𬌗型，也可能是组牙功能𬌗型。尖牙保护𬌗随着年龄的增加以及牙的磨耗，逐渐向组牙功能𬌗转变。组牙工作侧应为多点均匀接触，在功能运动范围内，工作侧若出现个别点的接触，一般位于支持尖的外斜面和引导尖的内斜面上，则应调改（图 8-12）。磨改时一般磨改斜面，不磨牙尖顶，并使工作侧保持多点接触。

（四）前伸𬌗干扰的调改

1. 前伸𬌗前牙𬌗干扰的调改 嘱患者咬至上下切牙切缘相对，若有个别前牙早接触而其余牙无接触，则应磨改个别牙，一般调改下颌牙的唇面或上颌牙的舌面，直至前伸时保持前牙均匀接触，注意不能磨改牙尖交错位时的𬌗接触关系。前伸𬌗前牙在切缘相对若出现个别点的不接触，应视为前伸𬌗前牙接触不全，应考虑进行修复。

2. 前伸𬌗后牙𬌗干扰的调改 下颌前伸时后牙应该无𬌗接触或者轻接触，若后牙有𬌗接触，则视为后牙𬌗干扰。一般位于第二、第三磨牙上（图 8-13）。检查方法与检查非工作侧𬌗干扰的方法相似，若𬌗干扰区牙线不能自由拉出，则表示有后牙𬌗干扰存在。用脱色纸置于𬌗干扰区，标记𬌗干扰点的部位。磨改所显示的𬌗干扰点，直至前伸𬌗后牙无接触或者轻接触为止。

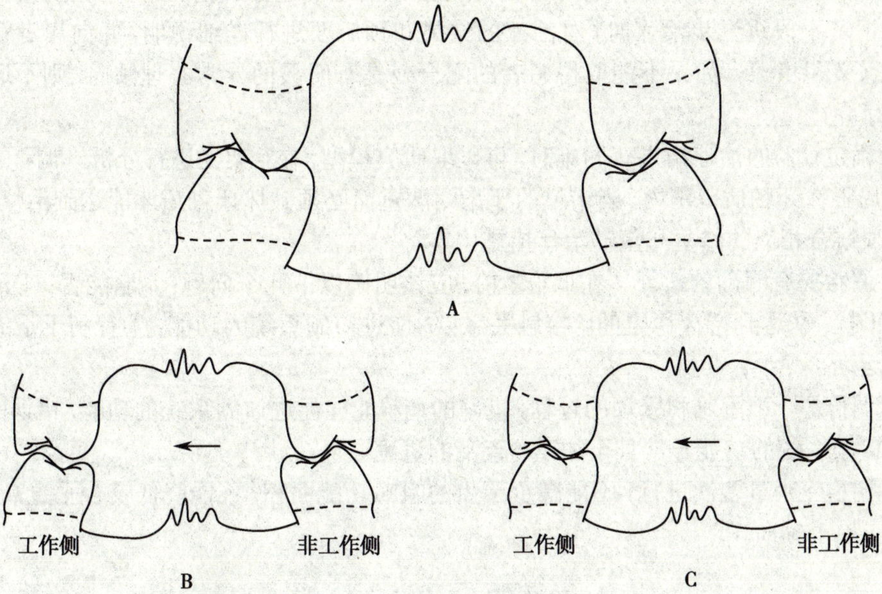

图 8-12 侧方𬌗干扰的调改

A. 牙尖交错位 B. 非工作侧𬌗干扰 C. 工作侧𬌗干扰

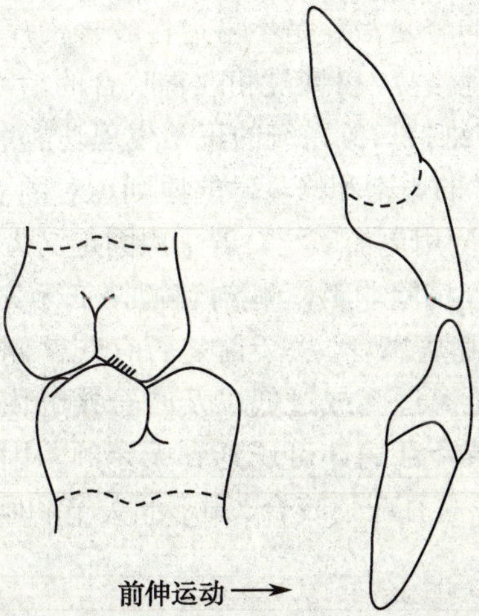

图 8-13 前伸𬌗后牙干扰的调改

干扰点一般位于上颌后牙远中斜面和下颌后牙的近中斜面上

五、调𬌗的注意事项

1. 明确肌功能状况 调𬌗作为不可逆性治疗的方法，关键步骤是要在口腔生理状态下准确地将早接触点和𬌗干扰点进行定位。通常，在咀嚼肌恢复生理状态时可达到肌接触位与牙尖交错位的一致。如两位始终不一致，应考虑对殆进行检查调改以适应肌功能的需要。在排除肌功能紊乱后发现的早接触与殆干扰点，根据其出现部位可按一定方法予以消除。注意除非有特别的指征，应尽可能选择保守、可逆和更加循证的方式进行调殆治疗。

2. 了解患者的心理状况 在治疗开始前应该同患者进行讨论和解释，尤其是需要采用修复和正畸手段进一步治疗时，对治疗的结果和预后要进行详细说明，并向患者解释清楚调殆的意义和步骤。如果不能取得患者的配合或是有明显的异常心理倾向，则不适宜进行调殆治疗。

3. 确定调殆的治疗结果有困难时，可以取研究模型，在殆架上进行分析。调殆的范围应尽可能局限在牙釉质范围内，当错位的牙齿太严重而必须破坏牙釉质才能达到治疗目标时，调殆必须结合相应的修复与正畸治疗措施。

4. 调殆要有明确的指征 在调殆之前，应该明确以下几个问题：调殆能否：①消除早接触和殆干扰；②达到持久稳定的殆接触关系；③增进口颌系统的功能；④有利于下颌各个方向功能运动。

5. 调殆是一个困难和繁琐的过程，良好的调殆能够促进口颌系统的功能，错误的调殆可以导致口颌系统的功能异常甚至加重殆紊乱的进程。

6. 调殆应少量多次进行，不能减少牙齿的咀嚼功能面积，不能降低咬合垂直高度，调殆后殆力应趋于轴向。

（康 宏）

第三节 修复治疗

颞下颌关节紊乱病患者的修复治疗是不可逆性咬合治疗的常用方法之一。口腔修复是针对不完整的牙列或牙体进行修复，以恢复和改善咬合的治疗过程。各种修复方法是手段，目标是达到良好的咬合关系，维持口颌系统的正常生理功能。因此，颞下颌关节紊乱病患者的修复治疗必须同时遵循殆学的原则和修复学的原则。对颞下颌关节紊乱病的患者来说，可摘义齿更适于作咬合的调整，应用更加广泛。若采用固定义齿修复，尤其是作长桥修复时，恢复良好的纵殆曲线和横殆曲线，消除非工作侧殆接触，降低牙尖陡度是非常重要的。

对无牙颌颞下颌关节紊乱病患者，失牙前是否存在偏侧咀嚼习惯或下颌前伸习惯，是否有颌位关系的异常、垂直距离过高或过低以及咬合接触恢复不良等诱发因素，要及时处理，而有牙颌时的颞下颌关节紊乱病亦可迁延到无牙颌。因此，这类患者制作的总义齿修复体不仅要能正常行使功能，而且应使咬合、颞下颌关节和咀嚼肌之间的关系相协调，最大限度地发挥其功能。

一、颞下颌关节紊乱病修复治疗的治疗目的

对颞下颌关节紊乱病患者的建殆来说，由于口颌系统的适应能力降低，关节囊内可能存在变形或者结构的改变，髁位并不一定都能达到严格定义上的正中关系，然而，经过可逆性治疗阶段，在这些患者中存在一个生理性的可适应颌位，即舒适位或自然位，如果病情不再继续发展，没有咀嚼肌和关节的疼痛，无下颌运动受限，用舒适位代替正中关系建殆是可行的。对于盘位不可复或者存在严重的关节囊内结构病变使关节不能继续承受载荷的情况可

采用特定的颌位建𬌗。𬌗重建后应该明确治疗性髁位的稳定与维持是其成功的基础，应注意随访观察有无疼痛和功能紊乱复发的现象，必要时应制作咬合板辅助治疗或继续采用保守治疗的其他措施。

对于颞下颌关节紊乱病进行保守治疗、对症治疗以及暂时性的治疗完成后，肌功能紊乱得以调整，小的咬合干扰通过调𬌗被消除。若最后获得的治疗性颌位与患者固有的牙尖交错位差别较大时，则需要通过修复治疗进行新的咬合重建，以使患者获得颌位一致的咬合接触关系。对于缺失牙的修复，需要根据治疗的要求，使修复体所获得的牙位与肌位一致。因此，其治疗方法与常规的修复方法有所不同。颞下颌关节紊乱病患者修复治疗的目的在于：

1. 建立稳定的正中止。
2. 消除干扰，建立咬合运动中的协调关系。
3. 恢复咀嚼功能。
4. 恢复咬合高度。
5. 恢复𬌗曲线。

二、颞下颌关节紊乱病的修复治疗方法

1. 常规修复方法 参见《口腔修复学》的相关章节。

2. 咬合重建（occlusal rehabilitation） 是指用修复方法对患者所存在的不良的牙列咬合状态进行改造和重新建立的过程，包括颌位的改正、全牙弓𬌗面的再造、合适垂直距离的恢复及正常𬌗关系的重建等问题，这些因素不但决定了修复体的功能、美观和长期稳定性，而且直接影响口颌系统的健康。鉴于颞下颌关节紊乱病患者机体自身的适应能力和口颌系统的功能已经有所降低，在可逆性治疗基础上应充分考虑修复治疗的时机、临时修复体过渡治疗的时间、治疗方案的选择等因素，颞下颌关节紊乱病患者的固定义齿咬合重建在天然牙列尤其应慎重。

在保守治疗、对症治疗、暂时性的治疗以及咬合板治疗完成，消除症状后，根据所确定的颌位，重新建立和恢复新的咬合关系，是一种不可逆的修复治疗方法。修复的方法根据需要可采取固定修复和可摘修复。

（1）适应证：

1）牙齿重度磨耗，𬌗面形态破坏，颌间垂直距离降低，导致肌功能紊乱。

2）牙齿缺失、邻牙倾斜移位，对𬌗牙伸长，𬌗曲线异常，导致咬合紊乱，常规修复不能解决者。

3）咬合板治疗后，颌位改变较大，再定位的颌位不能用调𬌗解决者。

4）偏侧咀嚼引起的双侧咬合不平衡。

5）咬合紊乱不能用调𬌗解决者。

（2）固定义齿咬合重建：

1）口腔准备：在修复前需要进行必要的口腔准备，如完成牙周病、龋病的治疗。

2）修复设计及牙体预备：在进行固定修复时，按照常规进行固定修复设计，所设计的修复体既符合生物力学要求，也符合生物学要求。使制作的修复体既有足够的固位稳定性、也符合𬌗学的要求。然后按照常规进行基牙预备。

3）颌位记录：由于咬合重建前，颞下颌关节紊乱的症状已经消除，大多数的患者都戴有

调整颌位的咬合板，颌位关系较为恒定。颌位记录时要准确记录此时的颌位关系，并转移到𬌗架上。

4）修复体蜡型：按照𬌗型设计，在𬌗架上完成修复体蜡型，使咬合面形态、曲线与颞下颌关节运动、咬合接触关系相协调，防止出现咬合干扰。

5）修复体的完成：将制作完成的修复体在口内试戴。除了检查修复体的固位稳定性之外，需要特别注意检查修复体的颌位、咬合接触关系、下颌运动状态。必要时可将修复体在口内固定，让患者试戴数周，一切合适后，再进行永久黏固。

由于在进行咬合重建时，多数情况下是需要对全牙列进行修复，在作固定修复时，可采取分段修复的方式进行。即先除去一部分咬合板，进行固定修复，待这一部分完成后，再进行下一段修复，直至完成全牙列的修复。采取这种方法的优点是，不需要进行颌位关系记录，可以保持咬合板所调整的颌位关系不变。

（3）活动义齿咬合重建：活动修复的主要方法有可摘局部义齿、全口义齿、𬌗垫升高咬合修复。在遵循咬合重建的原则下，可摘局部义齿的修复和全口义齿的修复与常规的义齿修复方法基本相同，而利用𬌗垫升高咬合的修复则有其特殊性。

使用𬌗垫升高咬合是在使用咬合板进行颌位调整以后，颞下颌关节紊乱病的症状基本消除，恢复的垂直距离和下颌位置调整正确，患者已经适应了新的颌位后进行。𬌗垫修复通常是单颌修复，一般设计固定在曲线曲度较大或伴有牙齿缺失的上颌或下颌上。若需要升高的间隙较大，则需要考虑在上下颌同时制作。升高的修复体可以是局部、也可以是全牙列。所使用的材料可以是金属，也可以是塑胶。

𬌗垫修复体的制作步骤：

1）口腔准备：由于𬌗垫修复是在一系列的治疗后进行，一般不需要特殊的口腔准备。

2）取印模和灌注模型。

3）颌位关系记录：以咬合板所确定的位置作为记录颌位和垂直距离的依据，不得任意加以改动。

4）颌位记录所得的颌位及咬合关系精确地转移到𬌗架。

5）制作修复体的蜡型：按照𬌗型设计，在𬌗架上完成修复体蜡型，使咬合面形态，𬌗曲线与颞下颌关节运动、咬合接触关系相协调。

6）修复体的完成：若制作的是金属垫，则进行包埋、铸造；若是塑胶𬌗垫则按照常规方法装盒，完成𬌗垫制作。

7）试戴及复查：由于所恢复的咬合高度是按照原有的咬合板高度制作的，一般情况下患者较容易适应，但是需要患者定期复查。复查时要检查有无新的咬合干扰出现、有无颞下颌关节症状、下颌运动是否正常、𬌗垫是否有磨耗等。如出现新的症状则需要对症处理。

有关口腔修复学内容参见《口腔修复学》和本书第九章。

（施　斌　康　宏）

第四节　正畸治疗

颞下颌关节紊乱病的正畸治疗是对因错𬌗导致的颞下颌关节紊乱病的重要而有效的治疗方法。可能引起或已经导致颞下颌关节紊乱病的𬌗因素有：①内倾型深覆𬌗与切导过大；

②切牙伸长与 Spee 曲线过大；③骨性开𬌗，磨牙前后移动中磨牙引导作用过大；④单侧和（或）双侧后牙锁𬌗；⑤牙缺失造成的磨牙近中倾斜、对𬌗牙伸长甚至侵犯息止𬌗间隙造成的闭锁𬌗；⑥个别前后牙反𬌗。引起颞下颌关节紊乱病的错𬌗容易导致髁突后移或旋转移位，并导致下颌运动及咀嚼肌功能的异常。颞下颌关节紊乱病的正畸治疗的注意事项如下：

1. 掌握适应证 由错𬌗畸形引起的颞下颌关节问题，经治疗后颞下颌关节问题可能有缓解或完全消除，而不是由错𬌗畸形引起的颞下颌关节问题，正畸治疗可能对其不起作用。颞下颌关节紊乱病患者中有一部分适合选择正畸治疗，即用正畸方法改正错𬌗去除病因，有利于恢复口颌系统的正常功能。一般来说，当颞下颌关节紊乱病处于咀嚼肌功能紊乱这一阶段，即病变发生在关节囊外，此时采用正畸治疗的疗效比较肯定，疗效的巩固也比较稳定，这类患者适合选择正畸治疗以去除病因。对于关节结构紊乱的患者，情况则较为复杂，正畸治疗可以使早期的盘突失调恢复正常，解除症状。如果关节盘附着松弛，盘突关系异常较重，正畸矫治错𬌗虽然去除了病因，也有利于关节的功能运动，但松弛的关节盘附着并不能恢复正常，其症状不能完全消除。如有关节盘移位导致下颌运动受限的患者，则不宜直接采用正畸治疗。关节有器质性病变的患者，应视其具体情况而定，如果患者年龄不大，下颌运动范围正常，也可考虑正畸治疗，矫正后的关系有利于关节的改建和口颌系统功能的恢复。

2. 正畸治疗的时机 颞下颌关节紊乱病的症状和疼痛消失的时间应在 3～6 月以上；患者的功能运动范围已增加；戴用咬合板确认开闭口位髁突处于正确位置，患者已经重新获得结构和功能性的髁-盘-窝关系。

3. 针对病因及机制进行治疗 对颞下颌关节紊乱病患者的错𬌗进行矫治时，首先应考虑去除错𬌗形成的病因、恢复𬌗的正常功能。如内倾型深覆𬌗，应先解除内倾的上颌前牙对下颌的锁结；如个别牙错位，应先解除个别牙错位所造成的早接触或干扰。如果肌功能紊乱症状较重，应该配合其他治疗方法如理疗、封闭、按摩等手段进行对症处理，待肌功能正常后再开始正畸治疗。

4. 当美观与功能冲突时 应以功能为主，其次才是形态美观的问题，不一定强求达到完美的咬合关系，而是采用局限性的治疗。但需要事先向患者说明，征得同意。

5. 重视对颞下颌关节的定期检查 在正畸治疗的前、中、后期都应该对关节进行检查，特别是成人患者应将关节的检查列为常规的检查项目之一。

6. 矫治器的选择 ①对于个别牙错𬌗可选用活动矫治器；②对于较复杂的错𬌗可以选用固定矫治器，注意使用较轻的力；③对于有骨骼关系异常的生长发育期患者，最好选用功能矫治器，注意下颌移动距离一次不要过大。

7. 注意选择适当的治疗措施 颞下颌关节紊乱病的受损组织主要是咀嚼肌和颞下颌关节，当其有病变存在又要承受矫治力时，可能会加重受损组织的病变。所以应注意：避免使用以下颌为支抗的矫形力，不增加颞下颌关节的负荷，颌间牵引力量不宜太大。

8. 结合其他的辅助治疗方法 调𬌗，应分析早接触或𬌗干扰是否会随着牙的继续移动减轻或加重，是否影响错𬌗的改正，患者症状是否明显，必要时才作调𬌗处理。对口颌系统功能紊乱症状较重的患者，可在正畸治疗时配合咬合板治疗，但咬合板可能干扰牙的移动，应该一边调磨咬合板，一边移动牙，避免互相干扰。

9. 年龄、心理特点 口颌系统功能紊乱的患者一般年龄较大，但近年来中学年龄段发病的也较多见。颞下颌关节紊乱病的患者往往合并心理因素，在正畸治疗的同时，应该注意心理治疗。

10. 疗程特点 颞下颌关节紊乱病的正畸治疗因为治疗的复杂性及使用正畸治疗措施受限，所以疗程一般较长。

有关正畸学的方法参见《口腔正畸学》和本书第九章的部分。

（谭理军 康 宏）

思 考 题

1. 叙述咬合板的种类及其临床应用范围。
2. 叙述调𬌗的适应证和注意事项。
3. 颞下颌关节紊乱病患者修复治疗的目的是什么？
4. 简述颞下颌关节紊乱病的正畸治疗的注意事项。

第九章
临床治疗中的𬌗学问题

学习要点

1. 了解牙体、牙髓病和牙周治疗中的𬌗学问题。
2. 了解修复治疗中的𬌗学问题。
3. 熟悉种植牙修复的𬌗学问题。
4. 了解颌面外科治疗中应注意的𬌗学问题。
5. 熟悉正畸治疗中的𬌗学问题。
6. 了解𬌗与全身的关系。

第一节　牙体、牙髓病治疗中的𬌗学问题

由于龋病以及外伤等因素均可导致牙体𬌗面形态的破坏，继而影响到咀嚼功能。在进行牙体、牙髓病治疗时，也会破坏正常的牙𬌗面外形，例如在对龋病的治疗时需要在𬌗面制备洞型、在进行根管治疗时，也需要通过牙的𬌗面开髓。在对牙体的充填治疗以及对𬌗面缺损严重的冠、嵌体修复时，都需要恢复正常的𬌗面形态，并与颌位相协调。因此，𬌗学知识与牙体、牙髓病的治疗密切相关。

一、根管治疗牙的𬌗学问题

健康牙可承受正常𬌗力，而死髓牙和根管治疗牙承受正常𬌗力却有根折的危险。有学者认为根管治疗牙是因为牙体结构脱水使其抗力减弱，从而易折断。但是，光弹法研究却认为活髓牙与死髓牙在抗力上仅有微小差异。许多经典研究检测了不同修复设计中基牙的应力分布，单冠修复牙应力最小，固定修复基牙应力其次，活动基牙应力最大，尤其是活动修复远中游离端缺失。这些应力甚至可以使经过根管治疗和牙体预备的牙折断。

有研究认为根管治疗牙存在较高的折断率。也有研究发现根管治疗牙的根折率是健康牙的5倍。进一步研究表明活动修复体的基牙经根管治疗后折断率（22.6%）是固定修复（10.2%）的2倍，是冠修复（5.2%）的4倍。根折率随年龄增长而增加，且多见于后牙。保留牙体组织越多，抗力越大。有学者在一个5～8年追踪性研究中发现折断基牙中有75%的牙是经根管治疗并作为末端基牙而使用的。

根管治疗中牙本质的削弱是导致根折的最大危险因素，在根管预备，充填，桩核修复过

程中过多的切削牙本质易导致根折。所以，在牙体预备时，要尽量减少牙本质切削量，并避免桩核修复。因为桩的使用并不能减少或增加殆力的分布，只有在需要桩固位时才使用。为了使根管治疗牙的抗力性达到最佳，Ketas-Silver 核比银汞桩和黏结性银汞桩更好。核的根方有 2mm 的冠边缘对于固位和抗力是非常重要的。

这些研究表明牙的牙髓状况与殆力分布将会明显影响该牙的预后。同样根管治疗牙在完整的牙列中比在缺损的牙列中有更好的预后。此外，若该牙是远中游离端缺失修复中的邻近缺隙的基牙，那么，其预后更差。所以修复设计对于牙的预后是非常重要的。事实上，可将预后较差的牙拔除而选用种植体支持修复。

二、牙冠缺损充填治疗的殆学问题

牙冠缺损的修复方法有充填治疗和修复体治疗两类，前者主要适用于牙冠缺损范围较小，殆面形态和邻接关系破坏不太严重的情况。而修复体治疗则适用于牙冠缺损严重，邻接关系基本丧失，残存的牙冠组织不能承受咬合力的情况，其常见的修复体有嵌体、全冠、部分冠以及桩冠。

根据患牙部位和牙冠缺损的范围和部位可选择不同的充填修复材料和方法。其殆学要点如下：

（1）治疗前的检查：采用充填治疗的患牙，其牙冠缺损的部位相对较小，多为牙冠殆面的缺损或邻面缺损。在充填治疗前需要对患牙缺损的部位进行预备。牙体预备的基本原则是去净龋坏的牙体组织、保护牙体组织、保持牙髓健康和获得抗力形和固位形。牙体预备完成后，对牙体缺损的部位再次检查。首先检查缺损牙的咬合接触关系。在殆面缺损时，通常其咬合接触关系会发生变化，出现无殆接触或咬合接触不稳定的问题。其次检查与邻牙的邻接关系。

（2）殆学要点：在充填治疗时，对牙冠外形、咬合接触关系、邻接关系以及殆面形态的修复都要遵循殆学的原则。牙冠的殆面与对殆牙尖的接触关系为三点式接触，以维持咬合的稳定和分散殆力。避免出现早接触点。牙冠的外形要与周围牙冠形态协调一致，牙冠轴面的凸度有利于牙体自洁和维持正常的邻接关系。殆面的外形要根据整个牙列的曲线、咬合接触关系来重塑。

（施　斌）

第二节　牙周治疗中的殆学问题

在牙周病的病因中殆创伤是导致牙周病的局部促进因素。殆创伤（trauma from occlusion，occlusal traumatic）的含义是指由于不正常的殆接触关系和（或）口颌系统的功能异常，造成口颌系统的某些部位的病理性损害或适应性变化。过大的殆力可使牙周组织发生改变，导致殆学问题的出现。但是，牙周组织对殆力的变化有适应性，当殆力在其适应范围内时，牙周组织不发生病理改变，当殆力超过牙周组织的适应能力时，会出现牙周组织病变、牙体硬组织磨损或牙根吸收、牙髓病变、颞下颌关节功能紊乱以及咀嚼肌功能失调。

殆创伤可以分为原发性和继发性两种。原发性殆创伤是过大的、不正常的殆力作用于健康的牙周组织，导致牙周组织的破坏。继发性殆创伤则是正常的殆力作用于有牙周病变的牙周组织，因为牙周组织的支持能力不足，而导致其发生更严重的病理变化。在临床上牙周炎症和殆创伤常常并存于牙周病变中，很难区分清楚。由此可见，殆创伤是由于咬合力与牙周支持组织对殆力的支持能力之间的不平衡所造成的。

造成咬合创伤有殆力方面的原因，也有牙周支持力方面的原因。在咬合力方面，与殆力的大小、分布、方向以及持续时间有关。在牙周支持力方面，主要是牙周病导致牙槽骨吸收、牙周纤维疏松、排列紊乱。

一、殆创伤与牙周病的关系

为了了解殆创伤与牙周病之间的关系，很多学者通过动物实验来进行有关的研究。在20世纪70年代后期，建立了用于研究殆创伤与边缘性牙周炎之间关系的动物模型。通过实验得出证据，牙周炎骨下袋的形成和垂直型骨丧失是由于牙菌斑的聚积而引起。没有证据证明殆创伤是角形骨吸收的破坏因素或病因。创伤殆虽然不是牙周病的直接原因，但是它能加重和加速牙周炎的破坏过程，影响牙周组织的修复。

为了了解殆创伤对牙周病的影响，在实验中人们使用两种不同性质的力即正畸型力和摇摆型力。正畸型的殆力为单向的，因此承受单向力一侧的牙周韧带会被拉紧，而另一侧的牙周韧带会被压缩。组织学的表现为在承受拉力一侧的骨吸收，而被压缩侧的骨改建。在正畸型力的作用条件下，只要外力不超过牙周的适应能力，牙周组织只会发生适应性变化。一旦正畸型力被去掉，牙周组织就会随着韧带空间的减少及牙动度的降低而趋于稳定。摇摆型力是多方向性的，牙周组织对这种力的反应结果是牙周韧带周围的牙槽骨吸收和重建，在临床上的表现为牙松动及牙周间隙增加。而殆创伤所产生的力多为摇摆型，因此，殆创伤是作为一个共同影响因素而起作用的。

二、殆创伤的临床诊断及治疗意义

殆创伤的临床表现为牙松动、牙震颤以及由于额外负荷压迫支持组织所引起的疼痛。牙动度进行性增加是殆创伤的必要特征。牙动度反映了牙疾病的发展过程及适应性变化，也可以反映牙对殆力的承受能力。这种承受能力受到附着丧失、剩余牙槽骨高度、牙根形态、冠根比例等因素的影响。牙震颤只是牙动度的功能性状态，它反映了牙周组织病变的发展过程或适应性变化。而牙周组织的压迫性疼痛则反映了殆力大小与牙周组织支持能力之间的关系，殆力过大或/和牙周支持能力的下降都会导致疼痛出现。

对殆创伤的检查主要还是依赖于牙动度的检查。在临床上检查的方法包括目测和仪器检查。目测主要是观察患牙相对于原来位置的移位，如牙间隙增宽。仪器检查有periotest、periodentometer等，但是在采用仪器检查时，需要患者多次复诊且长时间，真正用于临床检查的较少。

三、有殆创伤的牙周炎的治疗

尽管殆创伤与牙周炎的发病之间的关系仍在研究中，但临床上急需解决的问题是当殆创伤与牙周炎同时存在时的治疗问题。当患者处于牙周炎活动期时，面临着进行性的附着丧失，也可能存在牙松动。这种状况通常会由于殆创伤的存在而复杂化。首先需要确定这两种原因中哪一个是首要的病因。Polson等人证实，当殆创伤被去除后，在炎症因素持续作用时，没有骨组织的再生。Kantor 等人将𬌗创伤及炎症因素同时消除时，会使牙周组织骨再生及新的牙周组织附着。这些发现为临床上治疗牙周病提供了生物学基础。这种牙周炎通常因炎症及𬌗创伤共同引起。由于治疗目的中包括骨组织再生和改善牙周附着，因此炎症及𬌗创伤因素都应该被去除。但牙周炎症的控制尤为重要，因为炎症一旦控制，则牙动度及龈边缘症状就会减轻。然后再进行𬌗治疗。

具有𬌗创伤的牙周炎的治疗步骤包括：洁治及根面平整来消除炎症，重建牙周健康、调𬌗、牙周夹板的应用。

1. 对牙周炎症的控制可以减少牙的松动度　有实验证明在完全清除菌斑和牙结石后 4 个月内，牙动度平均减少 20%。洁治和根面平整是机械性的清除局部致病因素的基本方法。而在牙周外科手术治疗后，牙移位可减少 40%～50%。可见消除和控制牙周感染因素对牙周治疗的重要性。

2. 由于𬌗创伤所致的牙松动是造成牙周附着丧失的危险因素，那么协调的𬌗关系将能减少这些危险。调𬌗很早就被应用于治疗𬌗创伤，通过调𬌗可以使牙列双侧的功能平衡得以重建。调𬌗的具体方法和步骤见第七章。

3. 牙周夹板治疗　夹板是稳定松动牙以及维持有限的牙周支持能力的修复体。其目的是减少牙移位。同时创造一个理想的条件以便于牙周组织的修复重建。牙周夹板可根据使用时间及治疗目的来分类。临时夹板多用于牙周治疗期间稳定牙，使用时间为 3 个月到半年。永久夹板可长期使用，可设计为可摘式或固定式。

治疗成功的病例归因于炎症的控制，良好的口腔环境，适当数目和分布的基牙，咬合的稳定等。患者急切的目的和良好的依从性也有利于治疗成功。牙周健康影响牙承受𬌗力的能力，健康牙列对𬌗力的分散起着重要的作用。

（施　斌）

第三节　修复治疗中的𬌗学问题

修复学与𬌗学之间的关系十分密切，在制作任何修复体时都要涉及𬌗学方面的相关知识。𬌗学是指导牙体𬌗面形态恢复，牙列缺损、牙列缺失以及咬合重建时必不可少的理论基础。在进行修复治疗时，可能会遇到两种情况，一种是牙体缺损，牙列缺损或缺失后，患者只是咬合功能丧失，而没有合并口颌系统功能紊乱疾病，只需要进行常规修复治疗，就可以恢复正常的咀嚼功能。另外一种情况是由于咬合或者其他原因引起的口颌系统功能紊乱疾病如颞下颌关节紊乱病，需要进行咬合重建和咬合恢复，以达到既治疗颞下颌关节紊乱病，又恢复正常的咀嚼功能的目的。

早接触和𬌗干扰可对正常的下颌功能运动产生影响，还可影响咀嚼肌的功能运动，导致肌功能失调，最终破坏咬合关系。早接触和𬌗干扰的出现可以由于牙体缺损，牙丧失，牙位置关系错误而导致；也可以由于修复体方法不当而引起；还可能是恢复咬合关系后，由于正常的磨耗导致𬌗关系改变。因此，在进行常规修复治疗前需要除去已经存在的𬌗干扰，以及其他影响咬合恢复的不利因素；新制作的修复体要防止出现新的𬌗干扰。如果在修复时没有建立一个良好的颌位和咬合关系，将可能成为颞下颌关节病的病因。

一、牙冠修复的殆学问题

牙体缺损后，上下颌牙的咬合接触关系会发生改变。牙冠的局部缺损对咬合的改变影响不大，但是牙尖或殆面的缺损会使牙所受到的殆力发生改变，而使邻近牙的负荷增加。当牙殆面缺损较大，且长期没有得到修复时，则对咬合关系的影响较大。如殆面大面积缺损没有及时修复，常导致邻接关系丧失，邻牙向缺牙区倾斜，对殆牙伸长引起早接触或殆干扰。

牙冠缺损治疗适用于有保留价值的残冠、严重磨耗的牙冠需要修复体来加高和恢复咬合关系等情况。牙冠修复体的种类有嵌体、部分冠、全冠等。

牙冠的正常解剖外形是口颌系统中的一个重要的组成部分，它是保持一个完整的牙列、准确的殆与颌位关系的前提。也是与颞下颌关节、神经肌肉系统形成一个和谐的口颌系统必不可少的部分。在牙体形态修复时要注意作到以下几个方面。

1. 牙冠的殆面　治疗牙与邻牙的殆面形态相互协调。殆面尖嵴的斜度及殆面大小有利于控制殆力，使殆力沿牙长轴方向传递，避免出现高陡的牙尖；具有稳定而协调的殆关系，即无论在牙尖交错位、以及在前伸运动或侧向运动都没有早接触。在牙尖交错殆时，上下颌牙尖窝相对，交错接触关系正常，殆面有广泛的接触。从牙尖交错位到正中关系位的过程中无障碍点，前伸殆时，上下前牙接触，后牙不接触。侧向殆时，工作侧上下牙接触，非工作侧牙不接触。修复体的殆面的恢复要尽可能地遵循殆接触特征的要求。后牙殆面需成三点式(tripot)咬合接触，静态咬合接触时有正中止接触(centric stops)等。后牙的三点式接触有利于分散殆力，减少咬合力对牙的创伤作用，维持咬合的稳定。正中止接触对咬合高度的维持有决定性意义。而前止接触、后止接触、颊止接触和舌止接触有维持静态咬合的作用，又有限制在牙尖交错位时，下颌自如运动的作用。因此，在修复体试戴后的调殆过程中，首先在牙尖交错位时检查是否有殆干扰或早接触点，然后在前伸以及侧向运动时再检查咬合接触关系，再按照调殆的原则和程序进行调改。

2. 牙冠的邻接面　不同部位的牙冠，邻接区的位置不同。前牙接触区靠近切缘；第二前磨牙与第一磨牙近中邻接区多在邻面颊 1/3 与中 1/3 交界处，第一磨牙远中与第二磨牙的接触区多在邻面中 1/3 处，且都靠近殆缘部位。修复体的邻接点要依据正常的解剖位置的要求来恢复，使之与邻牙紧密接触、相互支持、分散殆力。

3. 牙冠的轴面　修复体的轴面要有一定的突度，与邻牙牙冠的突度协调一致。恢复正常的牙冠生理突度，既可以保证食物正常排溢及食物对牙龈的生理刺激，又有利于修复体的自洁作用。

二、牙列缺损、缺失修复的殆学问题

牙列缺损后，对殆牙和颌位的影响更加明显。单个牙缺失所造成的危害跟牙体大面积缺损相似，主要是对咬合关系的影响。当多个牙缺失，特别是多个后牙缺失的情况下，不但影响到有效的咀嚼，还因失去的支持，使面下 1/3 垂直距离变短，对颌位产生影响。如在闭合运动时，髁突向后移位，压迫后区组织，会造成颞下颌关节的结构改变。若只是一侧的后牙缺失，患者形成偏侧咀嚼习惯，既改变了下颌的正常运动，也会导致咀嚼肌颌关节发生相应的改变。

牙列缺失后，咬合功能完全丧失，对殆的支持也完全丧失。会导致颌位不稳定，髁突移位、肌功能失调等口颌系统的形态和功能异常。

牙的重度磨损 由于下颌的副功能运动，如夜磨牙或紧咬牙使牙重度磨耗，殆面形态被破坏，垂直距离减小，殆曲线形态异常。这些改变对咬合和颌位都可能产生不利的影响。

三、修复治疗与殆及颌位

（一）修复治疗时的殆学原则

在修复治疗时需要明确的一个原则是，在正确的颌位关系下，建立正确的咬合关系。颌位是指下颌相对于上颌的位置关系，而咬合是在一定颌位上、下牙的接触关系。

在修复治疗时，颌位和咬合是同等重要的，都必须认真对待。按照殆学的原则，修复体不仅仅是恢复缺失牙的形态，而要使咬合和颌位二者协调一致，以使殆、颞下颌关节、神经、咀嚼肌所构成的口颌系统达到真正意义上的功能重建。故在修复体的设计时，必须考虑到颞下颌关节和神经肌肉的健康及功能恢复。建立生理性殆关系，要遵循以下原则：

1. 修复体要与余留牙的殆关系、肌的生理功能和颞下颌关节的运动协调一致。

2. 建立稳定的后退接触位，后退接触位与牙尖交错位相协调。

3. 建立稳定的牙尖交错位咬合关系，保持后牙广泛均匀接触，前牙轻度接触或不接触。

4. 修复体应避免出现殆干扰。即前伸运动时，前牙接触后牙无接触，侧方运动时，工作侧接触而非工作侧不接触。

5. 恢复的殆力方向尽可能的接近牙体长轴，修复体的殆面与对殆牙有稳定的尖窝接触关系。

6. 修复体要恢复正确的垂直距离，以保证肌运动的协调和健康，并保留有适当的息止殆间隙。

7. 恢复殆力的大小应控制在牙及牙周组织的生理耐受范围之内，避免殆创伤的形成。

8. 新制作的修复体应尽量模拟原来的殆型和咬合类型。使神经肌肉容易适应和调整。但是对具有不良习惯者，需要在修复时进行调整。

（二）修复治疗时咬合及颌位的恢复

牙体缺损、牙列缺损或缺失以及由于年龄变化导致的牙殆面的功能性磨耗和牙病理性的重度磨损，都需要进行咬合恢复。咬合恢复的目的是建立正确的殆面接触关系、恢复良好的咀嚼功能，使口颌系统各部分的关系协调。制作任何形式的修复体进行咬合恢复时，都需要考虑到颌位以及咬合接触关系，使二者的关系协调一致。

由于牙缺损，缺失后会导致咬合关系和颌位的变化。在修复治疗前需要对形态进行调整，对影响咬合关系的早接触和殆干扰点进行调磨，除去咬合干扰，建立稳定的咬合和颌位关系。在制作修复体时，要预防由于修复治疗的错误而导致继发性咬合和颌位改变。

1. 修复治疗前的准备

（1）殆曲线的调整：牙缺失后，邻牙倾斜、对殆牙伸长，不但会出现早接触和殆干扰，还可以导致纵殆曲线及横殆曲线发生改变。这些继发性的咬合改变对于颞下颌关节具有明显的致病意义，因此需要对殆曲线进行调整，恢复正常的殆曲线曲度。在基牙预备期间，需要对过陡、过锐的非功能尖进行调磨，如下颌舌尖和上颌颊尖。这样的调改可以修正横殆曲线使过平或反向的横殆曲线变为正常。纵殆曲线的曲度与颞下颌关节结节后斜面的斜度、牙列的覆盖覆殆的大小有关。若纵殆曲线发生异常改变，既可在修复治疗前通过调磨加以改正，也可以通过正畸治疗的方法调整。对于严重的𬌗曲线异常，需要在修复治疗中通过修复体的重建加以调整。

(2) 咬合接触点的调整：正常的𬌗接触关系可以有效地分散𬌗力，使牙根尖及颞下颌关节等部位所受到的应力在正常的生理范围之内。但是由于咬合面形态的改变和磨损，会出现一些异常的咬合接触点，即早接触和𬌗干扰，可导致下颌运动偏移，颌位不稳定。调改早接触和𬌗干扰，建立稳定协调的𬌗与颌位关系。

2. 颌位的恢复 有三种情况。首先，当缺失牙数目较少或对面下1/3距离起支撑作用的后牙没有缺失时，修复体的颌位在牙尖交错位。其次，当大部分后牙缺失后，原来由上下牙尖窝关系所限制的牙尖交错位便随之改变或丧失，在修复治疗时，需要重新建立颌位关系，往往是在后退接触位建𬌗，将颌位关系转移到𬌗架，在𬌗架上制作修复体，重新获得新的咬合接触。最后，如果有口颌系统功能紊乱，应当在治疗性颌位下，进行咬合重建。

（三）修复治疗的𬌗学关注点

1. 全口义齿的颌位 全口牙列缺失，原来的上下牙尖窝关系所限定的牙尖交错位丧失，在修复治疗时需要咬合及颌位的恢复。确定颌位关系的方法称为颌位关系记录，它包括垂直颌位关系记录和水平颌位关系记录两部分。在记录水平颌位关系时常用的方法是使下颌髁突位于关节窝居中偏前的位置，这时的下颌处于正中关系位。当牙尖交错位丧失后，由于没有牙列的支持和牙尖锁结作用，下颌会向各个位置移动。但是正中关系稳定后，不会因为牙列的缺失而发生改变。因此，在咬合重建时，常以此作为水平颌位关系的参考位。

垂直颌位关系记录即如何获得修复体所恢复的颌间垂直距离，通常以面下1/3的垂直距离作为参考。在确定垂直颌位关系时较常采用的方法是利用下颌休息位时的面下1/3垂直距离减去息止𬌗间隙。由于下颌休息位不受牙列缺失的影响，在天然牙列存在时位于牙尖交错位的下方2～3mm，且较为恒定。牙尖交错位到下颌休息位的距离为息止𬌗间隙，也较为恒定，所以由此而获得的垂直颌位关系与正常情况较为一致。

2. 全口义齿的建𬌗原则 全口义齿是借助于基托的吸附力和大气压力的固位，靠基托与口腔黏膜之间的密切接触而获得固位力。当任何一个牙有早接触或咬合干扰时，都会影响到整个义齿的固位与稳定，使义齿出现翘动而脱位，以及黏膜组织的压痛。因此，在全口义齿修复的建𬌗原则是平衡𬌗，即在牙尖交错𬌗及下颌前伸、侧方前伸、侧方运动等非正中位时，上下颌相关的人工牙能同时接触。平衡𬌗是传统全口义齿咬合形式与天然牙咬合形式的主要区别。其主要的目的是为了保证义齿具有足够的固位与稳定。

3. 修复体的𬌗调整 制作完成的修复体出现咬合接触异常时，需要在试戴时进行调改。调𬌗时要特别注意患者体位的影响。直立位时下颌姿势位位于自然闭口轨迹上，头背屈时下颌将后退，头前屈时，下颌将前伸。而临床上患者接受牙科治疗时多处于仰卧位状态，而咀嚼、吞咽等正常功能则是在直立或前伸位状态下完成的。因此在仰卧位进行颌位调改以后，还需要患者直立位进行最后的咬合确认。

4. 倾斜牙作为固定桥修复基牙时，不仅会导致难以获得共同就位道，以及临床牙体预备时的困难，也会因为基牙受力方向的改变而出现基牙疼痛的问题。因此，在选择倾斜牙作为基牙时，其倾斜的角度不要超过26°。另外，在有倾斜基牙时，要采用一些措施来减轻其负荷，例如将𬌗接触点移向非倾斜基牙端或采用轻接触。

5. 修复体殆面材料对咬合的影响 修复体殆面修复材料的种类很多，主要使用的有塑料、复合树脂、烤瓷和金属几类。这些修复材料在硬度、弹性模量以及耐磨性方面与天然牙有差别。塑料和复合树脂的硬度较天然牙低，耐磨性差。它们作为殆面修复材料使用时，很容易由于材料的磨耗而导致咬合关系和（或）颌位的改变。而有些金属材料的硬度和耐磨性大于天然牙，在使用这些殆面修复材料时可能会导致天然牙的过度磨耗。因此，对使用这类修复材料制作修复体的患者，应该在使用一段时候后定期复查，了解殆面修复材料是否由于磨耗而发生咬合接触的改变，是否有不良的咬合接触点和早接触，是否出现颌位改变。对于出现问题的修复体，需要拆除重新制作。

在修复治疗时，必须充分考虑以上的问题。避免不良修复体。不良修复体可以导致殆形态和功能异常，也是导致颞下颌关节紊乱病的直接病因。修复时颌位关系不正确，可以造成关节盘 - 髁突关系改变，出现关节弹响；肌张力改变出现疼痛和张口异常改变。咬合关系不正确对口颌系统的影响也很明显。例如修复体过高而出现早接触点，使力分布不均匀，咀嚼效率下降；牙尖交错位的早接触还可使下颌运动发生偏斜；修复体牙尖过高，使牙受到的侧向负荷加大，可能导致牙周组织的破坏。因此在进行常规的修复治疗时，要使颌位、咬合二者的关系协调一致。

第四节 种植义齿修复时的殆学问题

种植义齿修复时，修复体的殆力由种植体与骨组织之间所形成得骨性结合界面来承担。种植体与骨组织的骨结合（osseointegration）是种植牙承受殆力的生理基础。由于这一结构上的差异使种植体支持的修复体承受的殆力与天然牙支持的修复体有很大的差异，因此在种植义齿修复时对其咬合设计也有特殊的要求，需要在修复时加以考虑。

一、种植体与天然牙承受殆力的差异

1. 结构上的差异 天然牙周围有牙周膜，这一纤维结缔组织结构具有黏弹性，好像一个“减震器”。它可以减少应力、延缓应力传导的时间，减少了应力对牙槽骨组织的冲击作用，对殆力有缓冲作用。骨结合的种植体与骨组织牢固的结合在一起，周围没有纤维组织，没有缓冲力的装置，因此咬合力作用于种植体时将被全部的传递到骨组织上。因此，在相同的负荷下，种植体承受的殆力要大于天然牙。

2. 生理动度和抗冲击方面的差异 天然牙在轴向殆力下可向根向移动 28μm，而种植体只有 5μm。因此，天然牙的轴向载荷会在由牙槽骨向根尖方向传递的过程中逐步消散，而种植体则会产生应力集中。当同样大小的负荷在相同的方向同时作用于种植体和天然牙时，种植体所受到的负荷将会比天然牙大很多（图 9-1）。

天然牙具有一定的生理动度，其移动随力的增加而增加，这种移动可以消散作用于邻近骨界面的压力和应力。在侧向力作用下，天然牙可移动 56～108μm，且在根 2/3 处转动，而种植体为 10～50μm，没有转动。当殆力大于其生理耐受范围或有咬合创伤时，天然牙将会出现松动。创伤消除后，牙体依然可以回复到原来的位置。而种植体的生理移动范围很小，当所受到的负荷超过其本身的耐受范围时，种植体将会产生很大的挠屈应力，持续的应力作用将会使种植体周围骨吸收，种植体松动，并随创伤的增加而增加。当创伤消除后，种

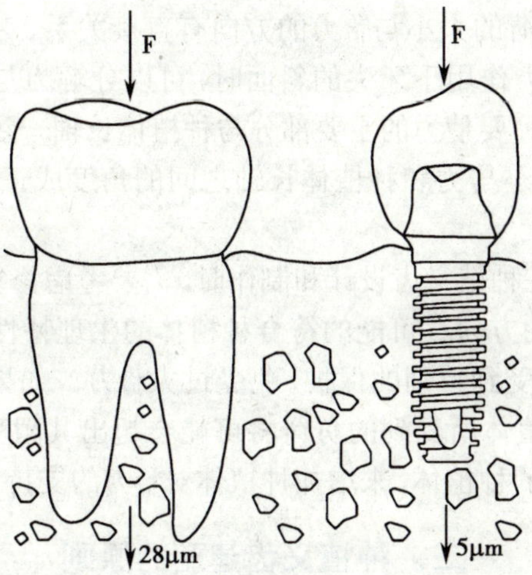

图 9-1　天然牙比种植体有更大范围的垂直向运动，当天然牙与种植体有相同的咬合接触状态时，由于天然牙的下沉，会导致种植体承受更大的𬌗力

植体恢复不到原来的位置。种植体与骨组织的结合界面被破坏，种植体失败的可能性大大增加。

3. 种植体对𬌗力方向的要求　天然牙受到垂直方向的𬌗力时，可以通过牙周韧带的作用来缓冲；在受到水平方向的𬌗力时，只要力的大小在一定的范围内，也可以通过牙周组织来减缓对牙槽骨的压力。当种植体受到垂直方向的𬌗力时，力被种植体周围的螺纹分散到周围的牙槽骨中，对种植体和牙槽骨没有危害。但是当种植体受到侧向或水平方向的𬌗力时，由于没有牙周组织的缓冲作用，应力将集中于种植体颈部以及边缘牙槽骨上，在𬌗力方向对侧的种植体周围牙槽骨内产生压应力，而在𬌗力方向同侧的牙槽骨内出现张力。在这种𬌗力的长期作用下，将会导致种植体周围的骨组织吸收。（图 9-2）

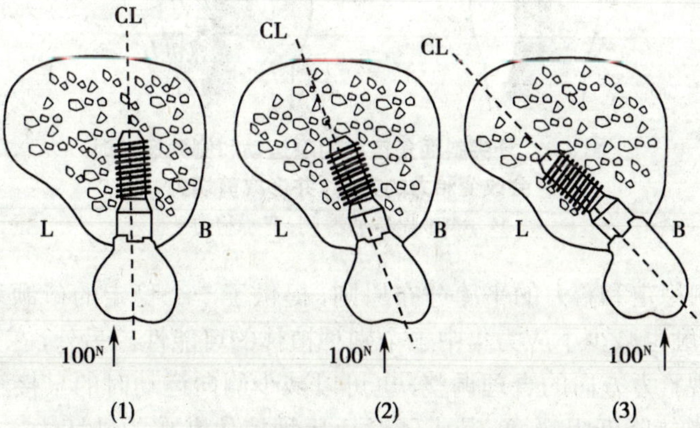

图 9-2　不同方向的𬌗力对种植体以及周围骨组织的影响

B 示颊侧；L 示舌侧；CL 示种植体长轴

（1）轴向力在种植体周围骨组织无应力集中。

（2）15° 的侧向力使种植体对侧的骨组织的负荷增加 25.9%。

（3）30° 的侧向力使种植体对侧的骨组织的负荷增加 50%

作用在种植体上的负荷的大小与𬌗力的方向有直接关系。在咀嚼运动时，种植体所受到𬌗力为三维方向的。𬌗力作用于牙尖的斜面时，可以分解为与种植体长轴平行和与种植体长轴垂直两个方向的力。要使力的主要部分与种植体长轴一致或平行，而不应该有角度。种植体受到的侧向力的大小与力和种植体长轴之间的角度成正比，即角度越大，种植体受到的水平负荷越大。

由于有以上的差异，在种植义齿设计和制作时，需要考虑修复体的𬌗面形态和咬合接触关系，使种植体所受𬌗力的方向尽可能的符合种植体的生理特性和生物力学特性。从这一差异性可以看出种植体应受到特别的保护，免受过大𬌗力。如果𬌗力的方向不能满足与种植体长轴一致的要求，种植体所受到的负荷将可能会超出其耐受范围，则需要考虑增加种植体数量或选用直径较大的种植体，来增加种植体对𬌗力的支持。

二、种植义齿建𬌗的原则

1. 在正中𬌗和习惯𬌗时𬌗的双侧稳定。
2. 𬌗接触和𬌗力的平衡分布。
3. 在后退接触位和牙尖交错位之间运动时无干扰。
4. 正中𬌗时有广泛的自由度。
5. 尽可能的保持前导。
6. 平滑、平稳的侧向运动而没有工作侧和非工作侧的𬌗干扰。
7. 种植牙的牙尖斜面角度要小，侧向运动时产生侧向和水平向分力（图 9-3）。
8. 注意咬合接触点的位置在种植体平台范围内。

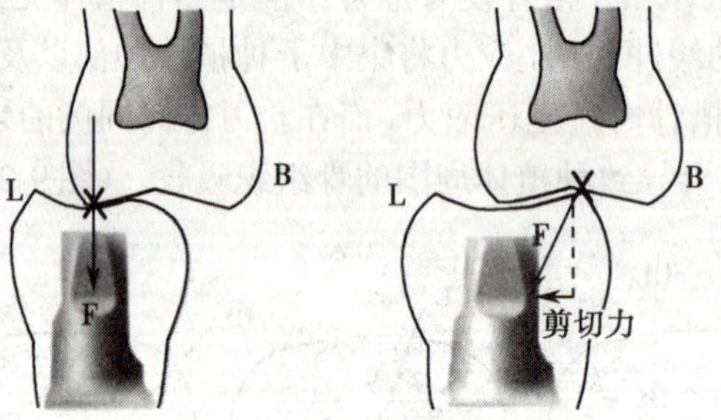

图 9-3　牙尖斜面角度在咀嚼运动和侧向运动时会改变𬌗力的方向，并形成剪切力

B 示颊侧；L 示舌侧；F 示𬌗力

遵循𬌗的双侧稳定和𬌗力的平衡分布原则，提供了一个稳定的口颌系统和正确的𬌗力分布，减少了早接触也减少了应力集中于个别种植体的可能性。另外，在正中𬌗时具有广泛的自由度可以实现𬌗力方向的合理调整，也可以减少侧向运动时的早接触。前牙和尖牙的引导比后牙引导更能降低咀嚼力，减小了对后牙种植体潜在的破坏力。提到前导的优点，平滑平稳的侧向工作接触而没有后牙区悬臂端的接触，可提供更合适的𬌗力分布而保护前牙区。因此，工作侧的接触应尽可能的放在牙弓前端以减少挠屈力矩。

平衡𬌗与组牙功能𬌗的比较，有人以下颌为种植体义齿的患者作为研究对象，通过吃花生和胡萝卜发现平均肌力峰值和负荷率在平衡𬌗组较组牙功能𬌗组低。这一研究结果提示平衡殆比组牙功能殆具有更大的保护功能。

牙殆面形态引导轴向负荷是在种植义齿制作时需要考虑的一个重要问题。对于螺纹型种植体，轴向负荷可以在种植体—骨界面之间很好的分散，骨皮质可以很好的抵抗压应力。在牙尖接触部位形成一个小平面区域可以引导殆力往种植体的长轴方向传导。另外，牙尖斜度是产生挠屈力矩的最主要的因素之一。降低牙尖斜度可以缩短导致挠屈力矩的力臂，继而使轴向的负荷增加，斜向负荷减少。简言之，减少牙尖斜度，降低殆面的解剖形态，加宽排溢沟和沟窝，对于种植义齿是有益处的。

种植体的直径、种植体的分布以及与天然牙的协调是决定殆面大小需要考虑的重要因素之一。通常依据种植体直径的大小，相应的减少主功能尖的颊舌向宽度。因为在任何单个种植体支持的修复体，殆面的面积都大于种植体的直径，都可能产生悬臂效果甚至是挠屈力矩。减少了颊舌径的修复体就减少了轴外负荷的机会，使更多的负荷为轴向负荷（图9-4）。而且窄的殆面还可以改善口腔卫生环境，减少修复瓷裂的发生。在上颌后牙区通常颊侧骨组织吸收较严重，当种植体植入偏腭侧时，按常规的牙弓外形修复就可能出现生物力学环境极为不利的颊侧悬臂。在这种情况下，可以考虑将殆面的咬合关系设计为反殆关系，可以避免颊侧悬臂而增加轴向负荷。

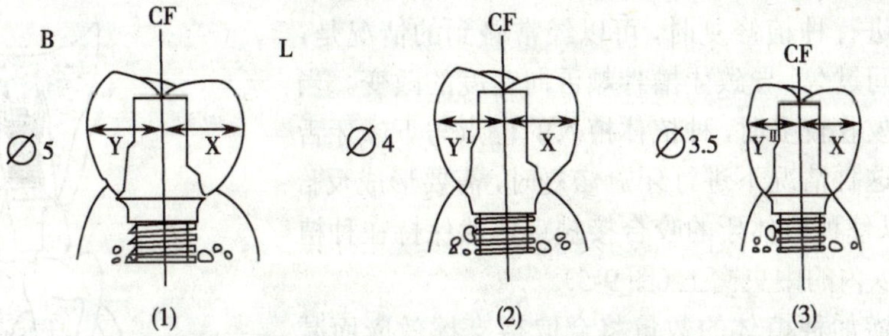

图 9-4　种植牙的咬合接触点要尽可能的在种植体的平台范围内。因此不同直径的种植体的咬合接触的范围也不同，可以相应的减少主功能尖的颊舌向宽度

B 示颊侧；L 示舌侧；CF 示轴向殆力

在部分牙列缺损中，种植义齿与天然牙之间的殆力分布可以通过连续的、梯度的调殆来完成。由于种植义齿承受殆力时没有明显的移动，而天然牙在承受殆力时可以下沉，种植体将会承受很大的咬合力。调殆的要求是：在重咬状态下，使种植义齿与天然牙的动度没有明显的差异。这样才可以确保种植义齿与天然牙之间的殆力分布均衡。也许经过若干年后，由于釉质的磨耗大于种植修复体上烤瓷的磨耗，天然牙会发生垂直向和近中方向的位置改变，这些变化将会使种植体上的负荷增加。为了避免种植体承受过大的负荷，对殆力分布的重新评价和周期性的调殆是必不可少的。

三、种植义齿的临床应用

1. 全牙列固定种植义齿修复的殆学要求　在全牙列固定种植义齿，如果对颌也为全口义齿，双侧平衡殆已被成功的应用。当对颌为天然牙列时，可使用组牙功能殆的设计。在正中关系和最大牙尖交错位时，双侧和前后牙同时接触将会使侧向运动时获得均衡的殆力分布。另外要求侧向运动时在悬臂上没有工作侧和非工作侧的𬌗接触，侧向运动平滑、平衡。在𬌗接触方面，在正中关系𬌗和最广泛接触位时应达到更广泛的自由度（1～1.5mm），这样𬌗力垂线的方向将会更合理而减少功能状态下的早接触。还有将𬌗接触点的位置尽可能地向牙弓的前端移动，将会减少后牙区的过度负荷。当修复体上设计有悬臂时，将悬臂端的𬌗面降低（100μm）可以避免修复体的过度应力而导致的并发症。悬臂的长度要尽可能短，上下颌均不要超过12mm。在尖牙部位是种植牙时最好不要使用尖牙保护𬌗，否则这个区域的种植体承受过大的负荷而出现螺钉松动、折断和种植体折断的问题。

2. 覆盖义齿的𬌗学要求 覆盖义齿的𬌗学，在正常的牙槽嵴状态时，使用舌侧接触的双侧保护；而在牙槽嵴吸收严重的状态下，使用单侧接触。虽然很多学者都认为双侧保护𬌗能为覆盖义齿提供更好的稳定性，但是没有临床证据证明双侧保护𬌗在覆盖义齿上比其他的𬌗型具有明显的优点。

3. 后牙种植固定修复体的𬌗学要求 天然牙列侧向运动时的前导和初期的接触将会减少骨整合种植体的侧向力。因此只有当前牙患有严重的牙周病时才使用组牙功能𬌗。在后牙修复时，侧向运动时工作侧和非工作侧的𬌗干扰必须消除。然而，减少牙尖斜度，将𬌗面接触点调整为1～1.5mm接触面以调整𬌗力的方向，减少𬌗面宽度，不使用悬臂端设计等措施也是控制后牙区种植修复体过度负荷的有效方法。

在后牙进行种植修复时，可以经常碰到的情况是，由于缺牙时间过久，导致牙槽骨颊舌向宽度的改变。当上颌颊侧骨吸收较多时，种植体植入的位点与下颌牙舌尖相对。在这种情况下进行牙冠修复时，需要形成反𬌗接触关系，以使种植体牙的咬合接触点依然保持在种植体直径平台以内的中央窝上（图9-5）。

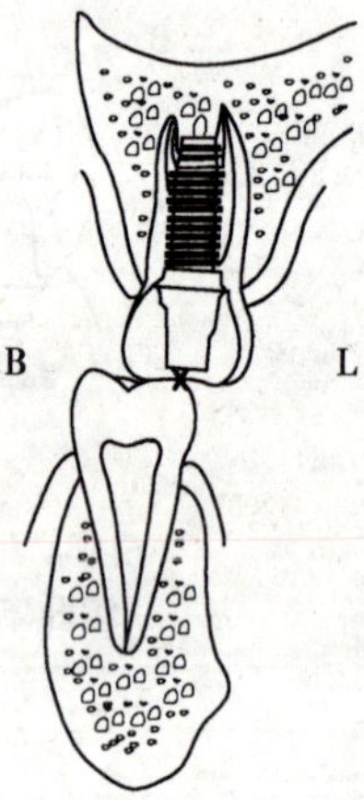

图9-5 后牙牙槽骨为反𬌗关系时，种植牙与对颌牙可以形成𬌗接触关系
B示颊侧；L示舌侧

在上颌增加种植体的数量将会取得支撑效应而减少过度负荷的可能性。轴向负荷和减少后牙种植体之间的距离也可以降低过度负荷。对于上下颌牙弓关系不协调的特殊情况，可以将种植体植入上颌偏腭侧的位置并使用反𬌗关系建𬌗。这样既减少了颊侧的悬臂长度又使𬌗力轴向更有利于种植体。

4. 单个种植义齿修复体的𬌗学要求 单个种植体的𬌗学要求应该设计成使种植体尽可能少的承担𬌗力而将负荷更多的分布在邻近的天然牙上。为了实现这个目的，天然牙列的前导和侧导都是必须的。另外应该避免单个修复体上的工作和非工作接触。在最广泛接触位时，重咬合时的轻接触，轻咬合时的不接触将会使𬌗力更好的分布在天然牙和种植体上。像后牙种植修复体一样，减少牙尖斜度，将𬌗面接触点调整为1～1.5mm接触面以调整力的方向为种植体的轴向上，减少𬌗面宽度也适合于后牙单个种植修复体。Wennerbegr等强调在单个磨牙上调整𬌗力的方向为种植体的轴向上，对于减少挠屈力矩时极为重要的。在后牙区增加邻接接触区域将更有利于修复体的稳定。单个磨牙使用两个种植体支持的设计从生物力学的观点来看是更加合理的设计。但是在有限的间隙宽度内植入两个种植体会增加操作的难度，对于修复体的制作和后期的维护也有一定的难度。因此在磨牙区使用宽直径的种植体于适当的位置和轴向将会避免上述问题。

5. 并发症及解决的办法　由于种植体的过度负荷而导致的临床并发症主要有螺钉松动、螺钉折断、修复体表面材料折断、修复体折断、持续性的边缘骨吸收、种植体折断和种植体松动。这些并发症可以通过必要的措施预防。例如：修复体的被动适合性，减少悬臂长度，减少𬌗面颊舌向的宽度，降低牙尖斜度，消除侧向𬌗接触和将𬌗接触点集中于𬌗面中央。此外，改变修复体的类型和增加种植体数量也是可行的办法。

种植义齿长期稳定的治疗效果，是临床工作的基本目标。通过𬌗面形态调整、𬌗接触关系的调整、改善𬌗力方向、减少放大负荷的因素等是必不可少的措施。另外，系统的、个性化的治疗计划；基于生物力学原则的精细的外科和修复技术是获得最佳种植效果的先决条件。目前还没有系统的，以循证医学为基础的𬌗学概念在种植义齿的应用中被提出。对于种植体与天然牙的𬌗学关系还需要进一步的研究。

（施　斌）

第五节　正畸治疗中的𬌗学问题

正畸治疗是治疗错𬌗畸形与口颌系统功能紊乱的方法之一，但是，不当的正畸治疗也可导致𬌗与口颌系统功能紊乱。对于与口颌系统功能紊乱有关的错𬌗畸形，应明确病因，分析机制，有针对性地进行治疗，去除错𬌗畸形形成的病理性因素，重建牙尖交错位稳定的咬合关系，建立下颌运动过程中协调的咬合引导关系，终止病理性因素引起的口颌系统的病理性损害。正畸治疗中，首先应该建立美观和功能并重的观念，不能只重视美观而忽略功能。另外，还应明确正畸治疗措施对口颌系统的功能影响，以避免采用不当治疗措施导致医源性的口颌系统功能紊乱。

一、𬌗学与正畸治疗标准

（一）理想正常𬌗

在口腔正畸学中研究正常𬌗及其特征是正确进行诊断和治疗错𬌗的依据和标准，只有弄清正常𬌗的特征，才能正确诊断错𬌗、制定出正确的矫治计划并且对正畸治疗疗效进行客观正确的评判。早在18世纪，Hunter就对理想𬌗作过描述，他认为，理想𬌗就是牙排列整齐、前牙覆𬌗、覆盖正常、第一磨牙关系正常，全口所有牙的尖窝关系正常。以后很多学者对理想𬌗也进行过研究，Angle又提出了理想正常𬌗的概念。Angle认为，正常𬌗应该保存全口所有牙；上下牙弓的“𬌗线”应为平滑、连续，对称的椭圆形曲线；咬合时上下牙弓的𬌗线应协调一致。1972年Andrews从三维空间方向，测量和研究了120副最佳正常𬌗人的牙𬌗模型后，提出了正常𬌗的六个特征（six keys），这些特征为大多数正畸学家所接受，并在临床上作为错𬌗畸形诊断、治疗以及疗效评价的依据。

1. 上下颌牙有正常的尖窝交错关系。上颌第一恒磨牙的近中颊尖与下颌第一恒磨牙的颊沟接触，上颌第一恒磨牙的近中舌尖咬合在下颌第一恒磨牙的中央窝，上颌第一恒磨牙的远中颊尖的远中面与下颌第二恒磨牙近中颊尖的近中面咬合接触。前牙有正常的覆𬌗覆盖，上下中线一致。

2. 所有牙均具有正常的近远中倾斜度，牙冠𬌗方斜向近中，牙根斜向远中。

3. 所有牙均具有正常的唇（颊）舌向倾斜度。

4. 牙弓内没有不必要的旋转牙。

5. 上下牙列中牙紧密接触，无间隙。

6. 具有平的Spee曲线，或者有轻微的曲度。

在Andrew的正常𬌗六个特征的基础上，Mclaughlin等又提出了正常𬌗的第七个特征：上下颌牙列牙体大小适当，上下颌牙列大小比例协调。

（二）正常𬌗的概念的延伸

上述正常𬌗的标准，都只是对牙和牙列的静态判断。而牙和牙列是复杂的口颌系统的一个组成部分，要参与到口颌系统各种复杂的功能运动之中。因此，越来越多的正畸学者认为，对正常𬌗的判断应该延伸到𬌗-颌骨-颅面系统的整体协调统一。因此，正常𬌗的概念还应该包括：

1. 上下颌骨长度、位置和生长方向的正常。

2. 颅面肌等软组织正常。

3. 颞下颌关节的结构和功能正常。

4. 𬌗、肌、关节、神经系统功能运动协调。

5. 正中关系（CR）和正中𬌗（CO）协调一致。

6. 具有前伸𬌗平衡。

7. 具有侧方𬌗平衡。

（三）𬌗学与正畸治疗目标

随着正畸学的不断发展，研究者发现，人群中理想正常𬌗的比例是很低的。正畸治疗的目标是平衡、功能、美观和稳定。因此，对于单个的患者而言，由于个体条件以及正畸治疗本身的局限性，我们不能一味地追求理想正常𬌗的目标。现在一般认为，凡轻微的错𬌗畸形，对于生理过程无大妨碍者，都可列入正常𬌗范畴。这种正常范畴内的个体𬌗，称为个别正常𬌗。“保存全口所有牙”的标准逐步被淘汰。在正畸治疗中，应在全面的诊断的基础上，通过与患者的充分交流沟通，针对每个患者提出适合单个个体的个别正常𬌗目标。

二、𬌗学与正畸矫治器设计

正畸医生通过使用各种矫治器达到矫正错𬌗畸形的目的。因此，在矫治器设计过程中应该充分考虑到正畸治疗的需要，以达到预期的矫治目标。比如矫治器应该能够三维方向上精确调整牙的位置；可以产生持续轻力来实现牙的生理性移动；矫治器本身不会产生不必要的𬌗干扰并且不会引起口颌系统的异常功能反射等。

随着𬌗学研究的深入，𬌗学的基本原理和知识对正畸矫治器的设计产生了越来越大的影响，其中最重要的就是直丝弓矫治技术的产生和发展。直丝弓矫治技术的出现，有效地减轻了正畸医生的椅旁工作时间，一定程度上简化了治疗程序，提高了矫治器的矫治效率。在20世纪70年代，Andrews在其正常𬌗六个关键的基础上设计出了直丝弓矫治器（托槽和颊面管）。通过调整矫治器的底部厚度来协调各牙的唇舌向位置，从而消除了需要在弓丝上制备的第一序列弯曲。通过在矫治器槽沟中预成特定的近远中倾斜角度来实现单个牙的生理性倾斜，从而消除弓丝的第二序列弯曲。通过调整矫治器𬌗龈向基底厚度来实现牙的牙冠的唇舌向倾斜角度（转矩），以消除弓丝的第三序列弯曲。这样，极大地减少了正畸医生的临床操作难度和时间，提高了矫治效率。之后，有许多学者根据当地人群𬌗学研究的正常值设计出了适合各自人种的直丝弓矫治器，直丝弓矫治技术得到广泛推广。（表 9-1）

表 9-1 Roth 和 HX 直丝弓托槽轴倾角、转矩角设置

		U1	U2	U3	U4	U5	U6	U7
托槽基底厚度	Roth	0.7mm	1.3mm	0.7mm	0.7mm	0.7mm	0.3mm	0.3mm
	HX	2.2mm	2.4mm	1.7mm	1.9mm	2.2mm	1.9mm	1.9mm
旋转				4°	−2°	−2°	−14°	−14°
轴倾角	Roth	5°	9°	13°	0°	0°	0°	0°
	HX	4°	6°	9°	0°	0°	0°	0°
转矩角	Roth	12°	8°	−2°	−7°	−7°	−14°	−14°
	HX	15°	10°	−3°	−7°	−7°	−9°	−9°
		L1	L2	L3	L4	L5	L6	L7
托槽基底厚度	Roth	1.3mm	1.3mm	0.7mm	0.4mm	0.4mm	0.4mm	0.4mm
	HX	2.2mm	2.2mm	1.7mm	1.9mm	1.9mm	1.9mm	1.9mm
旋转				2°	−4°	−4°	−4°	−4°
轴倾角	Roth	2°	2°	7°	−1°	0°	−1°	−1°
	HX	1°	1°	6°	0°	0°	0°	0°
转矩角	Roth	−1°	−1°	−11°	−17°	−22°	−30°	−30°
	HX	−4°	−4°	−8°	−12°	−17°	−25°	−15°

三、常见的病理性错𬌗畸形类型及其治疗原则

1. 个别牙错位 个别牙错位是造成口颌系统功能紊乱的一个重要的类别，但又容易被忽略。引起口颌系统功能紊乱的个别牙错位是多种多样的，例如：个别牙反𬌗、个别后牙锁𬌗、个别上颌切牙舌向错位、个别后牙伸长、个别后牙倾倒等。这些错𬌗都与早接触及𬌗干扰有关。其治疗原则是纠正个别牙错位，解除早接触和𬌗干扰。

2. 深覆𬌗 深覆𬌗的畸形特征为上前牙垂直向覆盖下前牙冠长超过 1/3 以上，伴随上前牙牙长轴内倾者为内倾型深覆𬌗，严重者上前牙完全覆盖下前牙，甚至咬伤下前牙唇侧牙龈。深覆𬌗的致病机制与其畸形的形态特征有关，下颌正常的前伸及后退运动有赖于颞下颌关节的髁道斜度、上下后牙的牙尖斜度与上下前牙的切道斜度三个斜度互相协调与配合。下颌前伸时，下切牙唇侧切缘沿上切牙舌面向前向下滑行至切嵴相对刃时，髁突与后牙牙尖也同步向前向下滑行，三者互相协调。深覆𬌗特别是内倾型深覆𬌗患者因上前牙垂直向盖在下前牙冠长超过 1/3 以上，当行使切割功能或下颌前伸运动时，需要加大切道和切道斜度，此类患者髁突沿关节结节后斜面向前向下滑行时，需要加大髁道和髁道斜度，如果存在切道斜度与髁道斜度的不协调，这势必造成颞下颌关节的功能紊乱与切牙的创伤。此类患者下颌从切牙对刃关系沿上切牙舌面向上向后滑行至牙尖交错位发挥功能时，

因切道斜度大迫使下颌向后的运动过度，髁突过度后移，引起颞下颌关节的功能紊乱。治疗原则是首先矫正内倾的上前牙，恢复或建立适合的切道斜度，解除妨碍下颌功能运动的障碍。

3. 前牙反殆 前牙反殆的畸形特征为正中殆位时下前牙位于上前牙的唇侧。前牙反殆的致病机制为，在侧方运动过程中，下颌向工作侧滑动时常会受到反殆的上前牙的干扰而使侧方运动受限，个别前牙反殆导致的干扰更为严重；另一可能的机制为，从下颌运动轨迹描记仪所测得的前牙反殆患者的下颌运动曲线，有的显示由后退接触位到牙尖交错位之间的"长正中"较长，过长的滑动距离易于出现干扰，影响颞下颌关节功能运动。由于前牙反殆不经矫治有随生长逐渐加重的趋势，早期矫治尤为重要，无论是哪种类型的前牙反殆，首先要通过上、下前牙的移动解除前牙反殆关系以利于下颌功能运动。

4. 单侧后牙反（锁）殆 单侧后牙反殆的畸形特征为牙尖交错位时患侧上后牙颊尖咬合于下后牙中央窝内，对侧后牙覆盖可能增大或接近正常，下颌多偏向患侧。单侧后牙锁殆的畸形特征为牙尖交错位时单侧上后牙舌尖舌斜面与下后牙颊尖颊斜面发生咬合接触（正锁殆）或单侧上后牙颊尖颊斜面与下后牙舌尖舌斜面发生咬合接触（反锁殆）。单侧后牙反（锁）殆的致病机制为，在侧方运动过程中，下颌向工作侧滑动会受到反（锁）殆的后牙的干扰而使侧方运动受限，个别后牙反（锁）殆导致的干扰更为严重；另外，单侧后牙反（锁）殆在进行咀嚼运动时，由于是非正常的工作尖接触，上下颌后牙的牙尖斜度与髁道斜度极不协调，易引起盘突紊乱而导致口颌系统功能紊乱。矫治原则是升高咬合，解除反（锁）殆关系。锁殆对咀嚼功能、颌面发育及咀嚼器官的健康影响大，应尽早矫治。

四、不恰当的正畸治疗对口颌系统功能的影响

正畸治疗是治疗口颌系统功能紊乱的主要方法之一，但不正确的治疗或治疗时只注重形态而忽视甚至干扰了正常的功能时，则可能引发医源性紊乱因素，影响口颌系统的健康。

1. 矫治时机 在上下颌骨存在骨性不调，希望进行功能矫形治疗时，要检测患者的生长发育情况。如生长发育已经停止，不存在功能性因素的下颌后缩患者，即便导下颌向前暂时是成功的，但下颌不能在此新的位置上稳定，而出现复发性下颌后移，最终形成双重咬合，可能造成严重的紊乱，进而引发颞下颌关节紊乱病。

2. 施加力量 使用Ⅲ类颌间牵引力过大，或是矫治骨性下颌前突时，使用了较大力量的颏兜牵引下颌后移过程中，致髁突过度后移位，过多后移可能出现颞下颌关节症状，主要表现为关节区疼痛。对局部牙施加的矫治力不当，导致个别牙升高或倾倒，造成殆创伤。

3. 殆的改变 正畸治疗是矫正错位牙使之移位，在其移动过程中可能有早接触，影响正中殆位时广泛的尖窝接触关系，但这种现象是暂时的，随着错位牙的逐渐移动，这种早接触多会消失。所以此种移位过程中的干扰极为短暂，不足以建立异常的颌位改变关系，但以下几种情况值得注意：①矫治过程中可能因患者配合不好，错位牙较长期地停留在支开咬合的位置，出现间隙，有时诱发舌不良习惯。②长期使用过高平导、过高垫，加大了升肌群张力，使髁突发生代偿性前移，久之引起颞下颌关节结构紊乱。③重度错位牙。存在严重的殆干扰。④所用矫治器的支抗不足或矫治力过大使支抗牙远中颊舌尖高出于平面，升高咬合。

4. 后牙咬合 只重前牙美观、不管后牙咬合，可能会出现后牙区殆创伤或殆干扰。由

于正畸矫治的儿童大都处于生长发育期，这些障碍往往在当时由于较强的适应补偿能力而不显任何症状，但随着年龄的增长，即可能出现颞下颌关节紊乱病的症状。

5. 治疗目标　正畸治疗后牙、殆关系及颌运动应相互协调，正畸治疗对矫治后的牙位不仅要求静止时，而且要求下颌进行各种功能性运动时工作侧牙尖有广泛均匀的接触，非工作侧牙尖无接触，以保证上下牙列在进行下颌功能运动时不出现殆干扰。

6. 调殆　如不掌握调殆的方法及原则，而进行调殆，则不但不能达到想通过调殆来解除殆障碍的目的，相反可出现新的殆障碍。

（谭理军）

第六节　口腔颌面外科治疗中的殆学问题

在口腔颌面外科的治疗中，凡累及上、下颌骨的手术，均应遵循形态与功能并重的原则，即：应尽量维持颌骨或重建颌骨正常的位置关系及解剖形态，维持面部正常的轮廓和容貌，同时，必须维持或重建一个具有正常咀嚼功能的正常殆以满足咀嚼、语言等生理功能的需要。

一、颌骨骨折治疗的殆学问题

颌骨骨折治疗的首要目标是恢复正常殆关系。颌骨骨折的治疗，与全身躯体骨骨折治疗最大的区别就是必须重建良好的殆关系。颌骨骨折复位的金标准就是重建上、下颌所有牙最大面积接触的殆关系。颌骨骨折手术固定的方法有很多种：颌间牵引固定、单颌固定、牵引钉牵引固定以及微型钛板内固定等多种固定方式。其中微型钛板的坚固内固定以其操作简便等特点得到广泛的使用。在术中行骨折切开复位内固定时就应该使骨折段上的牙恢复到伤前原有的牙尖交错殆。此时的参照标准应为上、下颌牙的咬合磨耗面紧密接触。理想的颌骨骨折复位应是上、下牙的所有磨耗面均匀接触。上、下对应的磨耗面之间没有明显的间隙，且上、下颌牙无早接触点。

在恢复骨折前咬合关系的前提下，尽可能将骨折断端解剖复位。两骨折段的骨皮质连续性恢复，两断端结合处平坦无台阶，对合完毕后用骨固定钳夹持骨折段，维持复位后的位置。此时，还不能急于行骨折内固定，必须再次检查咬合关系，确保上、下牙仍然处于伤前颌位，所有牙都有良好的接触后，将术前拴结好的上、下牙弓夹板用金属结扎丝行颌间固定，以确保在骨折钻孔和内固定过程中维持原有关系。由于上、下颌骨均为不规则骨，在颌骨骨折段对位时，绝对的解剖复位是难以达到的，骨皮质和下颌骨下缘微小的错位容易被忽略，而此时，位于牙槽突的牙弓则可能发生扭转而出现明显的早接触或牙间隙，此时，应重新调整牙弓位置，以恢复广泛的殆接触。

如果在恢复殆关系和解剖复位二者不能同时兼顾的话，应优先保证恢复殆关系；在正常殆关系难以达到时，应使骨折复位尽可能多的牙恢复接触。如果全部咬合接触有困难者（多见于陈旧性骨折的复位），至少应保证磨牙和前磨牙原有咬合面的紧密接触。内固定术毕再拆除颌间固定。待骨折断端有新生纤维连接，骨折段初期的稳定性建立，骨折移位倾向减弱后，即大约在术后1～2周后方可解除颌间固定，但不要急于拆除牙弓夹板，应留2～3天。观察殆关系稳定确无错乱倾向，说明骨折内固定稳定性良好，此时方可去除牙弓夹板。

如果𬌗关系有错乱倾向，还需再次辅助颌间牵引固定。

对于术中咬合未能完全恢复者，术后通过颌间牵引力，可使在 1mm 以内的错𬌗得以调整到正常；对于骨折复位难以消除的早接触点也可以通过调磨消除干扰，调𬌗有助于骨折的复位和重建接近正常的𬌗关系。

对于儿童颌骨骨折，因跌伤致下颌骨体部以及髁突颈骨折比较常见，通常会继发咬合紊乱，但儿童骨折的复位固定对𬌗关系的要求不如成人严格。这主要是由于儿童颌骨体内几乎被恒牙胚充满，切开复位内固定时容易损伤恒牙胚；儿童乳牙冠短而圆，且大都处于乳恒牙交替期，乳牙松动，牙弓排列不齐，牙弓夹板栓丝困难，不稳定；最主要的是儿童骨骼改建活跃，轻度的牙错位可通过改建调整，轻度错𬌗的牙也可以在恒牙萌出时自然调整到正常接触，因此，儿童骨折常仅需简单复位，使骨折断端基本对合，上、下牙位基本正常即可。

对陈旧性颌骨骨折错位愈合，导致𬌗关系紊乱者，由于颌骨骨折线多不规则，沿原有骨折线断开难度大，而且骨断端不平整，不容易解剖复位，也难以恢复正常关系。必须采用正颌外科方法，设计骨切开线，对错位骨段重新拼接，方能恢复其面部外形及𬌗关系。

二、正颌外科术前、术后的𬌗学问题

正颌外科是采用外科手术与口腔正畸治疗联合应用，矫治颌骨畸形，达到形态与功能俱佳的目的。治疗不仅要使患者的容貌得到改善，而且要使患者具有稳定、良好的口颌系统功能，特别是正常的𬌗关系。这需要口腔正颌外科与口腔正畸科医师的密切配合，通过外科手术改变颌骨位置，再利用正畸手段建立协调、稳定的𬌗关系。颌骨畸形矫治虽然是以正颌外科的手术为中心，但整个疗程包括术前正畸治疗、正颌外科手术、术后正畸治疗三个阶段，2/3 的工作由正畸医师完成。虽然起决定性的是手术，但没有术前正畸的𬌗关系准备，没有术后正畸的𬌗关系调整，就不会有完美的正颌外科矫治效果。如果只有好的外形，没有良好的咬合关系，必然是失败的正颌外科手术。因此，目前国际上通行的是正颌外科与正畸科组成联合治疗小组，在牙颌面畸形的诊断和治疗的每一时期都有两科医生的参与和会诊。外科与正畸联合，形态与功能并重，是现代正颌外科的一个基本原则。

（一）术前正畸

其主要目标如下：

1. 排齐牙列，去除牙代偿性倾斜和𬌗干扰，释放限制颌骨移动的因素。
2. 拓展牙沟间隙，分开牙根，便于骨切开术顺利进行。
3. 矫正异常𬌗曲线。
4. 扩弓，协调上、下颌牙弓宽度。
5. 调𬌗，去除𬌗干扰。

术前正畸与一般的正畸治疗有很大的差别，它们是为外科正颌作准备，为外科手术顺利地切开颌骨和移动牙 - 骨块至预期位置，同时最大限度地建立术后美观、稳定和功能良好的𬌗关系创造条件。而不是在第一阶段正畸完成后就有一个协调、正常的𬌗关系。相反的，由于牙颌面畸形的患者长期存在上、下颌颌位异常，牙在生长发育过程中为了获得咬合接触，会产生一定程度的代偿性倾斜。而正颌外科的术前正畸的主要内容之一就是矫正代偿性倾斜，使倾斜的牙轴竖立在上下颌骨内，重新建立颌骨与同颌牙之间正常的位置关系，此时，患者的错殆暂时会比正畸治疗前更明显，甚至可能无接触。但随即实施的正颌外科手术，将牙 - 骨段移动到预定位置后，颌位恢复正常，上、下殆关系随之也将恢复正常。此时的殆关系，才可能是稳定的、能够行使高效咀嚼功能的殆关系。这种稳定的殆关系，也是维持上、下颌颌位稳定，防止牙 - 骨段移位，减少正颌外科术后复发的重要保证。

（二）正颌外科术中的殆关系

正颌外科手术将牙 - 骨段按预定部位切开，并移动到预期的位置后，定位板的应用十分重要。定位板是术前正畸结束后，取患者上、下颌牙模型，用面弓转移颌骨及牙弓位置关系，安置于可调式殆架上，模拟正颌外科手术，将石膏模型上的牙 - 骨段按预定位置切开、移动、拼接，并建立良好关系后，粘接固定各石膏牙 - 骨段，将自凝树胶置于架上的上、下牙弓之间，同时使上、下牙紧咬对合，树胶凝固后，形成咬合印迹清晰的终末殆板。在不影响殆关系及殆板强度的前提下，殆板应尽量薄，一般应小于 2mm。殆板在术中置于牙弓上，指导切开的牙 - 骨段移动，使牙 - 骨段精确地定位于术前设计的咬合位置。在最终决定手术中上、下颌骨的位置及殆关系，稳定术后早期的殆关系中发挥着极其重要的工作。术后 1～2 周可取除殆板。

（三）术后正畸

进一步排齐牙列和整平牙弓，关闭牙列间隙，并行牙位及颌位的精细调整，最终建立起稳定、良好的殆关系。在手术后 4～5 周，移动的牙 - 骨段在新的位置上基本愈合，颌骨关系相对稳定后即可进行。

（四）神经肌肉的适应能力与正颌外科手术的稳定性

正颌外科术后，神经肌肉的适应能力直接关系到正畸 - 正颌联合治疗效果的稳定性。正颌外科手术后，如果肌等软组织被牵拉就会导致影响神经肌肉的适应，使得术后稳定性大大降低；相反，如果肌等软组织松弛，则使得术后稳定性大大增加。目前绝大多数的正颌外科手术术式均有良好的术后神经肌肉适应能力。比如：上颌升高的手术，使得下颌的位置发生改变，改变后的殆力对稳定这种变化是有利的。但是，当下颌手术使得升下颌肌群发生牵张之后，翼下颌韧带受到牵拉，在这种情况下神经肌肉功能将很难发生适应性改建。

另一方面，神经肌肉的适应性改建只能改变肌的强度，而无法改变肌的方向。因此，为了正颌外科术后更好地进行神经肌肉的改建，应该尽量避免在手术中改变肌的方向，尤其是需要改变下颌升支的手术。比如：在下颌的前移和后退的手术中，应该保持下颌升支处于直立位置，防止其发生不必要的前倾或者后倾。

三、颌骨肿瘤切除后的殆学问题

颌骨肿瘤切除时常需扩大切除部分颌骨骨组织，造成颌骨的箱状缺损甚至节段性缺损。对于牙槽突区切除后遗留的部分牙弓缺失。缺损区前后皆有基牙者，可作固定或活动义齿修复。游离端缺失可行活动义齿修复，但因牙槽嵴缺失，固位差，利用残留的颌骨体部行种植义齿修复，方有可能重建具有一定咀嚼功能的关系。

如果半侧上颌骨缺失，中空托牙修复可利用健侧牙弓固位。如行双上颌骨切除，则需利用颅面基骨行磁性种植钉植入，利用磁性固位力行中空托牙修复，可恢复上颌一定的咀嚼功能。也可采用自体骨块移植，种植牙修复。半侧下颌骨切除后由于健侧颌骨移位，颌位的改变以及患侧颌位的重建则要复杂得多。由于下颌骨有强大的升颌、降颌肌群附着，随着下颌骨马蹄形结构的完整性丧失，健侧悬空的下颌骨将向患侧移动，为对抗这种移位，半侧下颌骨切除术前应取牙模，制作翼板，以健侧上牙弓固位，其向下延伸到下牙弓舌侧的翼板将阻挡健侧下牙弓向患侧错位，以维持健侧下颌骨的正常位置。在下颌骨切除同期行自体骨移植重建下颌骨的病例中，翼板也可减轻患侧重建区承受的移位力，维持口底软组织的正常位置，有利于手术区组织的愈合。而患侧下颌骨的重建，由于下颌骨呈圆弧形，且个体差异大，下颌骨重建效果至今尚不理想。理想的下颌骨重建，应恢复颌骨牙槽嵴的正常弧度、宽度和高度，恢复正常的颌位和殆关系。

近年来，一些新的技术和手段已初步应用于临床，提高了颌骨重建的精确度，为功能性的颌位重建和殆关系重建创造了良好条件。该技术将医学三维影像、计算机辅助设计与制造技术结合，利用快速成形三维模型帮助手术设计和术中截骨，在计算机上模拟手术，应用反求技术行颌骨缺损修复，应用快速原型技术设计植入骨的形态、体积和位置，设计制作与患者自体下颌骨相似的个体化修复体，术后患者可获得良好的颌位和殆关系。在颌骨重建过程中，应始终把颌位重建放在首位，确保上、下颌骨位置关系协调，是重建正常殆关系，恢复良好咀嚼功能的前提和基础。

四、拔牙的殆学问题

拔牙是一种牙减数治疗，通过拔牙调整殆关系应严格掌握适应证，通常仅适于以下情况：

1. 无重要功能且造成严重殆干扰的牙，如上颌第三磨牙，无对颌且明显伸长引起食物嵌塞或颞下颌关节症状者。

2. 下颌第三磨牙前倾阻生，在萌出过程中，推移前方诸牙继发下牙列拥挤者。

3. 虽然在重要功能区，如第一、二磨牙，但由于长期对殆牙（对颌牙）缺失，患牙明显伸长，接近对殆牙（对颌牙）嵴顶，无条件通过微种植支抗等压低者。

4. 正畸治疗中的减数治疗，如：拔除第一前磨牙，为拥挤牙列预留足够的空间，便于重建排齐牙列，重建理想的殆关系。

5. 成人正畸患者，为了最大限度的降低对原有殆关系的改变，拔除个别严重错位牙以简化正畸治疗。

6. 正颌外科手术需要。比如上颌 Segment 手术前拔除上颌第一前磨牙以为后退上前颌骨提供间隙。

在牙拔除后，也应提醒患者，及时修复牙列缺损，重建正常殆关系，以免对殆牙伸长继发殆干扰和颞下颌关节疾病，维持正常的口颌系统功能。

（谭理军）

第七节　殆与全身疾病

殆的生理、病理状态与全身疾病有密切的联系，如患某些口腔病或做过某些牙科治疗后，患者出现了一些意想不到的全身症状；反之，一些原因不明，久治不愈的头、肩、颈、背等处的疼痛或不适在接受了适当的殆治疗后却显著减轻。认识殆与全身健康的关系，维持口颌系统的健康，已成为口腔医学重要的研究方向之一。研究结果显示，颞下颌关节区疼痛患者全身症状的发生比例显著高于对照组。但主要表现为头痛、肩颈痛、耳鸣、目眩、眼痛等邻近器官的症状，以及易疲劳、手脚发凉、易烦躁、注意力不集中、消化不良等自主神经系统症状。在进行关节治疗之后，颞下颌关节疼痛症状得到显著减轻的同时，头痛、肩颈痛、手麻抖、眼痛、背痛、听力下降、目眩、易疲劳的症状也有所改善。但只有头痛、颈痛和易疲劳是随着颞下颌关节区疼痛的改善而改善的，进一步说明了颞下颌关节疼痛对于邻近器官和自主神经系统的影响。

一、殆影响全身健康的可能机制

殆异常影响全身健康的途径和机制存在多种学说，有的学者提出全身神经肌肉的影响学说；也有的提出殆对自律神经和内分泌系统影响学说；还有的提出殆对微循环改变的影响和经络影响学说。但目前占主导地位的仍是神经肌肉的影响学说。

正常的殆状态和咀嚼功能受到协调平衡的咀嚼肌系统的支配，同时，良好的咬合也是咀嚼肌平衡得以维持的基本条件。咀嚼肌是全身肌系统的一个组成部分，存在解剖和功能与周围肌群的互相影响。人体对应于重力存在着一个中心轴，身体的各个肌关节都围绕这个轴保持平衡。一旦这种平衡受到破坏，则异常症状即会出现。许多患者由于殆异常，使左右侧的咀嚼肌作用平衡失调，进而通过神经反射或下颌骨位置的变化及周围肌群紧张度的变化，影响到肩颈背部甚至腰部的肌。

二、殆与全身疾病的关系

（一）殆与颈椎功能紊乱

研究表明，不仅口腔功能和面部美观会受到殆异常的影响，身体姿势，特别是与颈椎姿势以及颈椎区的功能均和殆有着密切关系。例如发育性下颌骨偏颌畸形患者，除颜面形态不对称外，还常伴有颈椎生理弯曲的改变，以及颅面、颈、肩、背部肌酸痛甚至肌强直等症状，颈椎正位X线片显示颏部及第4～6颈椎棘突偏离中线程度大于正常人。这种病例通过颈椎牵引、理疗等常规的颈椎保守治疗方法往往效果不明显。而经过矫治下颌偏斜，其颈椎姿势却得到明显纠正，肌酸痛的症状可得到缓解。此外，有研究发现人为造成殆干扰可检查到上段颈椎及骶椎关节运动异常；正畸治疗中长期升高殆垂直距离会导致颈椎位置的异常等。三叉神经系统与颈部感觉运动系统之间在形态、功能、神经生理、神经解剖及生物力学等方面的密切联系为研究颞下颌区及面部疾患累及区的机制提供了依据。一般认为殆异常导致颈椎功能紊乱的可能机制有以下几个方面：

1. 肌功能紊乱　以往的研究显示颈背部肌和下颌运动有协同活动，下颌位改变后患者的颈背部肌活动方式也有改变，说明颈背部的症状有可能受到颌面部异常的影响。下颌骨位置及头、颈姿势均受胸锁乳突肌影响。殆异常和偏颌畸形等破坏了咀嚼肌的平衡，会使颈部肌张力平衡长期处于疲劳状态而出现无菌性炎症、肌痉挛、肌疼痛、颈椎生理性前弯曲异常或出现侧凸等变形以及运动障碍，这使走行于横突孔、枕骨大孔的椎动脉、神经受压，椎动脉供血不足，进而出现一系列相关症状。有研究证实，在伴随有颈部症状的颞下颌关节病患者中有下颌偏斜及殆异常的人的比例较没有颈部症状的人高，下颌偏斜者占55%。这一结果提示颌位的改变有可能通过改变左右关节等结构的对称性，不但对颌面部，而且对颈肩部肌及软组织的功能状态产生影响。

2. 身体平衡障碍　颈髓中的前庭脊髓束、网状脊髓束与脊髓前角的运动神经元有突触联系，通过各种反射活动产生对姿势平衡的控制。咀嚼肌功能不平衡可以影响颈部肌活动，从而影响躯体姿势。身体平衡功能受损同样也可导致姿势的倾斜。有学者利用重心仪检查身体姿势、重心及咀嚼习惯的关系，同时利用云纹仪检查身体表面等高线在殆调整前后姿势的变化，发现下颌重心偏位侧与肩下沉侧、习惯咀嚼侧多为一致。重心偏位侧的咬肌活动比对侧强，咀嚼周期短。所以偏颌可能使咀嚼功能不平衡，影响下颌及身体重心的位置，出现头颈、肩腰等部位姿势的异常。

3. 三叉神经与脊神经相互交叉对功能的影响 三叉颈核是联系三叉神经系与颈部感觉运动系统的重要结构，来自船异常的伤害性信息可通过三叉颈核影响颈部的形态和功能。船异常可以刺激牙髓、牙周组织伤害感受器和机械感受器 Ruffini 末梢，机械感受器对伤害性刺激有反应。异常的船力同时兴奋伤害性感受器的 C 纤维和机械感受器的 Aδ 及 Aβ 纤维。船异常的伤害性刺激使 SP、CGRP 肽能神经末梢形态改变，神经生长因子受体 TrkA mRNA 及 P 物质前体 PPTA mRNA、CGRP mRNA 在三叉神经节及背根神经节(DRG)小细胞内表达水平升高，SP、CGRP 在三叉神经脊束核内释放增多，通过增加谷氨酸 NMDA 受体的活性而使中枢发生敏化。

（二）船与头部疼痛的关系

国际头痛学会将头痛分为三种主要类型：偏头痛(migraine)、簇集性头痛和慢性阵发性偏头痛(cluster headache and chronic paroxysmal hemicrania)、紧张性头痛(tension-type headache)。偏头痛常发生在女性，多有家族史，是一种常染色体隐形遗传病造成的线粒体酶功能缺陷和能量代谢异常病，可以通过三叉神经系统表现出面部的疼痛；簇集性头痛常发生在男性，而慢性阵发性偏头痛主要发生在女性，这两类头痛常与神经血管性疼痛有关，疼痛较剧烈，多为中枢神经致病；而紧张性头痛属于钝痛，有时仅仅感觉为头部发紧，可以表现为头枕部、顶部、颞部或额部的轻中度疼痛，根据是否和颅骨膜的肌紧张有关而又分为阵发性(episodic)疼痛和慢性(chronic)疼痛。目前认为紧张性头痛多和肌收缩有关，中枢性因素也起一定作用，尤其对于紧张性头痛中的阵发性疼痛，情绪紧张，焦虑，抑郁对其的发生有一定的促进作用。许多研究报告表明，颞下颌关节紊乱病患者经历的反复性头痛的比率远远高于普通人群。而咀嚼肌的异常活动对部分紧张性头痛的发生有一定的作用，紧咬牙和一些船干扰可引发这种咀嚼肌的异常。当头痛和咀嚼肌的紧张有明显关系时，可以针对肌功能异常进行治疗，这时船治疗常常能起到缓解疼痛的作用。和成人不同的是，发生在儿童的头痛主要为紧张性头痛，颞下颌关节紊乱病症状和头痛之间没有显著性相关，另外，头痛的发生在儿童性别之间没有差别。有研究显示，通过错船的治疗能有效改善颞下颌关节紊乱病症状，同时也可以改善患者的头痛症状。另外，特别值得注意的是，情绪压力可能是头痛发生的易感和促发因素，所以配合精神心理治疗常常可以取得很好的效果。

（三）船与身体姿势和重心的关系

人类正常脊柱形态的维持有赖于头部及躯干各部位的肌力平衡。口颌系统神经传导及解剖结构与脊柱具有密切关系。有研究对青年颞下颌关节紊乱病患者和正常对照各 25 人进行了调查，测定了颈部、身体正面和矢状面的 12 个姿势参考点的位置和 10 项肌功能。颞下颌关节紊乱病异常指数患者组高于对照组，姿势和肌功能显著差于对照组。因为姿势和颞下颌关节紊乱病之间有可能相互影响，所以提倡颞下颌关节紊乱病治疗中重视姿势的矫正。有学者观察发现，下颌的偏位可改变身体的重心，同时改变维持重心的颌面躯体肌关节的平衡，而这种平衡的急剧改变可能引起颌面部和其他部位的不明原因的疼痛。临床上通常遇到很多不明原因疼痛的患者，在诊断明确后，可通过改变偏斜的下颌来加以治疗。针对一些患者常伴有颈椎和脊椎的偏位及其弯曲度改变、直立时中线弯曲、肩高不等、甚至两腿不等长等现象，有不少研究利用姿势分析和重心仪调查身体姿势、重心和咀嚼习惯的关系。结果发现重心偏位侧的咀嚼周期较对侧短。研究显示口腔功能的左右不均衡与重心有关，咀嚼的稳定性可能受到重心的影响。有研究显示，颌面形态和颈椎的排列形态之间存在关系，第二颈椎棘突的倾斜和眼耳平面、船平面及下颌骨下缘平面的倾斜变化呈正相关。另有研究利用重心仪调查了颞下颌关节紊乱病患者的重心变化，结果显示重心移动的发生率较高，且出现自发眼球震颤和头位眼震的几率高于正常人，这一结果提出伴有下颌偏位的颞下颌关节紊乱病患者的平衡器官可能受到了影响。

（四）𬌗与耳部症状的关系

Costen 认为垂直距离降低导致髁突后移位，进而压迫关节后壁的骨组织和鼓索神经引起耳鸣等症状，过度闭口压迫耳道造成听力下降，1934 年他首先报告了后牙缺损和明显低位𬌗患者伴有听力下降、耳鸣、耳痛和鼻窦及头部症状（Costen 综合征）。对于其治疗，他主张抬高咬合。有不少学者通过抬高咬合在临床上取得了有效的治疗效果，而且同时重视纠正正中𬌗位时下颌的𬌗干扰和颌位不正。但围绕垂直距离下降是否能引起耳部症状的问题一直有争论，反对这一观点的学者也报告了不少不成功的病例，他们承认𬌗改变能引起一系列的症状，但是他们认为引发症状的机制不同，更强调𬌗干扰和颌位不正的影响。Shapira 和 Sicher 从颞下颌关节窝骨结构的解剖学角度认为，𬌗过低不可能明显压迫耳道，出现症状可能是某种原因使肌发生痉挛所致。Hill 则认为抬高咬合改善症状主要是因为患者的心理暗示。但是直至现在，临床上也常可以看到，一部分伴有耳鸣耳痛的颞下颌关节紊乱病患者在颞下颌关节紊乱病治疗后，随着颞下颌关节紊乱症状的减轻耳部症状也得到缓解。

（五）𬌗与中枢神经系统的关系

咀嚼运动不仅有利进食和促进颌面发育，对中枢神经系统的活化也有一定作用。这种活化作用表现为咀嚼后脑血流量的增加和内分泌物质的变化。脑部功能代谢的维持依靠充足的脑血流，充分的咀嚼可以促进脑部活化的作用。规律性咀嚼运动和脑内饱食中心有密切的关系，咀嚼可以促进脑内中枢神经组胺的分泌而产生饱食感，能量消耗的代谢作用被活化，并通过脂肪酸消化酶的释放来控制体重。咀嚼后脑下垂体肾上腺素水平受影响，促肾上腺激素有短暂降低，脑下垂体肾上腺精神压力激素的分泌也得到抑制。人为拔除磨牙可以造成𬌗支持丧失的动物模型，实验结果提供了𬌗支持影响中枢神经系统功能的有力证据。磨牙拔除后老年鼠运动能力和情绪行为减少，出现一些老年痴呆的症状，推测人类高龄时也有类似变化。脑部的乙酰胆碱转移酶（ChAT）对增龄变化和老年性痴呆有显著地影响，乙酰胆碱（Ach）是学习和记忆回路以及认识过程的一个重要的中枢神经递质，老年性痴呆（Alzheimer dementia，AD）病变的核心之一就是海马区内乙酰胆碱的减少；研究显示磨牙的缺失使前脑基底部，三叉神经运动核，孤立核的神经元发生退化。缺牙后，咀嚼刺激减少，脑血流下降，脑部的活化可能受到影响，继而神经递质的分泌受到影响。因此老年人脑部组织已发生退化的基础上，大量缺牙可能造成咀嚼刺激的减弱可加剧这种退化。

（六）𬌗与慢性疲劳综合征和肌纤维痛的关系

慢性疲劳综合征（chronic fatigue syndrome，CFS）和肌纤维痛（fibromyalgia FM）是以肌系统的广泛疼痛和在全身 18 个特定的点（双侧颈后上中下部，胸锁乳突肌中部、胸前部、肘部、腰骶部臀部和膝部）中对 4kg 压力至少有 11 个压痛点为特点的综合征。血液检查无异常，无风湿类风湿等系统性病症状。也可出现颌面部的疼痛、颞下颌关节弹响和开口受限。其病因不清，但被认为和身心压力及环境压力有关，在女性中多见。研究表明以广泛软组织压痛为特征的全身性慢性疲劳综合征及肌纤维痛和颞下颌关节紊乱病在病因特性及症状上有重叠性。因此，不少学者对颌面疼痛和全身广泛的疼痛的状态和各自的治疗效果进行了研究。颌面部肌疼痛（myofascial face pain，MFP）是颞下颌关节紊乱病的一类临床表现，在颌面部疼痛、女性多发及病因的多元化上，慢性疲劳综合征、肌纤维痛和颞下颌关节紊乱病有重叠的部分。也有调查显示慢性疲劳综合征和肌纤维痛的发病先于颞下颌关节紊乱病认为慢性疲劳综合征和肌纤维痛有可能是颞下颌关节紊乱病的发病原因之一。在临床上，究竟是作为颞下颌关节紊乱病的伴随症状出现的全身其他部位的疼痛，还是由于原发性慢性疲劳综合征或肌纤维痛引起的颌面部和全身较广范围的疼痛，做好鉴别诊断十分重要。治疗以对症的综合治疗为主，现在还没有特异性治疗方法。

（谭理军）

思　考　题

1. 修复治疗时的𬌗学原则是什么？
2. 种植义齿的建𬌗原则是什么？
3. 简要描述不恰当的正畸治疗对口颌系统功能的影响有哪些？

第十章
骀学实验

实验一　颞下颌关节紊乱病检查记录

一、实验目的

掌握颞下颌关节紊乱病的临床表现，熟悉颞下颌关节紊乱病的检查方法和病历书写。

二、器械和材料

检查盘一套、听诊器、圆规、直尺、咬合纸、咬合线和塑胶手套等。

三、学时　4学时

四、步骤和方法

颞下颌关节紊乱病(TMD)记录表

分类________________　编号________________

X线片号________________　模型号________________

姓名____ 性别____ 年龄____ 民族____ 籍贯____ 职业____ 就诊日期________ 通讯处________ 主诉： 现病史(此次发病的诱因、症状等)： 既往史(曾患疾病及治疗)：		
+	−	
		疼痛：左___右___开口___咀嚼___晨起___干扰睡眠___干扰日常工作___干扰食欲___
		弹响：左___右___开口___闭口___咀嚼___自己听到___他人听到___
		开口受限：容纳一指___二指___三指___牙关紧闭___
		下颌脱臼：左___右___双侧___自行复位___他人复位___
		肌疲劳：左___右___晨起___午后___
		耳前区痛：左___右___静止___开口___咀嚼___左侧动___右侧动___前伸___
		耳症：左___右___耳痛___耳鸣___听力下降___眩晕___

续表

		头痛：偏头痛（左、右） 头顶痛（左、右） 枕部痛（左、右） 额部痛（左、右）
		面颊痛：颊部痛（左、右） 部痛（左、右） 眶部痛（左、右）
		颈背痛：颈痛（左、右、后） 肩背（左、右） 腰背（左、右）
		神经衰弱：失眠____多梦____记忆下降____
		关节炎：膝____肩____肘____腕____指____
		鼻副窦炎：左____右____；冠周炎____；中耳炎____
		颌面外伤：____；口腔手术____
		偏侧咀嚼：左____右____，原因：
		磨牙症：夜磨牙____紧咬牙____
		食物癖好：
		其他：

诱因：疲劳____，感冒____，过度咀嚼____，过度开口____，口腔手术____，外伤____，不明____

职业、社会及家庭状况：

心理和情绪状态

检查：

全身情况：健康：良____中____差____ 精神：正常____忧虑____急躁____淡漠____

面形：对称____左侧丰满____右侧丰满____ 面下 1/3 过短____面下 1/3 过长____

面中分高度（眼角—口角）____m，面下分高度（鼻—颏）____cm

下颌运动：

无痛自由开口度 mm，最大自由开口度 mm

最大被动开口度 mm，张口末偏斜 mm

最大前伸距 mm，前伸末偏斜 mm

左侧偏动距 mm，右侧偏动距 mm

开口型

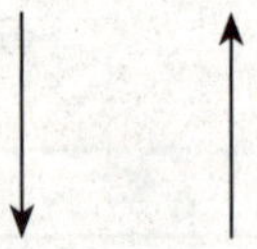

弹响：• 表示清脆实响 ∘表示低沉浊音 ~表示摩擦音

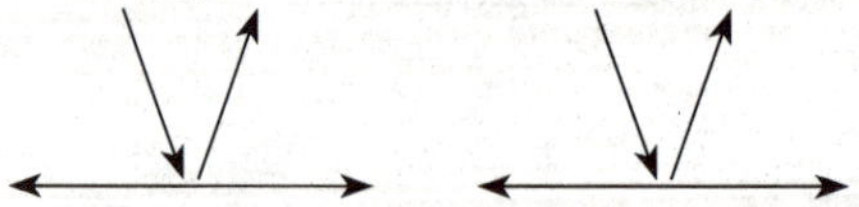

运动试法：

	开口	前伸	向左	向右	推颌	紧咬
左侧						
右侧						

口内检查：

口腔卫生情况：良____中____差____ 牙周情况：良____中____差____

牙磨耗程度：0°____1°____2°____3°____4°____

中线：居中____ 偏左____mm 偏右____mm

安氏分类：Ⅰ____ Ⅱ____ Ⅲ____

前牙覆殆：正常____ 1°深覆殆____ 2°深覆殆____ 3°深覆殆____

前牙覆盖：正常____ 1°深覆盖____ 2°深覆盖____ 3°深覆盖____

续表

开殆牙____，对殆牙（对颌牙）____，反殆牙____，锁殆牙____，反锁殆牙____

牙列情况（缺失记 o，残根记 x，松动记 +）：

修复情况：________________________________

牙尖交错位接触：切牙______（右）______（左）　0＝无接触

尖牙______（右）______（左）　1＝轻接触

前磨牙______（右）______（左）　2＝重接触

磨牙______（右）______（左）

肌接触位 - 牙尖交错位（轻咬与重咬）：一致______不一致____，早接触牙______

叩齿音：清脆实响______沉闷滑走音______

后退接触位—牙尖交错位：一致______协调______不协调______距离______mm 方向______

前伸咬合：前牙情况________，后牙情况________

左侧咬合：左侧牙接触情况________，右侧牙接触情况________

右侧咬合：右侧牙接触情况________，左侧牙接触情况________

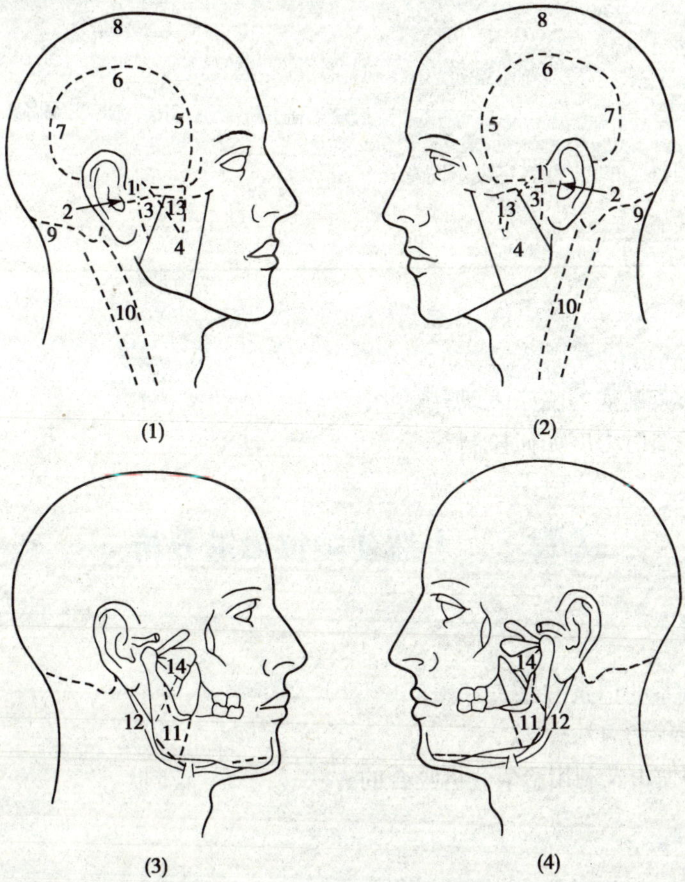

图 10-1

颞下颌关节及咀嚼肌扪诊 + 轻度疼痛 ++ 中度疼痛 +++ 重度疼痛

续表

<table>
<tr><td>口外扪诊
(1) 关节囊外侧
(2) 关节囊后份(经外耳道)
(3) 咬肌深份
(4) 咬肌浅份
(5) 颞肌前份
(6) 颞肌中份
(7) 颞肌后份</td><td>(8) 颅顶
(9) 枕后
(10) 胸锁乳突肌
(11) 翼内肌
(12) 二腹肌后腹
口内扪诊
(13) 颞肌腱
(14) 翼外肌下头</td></tr>
<tr><td colspan="2">X线检查(片号:　　　　　　　)

初步诊断:
(左、右)咀嚼肌功能紊乱　　　　(左、右)可复性关节盘移位
(左、右)不可复性盘移位　　　　(左、右)关节痛
(左、右)骨关节炎　　　　　　　(左、右)骨关节病
其他

治疗计划:

医生签名:

以上诊断和治疗计划我已知晓,并签字表示同意。

患者签名:　　　　　　　　　　日期:</td></tr>
</table>

五、思考题

1. 颞下颌关节紊乱病的临床表现有哪些?
2. 触诊肌和关节时力度如何控制?

实验二　天然牙颌位记录分析

一、实验目的

1. 掌握正中关系的记录方法。
2. 掌握面弓转移的方法。
3. 掌握殆架的使用及利用殆架分析咬合的方法。

二、器械和材料

检查盘一套、托盘、印模材料、石膏、调拌工具、小刀、半可调式殆架(C型)及配套面弓、蜡片或印模胶、粘蜡条若干、酒精灯、火柴、剪刀、大蜡刀一对、咬合纸镊、玻璃纸(或咬合纸)和红蓝铅笔等。

三、时间 12学时

四、步骤方法

（一）模型制备

1. 每组 2 人学生相互取印模，印模要求𬌗面清晰，边缘完整，无气泡，牙尖不能穿透印模材料。

2. 削去托盘外过多的印模材料，使印模保存于托盘之中，以防在灌注时变形。

3. 冲洗印模，吹干，调拌石膏，先加水再加石膏，比例为 60ml 水加 100g 石膏，调成糊状。将石膏注入印模内，由高处向低处抖动，直至石膏充满牙列并覆盖印模表面至一定厚度，待硬固后剥离模型。

4. 将模型多余部分磨除，以便上𬌗架时使用。24 小时内勿将上下颌模型相对，更不能作各向运动，以免损伤牙尖及表面准确标志。将上下模型分开，𬌗面向上放置。

（二）𬌗架的使用及面弓转移

1. 面弓转移 （吉尔巴赫（Girrbach）半可调式𬌗架及面弓结构）

（1）组装面弓：将面弓的左右耳塞固定，然后将鼻托从旁边嵌入面弓，调整固定鼻托的位置（暂时固定在面弓中央位置），最后将万向关节固定于面弓上。（图 10-2）

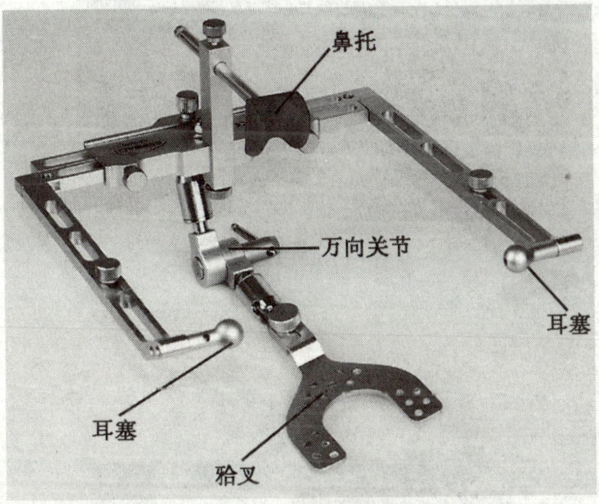

图 10-2 组装好的面弓

（2）将𬌗叉表面在前牙和双侧后牙三个位置粘接咬合蜡，咬合蜡烤软，对准受检者的上颌牙弓，在后牙区放置纱球，嘱受检者向上咬合，取得上颌牙牙尖的印迹。（图 10-3）

（3）面弓固定在左右耳塞，注意两侧耳塞受力度应该一致。将面弓的鼻托固定在鼻梁上。将万向关节与𬌗叉固定。上颌相对于颅骨的位置得以确定。（图 10-4）

（4）将鼻托旋松，面弓左右固定螺丝旋松，拉开面弓，将面弓及𬌗叉取下，以备上𬌗架。

2. 检查𬌗架（图 10-5）

（1）上颌体应能开闭，前后、侧向滑动自如，但无摆动现象。

（2）髁球抵住髁槽前端，锁好正中锁。

(3) 切导针上刻线与上颌体上缘平齐，针的下端与切导盘中央接触。

(4) 髁导斜度固定在25°，侧导斜度调至15°。

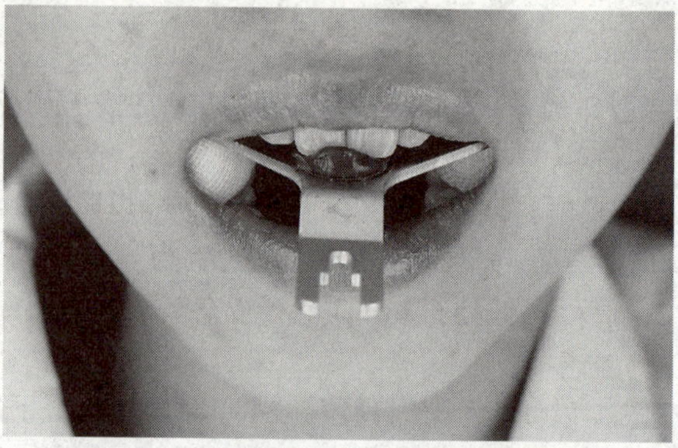

图 10-3 𬌗叉取得上颌牙牙尖的印迹

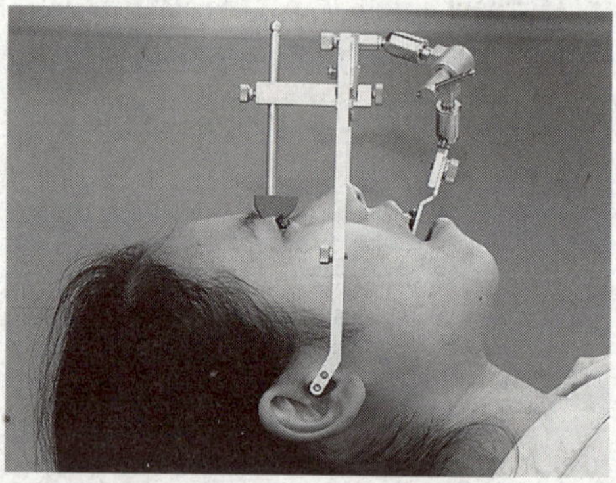

图 10-4 面弓固定

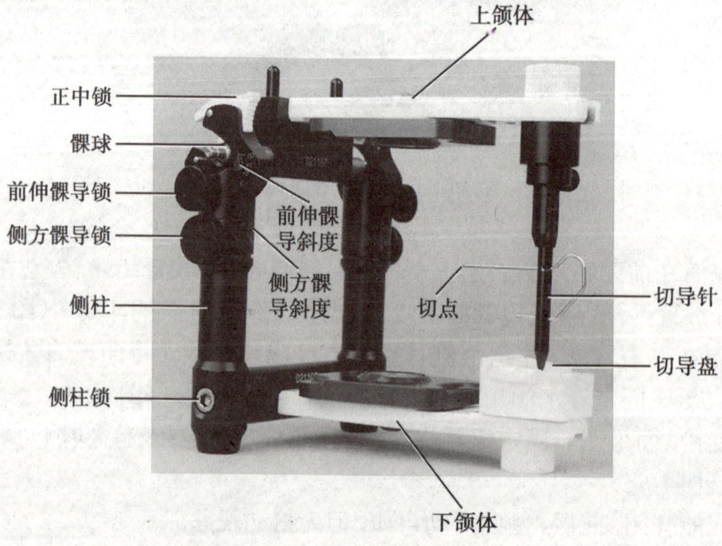

图 10-5 半可调𬌗架的结构

3. 上颌模型上𬌗架（图 10-6）

（1）将万向关节及咬合记录固定在转移台上。

（2）将转移台与𬌗架接在一起，用石膏将𬌗叉支撑起来。

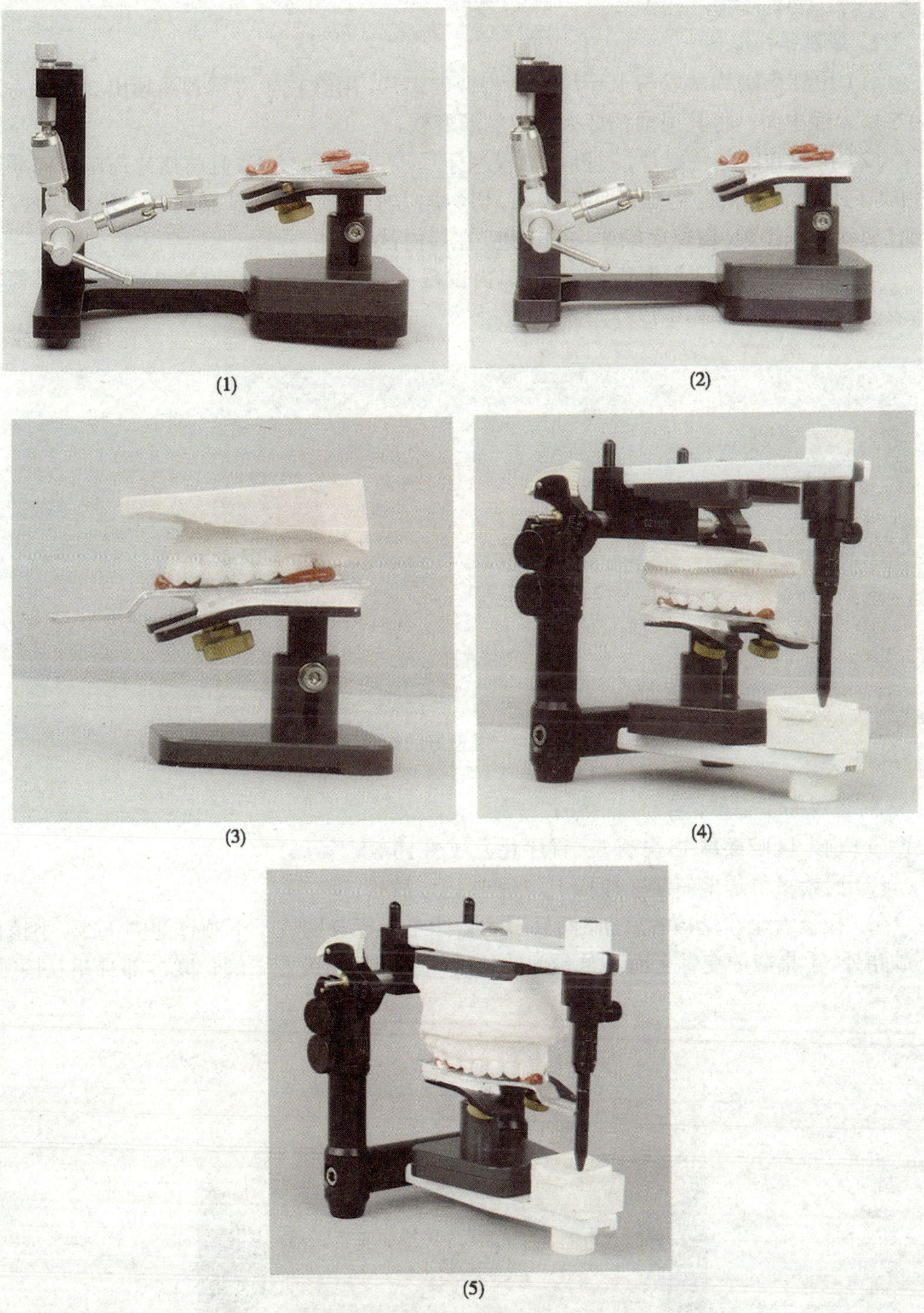

图 10-6　上颌模型上𬌗架

（1）～（5）示上颌模型上𬌗架的过程

（3）将上颌模型放在殆叉上，放少量石膏在上颌模型上，闭合上颌体，将多余的石膏去除，涂抹光滑。

（4）待石膏完全凝固后去除殆叉及转移台。

（三）正中关系的记录

1. 蜡制殆托准备

（1）用红色蜡片做成与上牙弓大小相似的蜡片，用缘较牙弓唇颊面超出 2mm，后缘至第二磨牙远中面。将其用酒精灯火焰中加温变软。

（2）将变软的红色蜡片，对准上颌模型牙弓，在其殆面轻压，且将蜡片周围折向牙冠唇颊面，向切牙区邻间隙内加压使蜡嵌入，切勿加力于腭顶，使蜡基底只与上牙弓接触，而不与任何软组织接触，取得上颌牙尖的印迹，在口内试戴。

（3）将蜡基底表面根据殆面宽度，口内试戴并咬合，使前后牙有咬合印迹，口外修整使其表面平整光滑。（图 10-7）

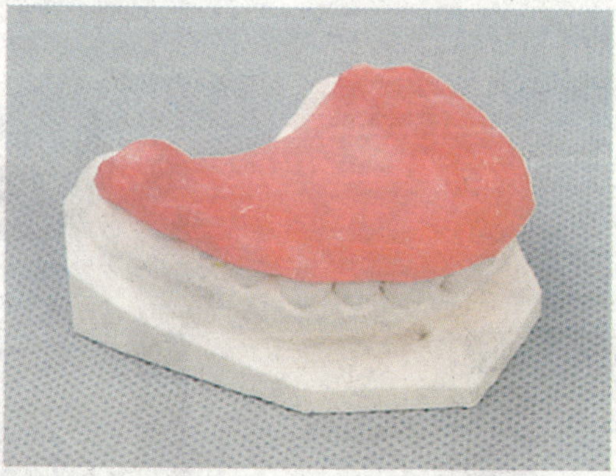

图 10-7　准备好的蜡制殆托

2. 正中关系记录（图）

（1）前牙区咬棉球 15 分钟（去程序化）。（图 10-8）

（2）受检者舒适地斜躺在牙椅上，颏部向上，放松。

（3）检查者坐在受检者后面，两只手的后四个手指分别放于下颌体两侧下缘，小指位于下颌角处，手指应放在骨上而不是颈部的软组织。两拇指放在下颌骨联合部且相互接触。

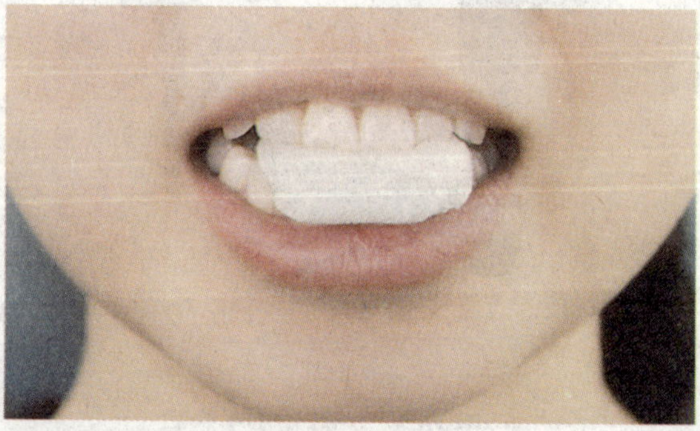

图 10-8　去程序化

(4) 拇指向下后压下颌，其余指引导向前上，这使髁突位于上前位并靠在关节结节的后斜面，用轻力或不用力使下颌作自由铰链运动，咬肌放松无紧张感。

(5) 手法取正中关系稳定后，口内戴入𬌗面烤软的蜡制𬌗托，再次引导下颌到达正中关系。(图 10-9)

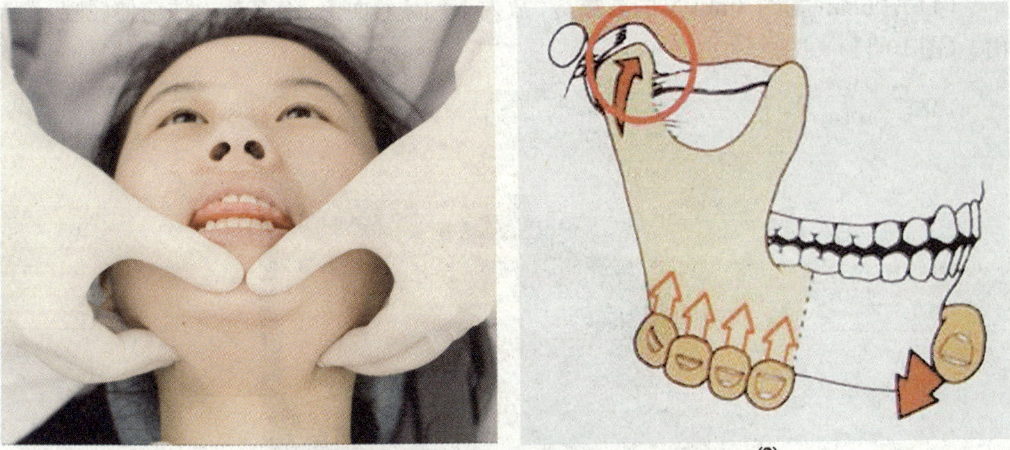

(1) (2)

图 10-9 正中关系记录

引自 Peter E. Dawson

3. 正中关系的𬌗架转移

(1) 将𬌗架打开，使上颌模型处于仰位。

(2) 将经校正无误的蜡制𬌗托戴入上颌模型上，再将下颌模型浸湿，在底面作数条切迹，按牙尖印迹就位于蜡基托上。

(3) 将调拌好的石膏，堆于𬌗架的下环架，双手同时持住𬌗架上臂连同上下颌模型，关闭𬌗架至切导针与切导盘接触。

(4) 此时切勿放手，请同学协助修整石膏，将下颌模型固定于𬌗架上，倒置𬌗架，直至石膏硬固。此时正中关系已转移至𬌗架上。(图 10-10)

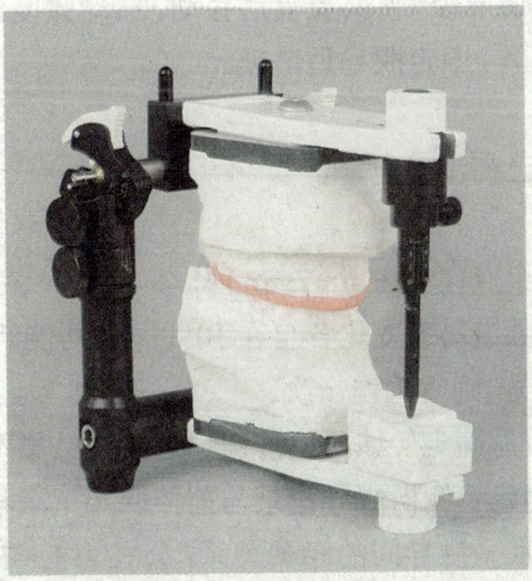

图 10-10 转移好的正中关系记录

4. 前伸位记录 矢状面倾斜度用前伸记录来确定

（1）让受检者闭口至牙尖交错位。

（2）用变色铅笔在上下颌牙列中线处作垂直标记。

（3）让受检者手持镜子训练其前伸至切缘相对。

（4）用6mm宽约3mm厚的软蜡堤，放入下颌牙𬌗面上，令其依上法前伸轻咬，冷却取出。（图10-11）

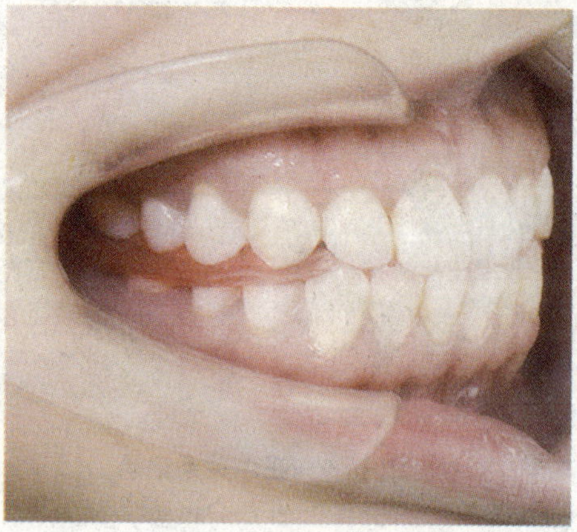

图10-11 前伸咬合记录

（5）重新放入口中校正其前伸咬合是否与蜡堤一致。

（6）必要时重作一次，将两次结果进行校正。

5. 确定髁道的方法

（1）将前伸记录放回下颌模型上。

（2）松开双侧髁导调节锁，使髁导盘运动自如。

（3）调整上颌模型至前伸位。

（4）先移动一侧髁导调节锁，使其反复后移动，移动弧度由大至小，直至上颌模型在前伸记录中达到最稳定的位置，固定髁导调节锁。

（5）同法作另侧。

（6）此时两侧髁导都已初步确定。

6. 前伸记录的验证

（1）髁球由原来的中止点移动在4～7mm内。

（2）两侧前伸记录的髁道斜度变化各自在10°以内，两侧间的差异不超过10°。

（3）如不符合上述情况，则需再作一次。

7. 水平髁导斜度的最后确定 如两次前伸记录所得结果不同，取平均值。

8. 侧向髁导斜度的确定 侧向髁导记录与前伸髁导记录相同。Hanau的研究得出一公式，用以说明侧向髁导与水平髁导间的相关关系：公式为L＝H/8＋12，L为侧向髁导，H为水平髁导。

9. 切导斜度的调整 殆架切针与切导盘间的角度，决定于前牙的覆殆与覆盖。由牙尖交错位开始移动殆架至前牙切缘相对，没有侧向移动，调节切导盘与切针始终相接触，此时切导盘的斜度即为切导斜度，扭紧螺旋。

（四）通过殆架作殆分析

1. 牙尖交错位观察

（1）松开髁球锁，轻轻移动殆架至牙尖交错位，观察牙尖接触情况；用蓝笔细心标记上颌牙支持尖的正中接触区和下颌牙支持尖的正中接触区。

（2）记录第一磨牙及尖牙的关系。

（3）观察前牙覆殆及覆盖。

（4）牙尖交错位与正中关系位的关系。正中关系位牙的接触情况。

（5）其他殆异常的检查包括：

邻面有无异常接触；异常外展空隙；异常咬合面形态；特长牙尖；异常牙嵴关系；牙伸长，异常殆曲线；牙倾倒或扭转；边缘嵴异常；磨耗程度；楔状缺损；中线偏移；反殆。

2. 前伸运动观察

（1）前伸运动时前牙区及后牙区接触情况。

（2）由牙尖交错位开始使下颌前伸至切缘相对，用目测或玻璃纸条检查前伸运动过程中后牙有无接触，用铅笔标记之。

3. 侧方运动观察

（1）侧方运动时尖牙区及后牙区接触情况。

（2）使下颌向一侧移至上下颌颊尖相对，用玻璃纸条检查工作侧接触情况，用蓝色铅笔标记；非工作侧用红色铅笔标记。

五、思考题

1. 不同类型殆架使用时的优缺点有哪些？
2. 天然牙咬合检查的内容包括哪些方面？
3. 临床上正中关系的确定方法还有哪些？
4. 如何检查咬合干扰？

实验三 稳定咬合板的制作

一、实验目的

掌握稳定咬合板的制作和调改方法。

二、器械和材料

检查盘一套、托盘、印模材料、石膏、调拌工具、小刀、简单殆、蜡片或印模胶、粘蜡条若干、酒精灯、火柴、剪刀一把、大蜡刀一对、石膏。0.8mm 不锈钢丝、平头钳、日月钳、自凝胶、单体。麻花钻、打磨机、咬合纸、橡皮轮。

三、时间　12学时

四、步骤和方法

（一）模型制备

参见实验二。

（二）正中关系的记录

参见实验二。蜡𬌗堤高度第一磨牙区中央窝高度约2mm，𬌗架可使用简单𬌗架。

（三）稳定咬合板的制作

1. 稳定咬合板选择在上颌制作，在上颌模型上标出基托范围。上颌基托采用马蹄型，舌侧稍长于牙冠长度即可。在𬌗面及舌侧涂上分离剂。

2. 选用0.8mm的钢丝弯制第一前磨牙及第一磨牙的间隙卡环，第一前磨牙的卡环臂在远中，而第一磨牙的卡环臂在近中，将卡环臂和卡环体用蜡固定的在上颌模型上。

3. 自凝树脂粉液比按体积比10∶6调拌，在丝状后期开始使用，充填在𬌗面及牙冠的舌侧。

4. 下颌牙列充分浸水后，与上颌咬合，形成咬合面，修整多余的自凝树脂，并在前牙舌侧接触区前后范围形成一定的咬合平面。

5. 待自凝树脂完全凝固后，取下咬合板，用红蓝铅笔标志出下颌支持尖顶及前牙对应咬合板的点状咬合，保留这些位置点将咬合板𬌗面的尖窝交错关系去除。调磨前牙及尖牙引导区，形成30°～45°的斜面。

6. 打磨抛光。

（四）稳定咬合板的戴用及调整

1. 初戴稳定咬合板，应首先检查咬合板的固位情况。

2. 用咬合纸检查并调磨使牙尖交错位时下颌与咬合板呈均匀点状接触。

3. 用咬合纸检查并调磨使前伸及侧方运动时，不存在𬌗干扰，最好形成尖牙引导。（图10-12，13）

4. 打磨抛光。

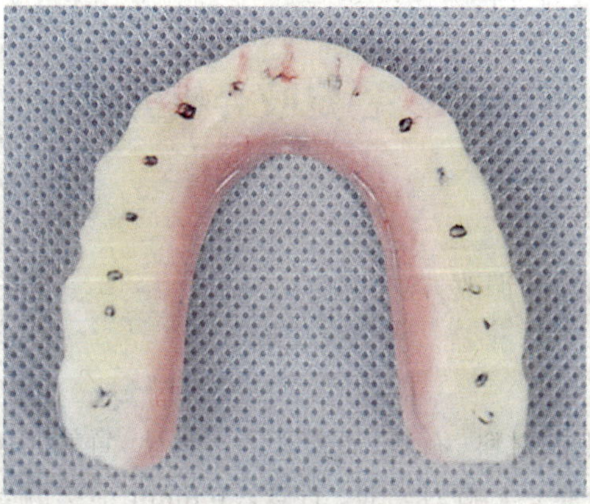

图10-12　稳定咬合板

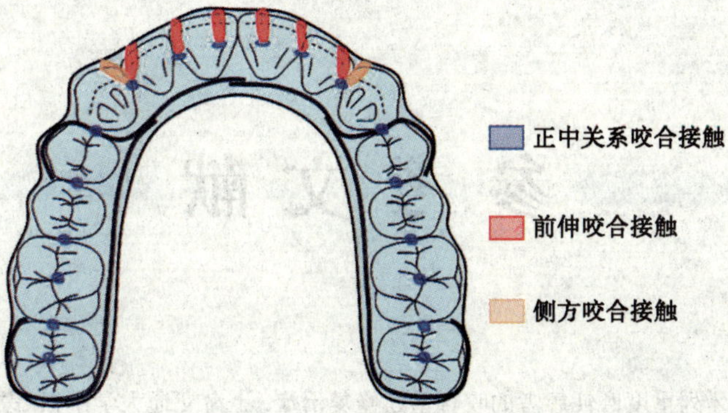

图 10-13 稳定咬合板示意图

五、思考题

1. 稳定咬合板的制作方法有哪些？
2. 稳定咬合板的临床应用要点有哪些？

（李晓箐 易新竹）

参考文献

1. 陈玉琴，钱海馨．牙列重度磨耗患者的咬合重建修复治疗．上海交通大学学报（医学版）：2011，31（8）：1216-1218.
2. 程蕙娟，张富强．流体静力殆垫与NTI-tss垫的研究进展．国际口腔医学杂志：2008，35（1）：80-81.
3. 傅民魁．口腔正畸学．第五版．北京：人民卫生出版社，1988.
4. 谷志远，傅开元，张震康，等．颞下颌关节紊乱病．北京：人民卫生出版社，2008.
5. 谷志远，谢志坚，冯剑颖，等．颞下颌关节盘移位后双板区的适应性改建及其机制研究．医学研究通讯：2004，33（7）：28.
6. 韩芳．国际临床睡眠医学新进展．中国处方药：2008，72（3）：82-83.
7. 韩科，张豪．殆学理论与临床实践．北京：人民军医出版社，2008.
8. 侯振刚，聂志明，冯海兰，等．髁突运动中心轨迹测量分析系统．中国图像图形学报：2002，7（1）：81-85.
9. 胡波，逯宜，朱永进，等．心理应激与夜磨牙关系的研究进展．口腔生物医学：2010，1（3）；159-162.
10. 胡静，王大章．正颌外科．北京：人民卫生出版社，2006.
11. 黄飞，苗莉，陈永进，等．情绪应激对大鼠咬肌疼痛敏感度的影响．华西口腔医学杂志：2008，26（3）：320-323.
12. 姜婷，张震康．颞下颌关节病的颈部伴随症状及其治疗的临床观察．现代口腔医学杂志：2002，16（6）：507-509.
13. 康宏，陈孟诗．人体颞下颌关节盘后组织生物力学研究．生物医学工程学杂志：2000，17（2）：143-145.
14. 康宏，易新竹．颞下颌关节生物力学．生物医学工程学杂志：2000，17（3）：324-327.
15. 李波，卢利．下颌前突患者胸锁乳突肌和咀嚼肌的肌电研究．华西口腔医学杂志：2011，29（2）：139-141.
16. 李鸿波，张豪，杨朝晖，等．两种颌位关系转移法导致的非正中咬合误差的比较．中华口腔医学杂志：2005，40（3）：184.
17. 李娜，谢秋菲，林野，等．天然牙触觉阈限的测量及临床意义．中华口腔医学杂志：2010，45：635-639.
18. 李彦，张志光，吴淑仪，等．两种咬合板对大鼠脊柱形态的影响．中山大学学报，医学科学版：2007，28（5）：524-528.
19. 李一桃，王翔．57例颌骨骨折坚强内固定术后咬合关系恢复效果的临床分析．中国伤残医学：2008，16（5）：56-58.
20. 罗颂椒．当代实用口腔正畸技术与理论．北京：科学技术文献出版社，2011.
21. 梁军等．慢性不可预知性应激刺激对大鼠下颌关节超微结构的影响．中华口腔医学杂志：2008，43：（1）.
22. 刘静，张跃蓉，张永，等．人咬肌和颞肌的肌构筑及生物学特性．实用口腔医学杂志：2002，18：294-297.
23. 刘文静，刘静．开颌肌群和闭颌肌群的肌纤维类型及转化．中华口腔医学杂志：2009，44：250-254.

24. 吕秀梅. 在校大学生患颞下颌关节紊乱病的临床病因分析. 医学理论与实践: 2008, 21(1): 68-69.
25. 马宁祥, 禹海航. 躯体化疼痛障碍患者的心理分析. 现代实用学: 2008, 20(6): 458-459.
26. 马绪臣. 颞下颌关节病的基础与临床. 北京: 人民卫生出版社, 2000.
27. 马绪臣, 张震康. 颞下颌关节紊乱病的诊断分类. 中华口腔医学杂志: 1998, 33: 238-240.
28. 马绪臣, 张震康. 颞下颌关节紊乱病双轴诊断的临床意义和规范治疗的必要性. 中华口腔医学杂志: 2005, 40(5): 353-355.
29. 皮昕主编. 口腔解剖生理学. 第6版. 北京: 人民卫生出版社, 2006.
30. 秦洪云等. 面肌痉挛患者心理治疗配合生物反馈训练的研究. 中国康复医学杂志: 2006, 21(2): 140-144.
31. 尚海燕. 综述: 心理因素与颞下颌关节紊乱病的研究进展. 国际口腔医学杂志: 2007, 34(4): 275-277.
32. 尚海燕, 陈永进, 张旻, 等. 情绪应激对大鼠咬肌能量代谢的影响. 临床口腔医学杂志: 2007, 23(1): 19-21.
33. 王惠芸. 𬌗学. 北京: 人民卫生出版社, 1990.
34. 王美青. 现代𬌗学. 北京: 人民卫生出版社, 2006.
35. 谢秋菲. 牙体解剖与口腔生理学. 北京: 北京大学医学出版社, 2005.
36. 徐樱华. 徐樱华实用𬌗学. 北京: 科学技术文献出版社, 2011.
37. 许跃, 陈扬熙. 颞下颌关节软骨下骨改建. 国际口腔医学杂志: 2008, 35(1): 51-53.
38. 阎英, 凌均棨. 磨牙症病因的研究进展. 国际口腔医学杂志: 2009, 36(2): 194-196.
39. 易新竹. 𬌗学. 第2版. 北京: 人民卫生出版社, 2008.
40. 郁春华, 陈玉琴, 等. 双侧末端游离牙列缺损修复前后的咀嚼肌表面肌电修复. 上海口腔医学: 2006, 15(5): 482-485.
41. 袁东辉, 左艳萍. Moss功能基质假说的研究进展. 现代口腔医学杂志: 2006, 20(2): 194-198.
42. 赵美英, 罗颂椒, 陈扬熙, 等. 牙颌面畸形功能矫形. 北京: 科学技术文献出版社, 2011.
43. 张守信, 金连弘. 神经生物学. 北京: 科学出版社, 2002.
44. 张静莹, 张引成, 马东, 等. 颞下颌关节紊乱病患者的心理社会因素. 中国社会医学杂志: 2008, 25(1): 30-32.
45. 张玉玮, CHUNG Sung-chang. TMD患者精神抑郁与疼痛、颌骨功能的关系. 天津医科大学学报: 2005, 11(3): 420-422.
46. Alexander Saletu, Silvia Parapatics, Bernd Saletu, et al. On the Pharmacotherapy of Sleep Bruxism: lacebo-Controlled Polysomnographic and Psychometric Studies with Clonazepam. Neuro psychobiology: 2005, 51: 214-225.
47. Amorim CF, Giannasi LC, Ferreira LM, et al. Behavior analysis of electromyographic activity of the masseter muscle in sleep bruxers. J Bodyw Mov Ther: 2010 Jul, 14(3): 234-238.
48. A naka E, Detamore MS, Tanimoto K, et al. Lubrication of the temporomandibular joint. Ann Biomed Eng: 2008 Jan, 36(1): 14-29. Epub 2007 Nov 6.
49. Andersen JL. Muscle fibre type adaptation in the elderly human muscle. Scand J Med Sci Sports: 2003, 13: 40-47.
50. Ash MM, Nelson SJ. Wheeler's Dental Anatomy, Physiology, and Occlusion. Sunders: Elservier Science, 2003.
51. Ash MM, Ramjord S. Occlusion. 4th ed. Philadelphia PA: WB Sounders Co. 1995.

52. Baltromejus S, Ruf S, Pancherz H, et al. Effective temporomandibular joint growth and chin position changes: Activator versus Herbst treatment. A cephalometric roentgenographic study. Eur J Orthod: 2002, 24 (6): 627-637.

53. Barbosa Tdes. Temporomandibular disorders and bruxism in childhood and adolescence: Review of the literature. Inter J Pediatric Otorhino Laryngology: 2008, 72: 298-314.

54. Bayar GR, Tutuncu R, Acikel C, et al. Psychopathological profile of patients with different forms of bruxism. Clin Oral Investig: 2011 Jan 8, DOI: 10. 1007/s00784-010-0492-9.

55. Beek M, Aarnts MP, Koolstra JH, et al. Dynamic properties of the human temporomandibular joint disc. J Dent Res: 2001, 80(3): 876-880.

56. Bell YL. Subjective reactions to intervention with artificial interferences in subjects with and without of history of temporomandibular disorders. Acta Odont Scond: 2006, 64: 59-63.

57. Bhutada MK, Phanachet I, Murray GM, et al. Http://www.ncbi.nlm.nih.gov/entrez/utils/fref.fcgi?PrId=3048&itool=AbstractPlus-def&uid=12163308&db=pubmed&url=http://linkinghub.elsevier.com/retrieve/pii/S0021929002000878Threshold properties of single motor units in superior head of human lateral pterygoid muscle. Arch Oral Biol: 2007, 52: 552-561.

58. Burris JL, Evans DR, Carlson CR, et al. Psychological correlates of medical comorbidities in patients with temporomandibular disorders. J A D A 2010, 141(1): 22-31.

59. Castelo PM, Barbosa TS, Gavião MB, et al. Quality of life evaluation of children with sleep bruxism. BMC Oral Health: 2010 Jun, 14: 10-16.

60. Castelo PM, Gavião MB, Pereira LJ, et al. Evaluation of changes in muscle thickness, bite force and facial asymmetry during early treatment of functional posterior crossbite. J Clin Pediatr Dent: 2010, 34(4): 369-374.

61. Celić R, Pandurić J, Dulcić N, et al. Psychologic status in patients with temporomandibular disorders. Int J Prosthodont: 2006, Jan-Feb, 19(1): 28-29.

62. Chiappe G. Clinical value of 12 occlusal features for the prediction of disc displacement with reduction (RDC/TMD Axis Ⅰ group Ⅱa). J Oral Rehabil: 2009, 36: 322-329.

63. Ciccone de Faria Tdos S, Hallak Regalo SC, Thomazinho A, et al. Masticatory muscle activity in children with a skeletal or dentoalveolar open bite. Eur J Orthod: 2010, 32(4): 453-458.

64. Dauiel A. p. Bruxism, Theory and practice. Quite sence, 2010.

65. Dawson PE. Evaluation, diagnosis and treatment of occlusal problems, 2nd ed. St Louis: CV Mosby, 2003.

66. Dawson PE. Functional Occlusion From TMJ to Smile Design. Mosby Elsevier Inc, 2007.

67. Fricton J, Look JO, Wright E, et al. Systematic review and meta-analysis of randomized controlled trials evaluating intraoral orthopedic appliances for temporomandibular disorders. J Orofac Pain: 2010, 24(3): 237-254.

68. Gilles J, Lavigne, Nelly Huynh, et al. Genesis of sleep bruxism: Motor and autonomic-cardiac interaction. Archives of Oral Biology: 2007 Apr, 52(4): 381-384.

69. Gomes SG, Custodio W, Jufer JS, et al. Mastication, EMG activity and occlusal contact area in subjects with different facial types. Cranio: 2010, 28(4): 274-279.

70. Graber TM, Vanarsdall RL, Vig KWL. Orthodontics: Current Principles and Techniques, 4th edition.

Mosby，2006.

71. Gremillion HA. The relationship between occlusion and TMD：An evidences based discussion. J Evid Base Pract：2006，6：43-47.

72. Gross MD. Occlusionin implant dentistry. A review of the literature of prosthetic determinants and current concepts. Australian Dental Journal：2008，Jun，53 Suppl 1：S60-S68.

73. Hannam AG，McMillan AS. Internal organisation in the human jaw muscles. Crit Rev Oral Biol Med：1994，5：55–89.

74. Harzer W，Worm M，Gedrange T，et al. Myosin heavy chain mRNA isoforms in masseter muscle before and after orthognathic surgery. Oral Surg Oral Med Oral Pathol Oral Radio Endod：2007，104：486-490.

75. Hobo S. Oral rehabilitation：clinical determination of occlusion. Tokyo，London：Quintessence，1997.

76. Ishibashi H，Takenoshita Y，Ishibashi K，et al. Age-related changes in the human mandibular condyle：a morphologic，radiologic，and histologic study. J Oral Maxillofac Surg：1995，53（9）：1016-1023. discussion 1023-1024.

77. Jeffrey P，Okeson. Managent of Temporomandibular Disorders and Occlusion. Mosby，1998.

78. Jerjes W，Upile T，Abbas S，et al. Muscle disorders and dentation-related aspects in temporomandibular disorders：Controversies in the most commonly used treatment modalities. Inter Arch of Medicine：2008，1：23.

79. Johansson A，Omar R，Carlsson GE，et al. Bruxism and prosthetic treatment：a critical review. J Prosthodont Res：2011 Jul，55（3）：127-136.

80. Klasser CD，Okeson JP. The clinical usefulness of surface electromyography in the diagnosis and treatment of temporomandibular disorders. J Am Dent Assoc：2006，137：763-771.

81. Klineberg I，Jagger RG. Occlusion and Clinical Practice：An Evidence-Based Approach. London：Elsevier，2004.

82. Koolstra JH，van Eijden TM. Dynamics of the human masticatory muscles during a jaw open-close movement. J Biomech：1997，30：883-889.

83. Korfage JA，Brugman P，Van Eijden TM，et al. Intermuscular and intramuscular differences in myosin heavy chain composition of the human masticatory muscles. J Neurol Sci：2000，178：95-106.

84. Lavigne GJ，Khoury S，Abe S，et al. Bruxism physiology and pathology：an overview for clinicians. J Oral Rehabil：2008 Jul，35（7）：476-494.

85. Lavigne GJ，Rompré PH，Guitard F，et al. Lower number of K-complexes and K-alphas in sleep bruxism：a controlled quantitative study. Clin Neurophysiol：2002 May，113（5）：686-693.

86. Lee LT，Yeung RW，Wong MC，et al. Diagnostic sub-types，psychological distress and psychosocial dysfunction in southern Chinese people with temporomandibular disorders. J Oral Rehabil：2008，Mar，35（3）：184-190.

87. Licini F，Nojelli A，Segù M，et al. Role of psychosocial factors in the etiology of temporomandibular disorders：relevance of a biaxial diagnosis. Minerva Stomatol：2009，Nov-Dec，58（11-12）：557-566.

88. Lobbezoo F，van der Zaag J，van Selms MK，et al. Principles for the management of bruxism. J Oral Rehabil：2008 Jul，35（7）：509-523.

89. Lu XL，Mow VC，Guo XE，et al. Proteoglycans and mechanical behavior of condylar cartilage. J Dent Res：

2009 Mar，88(3)：244-248.

90. Magnusson C，Nilsson M，Magnusson T，et al. Degenerative changes in human temporomandibular joints in relation to occlusal support. Acta Odontol Scand：2010，68(5)：305-311.
91. Manfredini D，Ciapparelli A，Dell'Osso L，et al. Mood disorders in subjects with bruxing behavior. J Dent：2005，33(6)：485-490.
92. Manfredini D，Lobbezoo F. Relationship between bruxism and temporomandibular disorders：a systematic review of literature from 1998 to 2008. Oral Surg Oral Med Oral Pathol Oral Radiol Endod：2010 Jun，109(6)：e26-50.
93. McNeill C. Science and Practice of Occlusion. Chicago：Quintessence Publishing Co. Inc，1997.
94. Meng F，Liu Y，Hu K，et al. A comparative study of the skeletal morphology of the temporo-mandibular joint of children. Journal of Postgraduate Medicine，2009.
95. Missaka R. Development of an experimental optoelectronic device to study the amplitude of mandibular movements. J Oral Rehabil，2010，Mar，37(3)：163-170. Epub 2009 Dec 8.
96. Motoyoshi M，Shimazaki T，Sugai T，et al. Biomechanical influences of head posture on occlusion：an experimental study using finite element analysis. Eur J Orthod：2002 Aug，24(4)：319-326.
97. Nargareta N，Victor F. Basic biomechanics of the musculoskeletal system，3th ed. Lippincott Williams &Wilkins，2001.
98. Nitzan DW. Friction and adhesive forces--possible underlying causes for temporomandibular joint internal derangement. Cells Tissues Organs：2003，174(1-2)：6-16.
99. Okeson JP. Management of temporomandibular disorders and occlusion，6th ed. Mosby Inc，2008.
100. Ommerborn MA，Taghavi J，Singh P，et al. Therapies most frequently used for the management of bruxism by a sample of German dentists. J Prosthet Dent：2011 Mar，105(3)：194-202.
101. Orlando B，Manfredini D，Salvetti G，et al. Evaluation of the effectiveness of biobehavioral therapy in the treatment of temporomandibular disorders：a literature review. Behav Med：2007，Fall，33(3)：101-118.
102. Ozdemir ST，Sigirli D，Ercan I，et al. Photographic Facial Soft Tissue Analysis of Healthy Turkish Young Adults. Anthropometric，2009.
103. Papachristou DJ，Papachroni KK，Papavassiliou GA，et al. Functional alterations in mechanical loading of condylar cartilage induces changes in the bony subcondylar region. Arch Oral Biol：2009，54(11)：1035-1045. Epub 2009 Sep 22.
104. Paulsen HU. Morphological changes of the TMJ condyles of 100 patients treated with the Herbst appliance in the period of puberty to adulthood：a long-term radiographic study. Eur J Orthod：1997，19(6)：657-668.
105. Pereira Júnior FJ，Lundh H. Age-related changes of the retrodiscal tissues in the temporomandibular joint. J Oral Maxillofac Surg：1996，54(1)：55-61. discussion 61-62.
106. Proffit WR，Fields Jr HW. Contemporary Orthodontics，4th edition. Mosby，2006.
107. Rani S，Ravi MS. Masseter muscle thickness in different skeletal morphology：an ultrasonographic study. Indian J Dent Res：2010，21(3)：402-407.
108. Rinchuse DJ，Kandasamy S. Centric relation：a historical and contemporary orthodontic perspective. JADA：2006，137：494-501.
109. Rinchuse DJ，McMinn JT. Summary of evidence-based systematic reviews of temporomandibular disorders.

Am J Orthod Dentofacial Orthop：2006，130（6）：715-720.

110. Rintakoski K，Ahlberg J，Hublin C，et al. Bruxism is associated with nicotine dependence：a nationwide Finnish twin cohort study. Nicotine Tob Res：2010 Dec，12（12）：1254-1260.

111. Rodrigues-Bigaton D，Schwarzenbeck A，Berni KC，et al. Activation pattern masticatory muscles in dysphonics woman. Electromyogr Clin Neurophysiol：2010，50（6）：289-294.

112. Ruangsri S，Whittle K，Murray GM，et al. Functional Activity of Superior Head of Human Lateral Pterygoid Muscle during Isometric Force. J Dent Res：2005，84：548-553.

113. Sciote JJ，Morris TJ. Skeletal muscle function and fiber types：the relationship between occlusal function and the phenotype of jaw-closing muscles in human. J Orthod：2000，27：15-30.

114. Stohler CS. TMJD3：A genetic vulnerability disorders with strong CNS involvement. J Evid Based Dent Pract：2006，6：53-57.

115. Suvinen TI，et al. Review of clinical EMG studies related to muscle and occlusal factors in healthy and TMD subjects. J Oral Rehabitition：2007，34：631-644.

116. Tanaka E，van Eijden T. Biomechanical behavior of the temporomandibular joint disc. Crit Rev Oral Biol Med：2003，14（2）：138-150.

117. Tanaka E，Sasaki A，Tahmina K，et al. Mechanical properties of human articular disk and its influence on TMJ loading studied with the finite element method. J Oral Rehabil：2001，28（3）：273-279 .

118. Turp JC. Dental occlusion：a critical reflection on past，present and future concepts. Journal of Oral Rehabilitation：2008，35：446-453.

119. Tuxen A，Bakke M，Pinholt EM. Comparative data from young men and women on masseter muscle fibres，function and facial morphology. Arch Oral Biol：1999，44：509-518.

120. V an Eijden TM，Turkawski SJ. Morphology and physiology of masticatory muscle motor units. Crit Rev Oral Biol Med：2001，12：76-91.

121. Williams PL. Gray's Anatomy，38th ed. New York：Churchill Livingstone，1995.
http://www.ncbi.nlm.nih.gov/entrez/utils/fref.fcgi?PrId=3048&itool=AbstractPlus-def&uid=9302610&db=pubmed&url=http://linkinghub.elsevier.com/retrieve/pii/S002192909700047X

中英文名词对照索引

T

W

X

Y

Z